KOUQIANG YIXUEKE
ZHENLIAO SHIJIAN

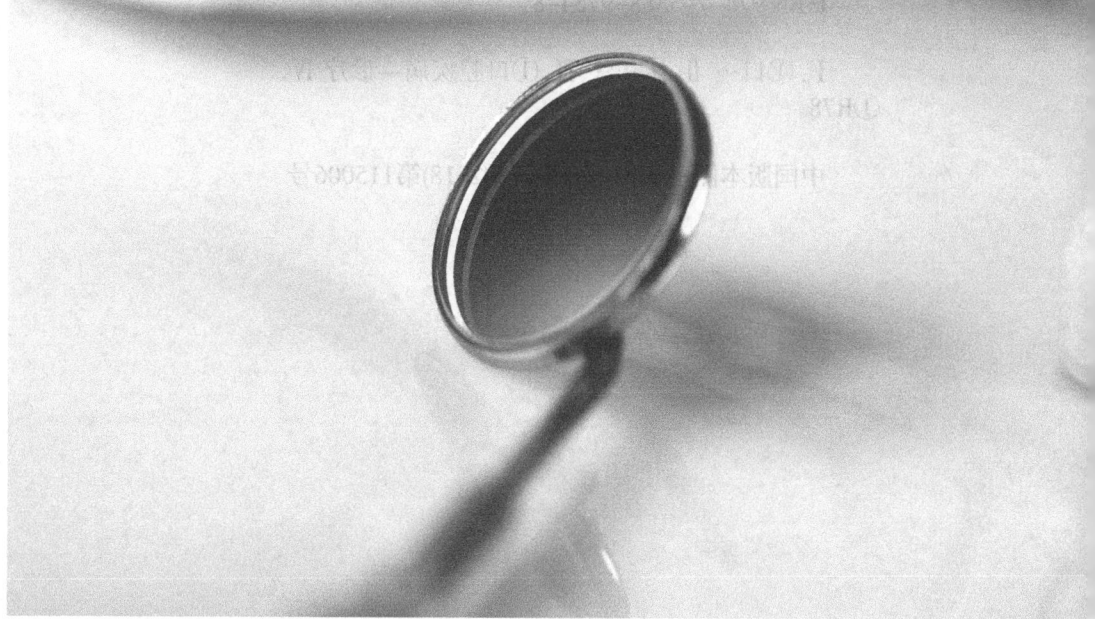

口腔医学科
诊疗实践

主编 王丹 刘娟 县顺兰 张宏 佘小伟

黑龙江科学技术出版社

图书在版编目（CIP）数据

口腔医学科诊疗实践/王丹等主编. --哈尔滨：
黑龙江科学技术出版社, 2018.2（2024.10重印）
ISBN 978-7-5388-9754-8

Ⅰ.①口… Ⅱ.①王… Ⅲ.①口腔疾病－诊疗 Ⅳ.
①R78

中国版本图书馆CIP数据核字(2018)第115006号

口腔医学科诊疗实践
KOUQIANG YIXUEKE ZHENLIAO SHIJIAN

主　　编	王　丹　刘　娟　县顺兰　张　宏　佘小伟	
副主编	唐　璟　段艳军	
责任编辑	李欣育	
装帧设计	雅卓图书	
出　　版	黑龙江科学技术出版社	
	地址：哈尔滨市南岗区公安街70-2号　邮编：150001	
	电话：（0451）53642106　传真：（0451）53642143	
	网址：www.lkcbs.cn　www.lkpub.cn	
发　　行	全国新华书店	
印　　刷	济南大地图文快印有限公司	
开　　本	880 mm×1 230 mm　1/16	
印　　张	13	
字　　数	410 千字	
版　　次	2018年2月第1版	
印　　次	2024 年10 月第 2 次印刷	
书　　号	ISBN 978-7-5388-9754-8	
定　　价	88.00元	

前　言

　　口腔医学飞速发展，知识日新月异，虽然口齿疾病的防治知识起源很早，但是过去既缺乏科学的基础，也没有现代的器材设备，不能切割坚硬的牙齿组织，也不能很好地修复缺落的牙齿，更不用说矫正错位畸形的牙齿和进行颌面各种精细的手术了。口腔医学除具有生物科学的基础外，还要求具备理工学的基础，是人体工学最前列的开拓学科。

　　本书各专科内容齐全，重点介绍了口腔内科、口腔外科的内容，针对各种疾病，从病因学、临床类型、诊断、治疗方法及预后等方面都有详细介绍。本书论述详尽，内容新颖，图文并茂，科学性与实用性强，可供各基层医院的住院医生、主治医生及医学院校本科生、研究生参考使用。

　　本书参编人员较多，编写风格不尽一致，再加上当今医学发展迅速，书中难免会有不足之处，诚恳希望广大读者不吝指正，以便日臻完善。

编　者

2018 年 2 月

目　录

第一章　口腔解剖生理 …………………………………………………………………… 1
　　第一节　概述 …………………………………………………………………………… 1
　　第二节　口腔 …………………………………………………………………………… 3
　　第三节　颌面部 ……………………………………………………………………… 11
第二章　口腔科常见症状的鉴别诊断 ……………………………………………… 21
　　第一节　牙痛 ………………………………………………………………………… 21
　　第二节　牙龈出血 …………………………………………………………………… 23
　　第三节　牙齿松动 …………………………………………………………………… 24
　　第四节　口臭 ………………………………………………………………………… 25
　　第五节　面部疼痛 …………………………………………………………………… 26
　　第六节　腮腺区肿大 ………………………………………………………………… 30
第三章　牙齿发育异常 ………………………………………………………………… 34
　　第一节　牙齿数目异常 ……………………………………………………………… 34
　　第二节　牙齿形态异常 ……………………………………………………………… 36
　　第三节　牙齿结构异常 ……………………………………………………………… 40
　　第四节　牙齿萌出异常 ……………………………………………………………… 44
第四章　龋病 …………………………………………………………………………… 47
　　第一节　龋病病因 …………………………………………………………………… 47
　　第二节　病理特点 …………………………………………………………………… 56
　　第三节　临床表现与诊断 …………………………………………………………… 58
　　第四节　龋病的非手术治疗 ………………………………………………………… 60
　　第五节　深龋与根面龋处理 ………………………………………………………… 62
　　第六节　龋病治疗并发症及处理 …………………………………………………… 64
第五章　牙体牙髓病 …………………………………………………………………… 66
　　第一节　牙髓病学 …………………………………………………………………… 66
　　第二节　根管治疗 …………………………………………………………………… 72
　　第三节　牙髓塑化治疗 ……………………………………………………………… 85
　　第四节　牙髓炎 ……………………………………………………………………… 87
　　第五节　牙体牙髓病科常用药物 …………………………………………………… 99
第六章　牙龈疾病 ……………………………………………………………………… 106
　　第一节　菌斑性龈炎 ………………………………………………………………… 106
　　第二节　青春期和妊娠期龈炎 ……………………………………………………… 109
　　第三节　药物性牙龈增生 …………………………………………………………… 112
　　第四节　坏死性溃疡性龈炎 ………………………………………………………… 114

第五节　牙龈瘤 ··· 116
第六节　牙龈退缩(牙龈萎缩) ································· 117
第七节　遗传性龈纤维瘤病 ······································· 118

第七章　根尖周病 ··· 120
第一节　根尖周组织疾病的病因学 ···························· 120
第二节　急性根尖周炎 ··· 122
第三节　慢性根尖周炎 ··· 125
第四节　根管治疗术 ·· 128

第八章　牙周疾病 ··· 136
第一节　牙周病的主要症状和临床病理 ···················· 136
第二节　牙龈病 ··· 141
第三节　慢性牙周炎 ·· 151
第四节　侵袭性牙周炎 ··· 155
第五节　牙周－牙髓联合病变 ···································· 159

第九章　口腔黏膜疾病 ··· 162
第一节　总论 ··· 162
第二节　复发性阿弗他溃疡 ······································· 170
第三节　理化性损害 ·· 180
第四节　细菌感染性疾病 ·· 186
第五节　病毒感染性疾病 ·· 192

第十章　牙拔除术 ··· 197
第一节　拔牙器械及其使用 ······································· 197
第二节　拔牙的适应证和禁忌证 ································· 199
第三节　拔牙前的准备 ··· 200
第四节　拔牙的基本步骤 ·· 201
第五节　各类牙拔除术 ··· 203
第六节　阻生牙拔除术 ··· 204

参考文献 ··· 207

第一章

口腔解剖生理

第一节 概述

一、口腔及颌面部的区域划分

口腔颌面部（oral and maxillofacial region）即口腔与颌面部的统称，位于颜面部的下2/3。颜面部即俗称的脸部、面部，为上从发际、下至下颌骨下缘或颏下点、两侧至下颌支后缘或颞骨乳突之间的区域（图1-1）。临床上，常将颜面部划分为面上、面中、面下三部分。其划分以两眉弓中间连线为第一横线，以口裂水平线为第二横线。额部发际与第一横线间的区域，称为面上部；第一和第二横线间的区域，称为面中部；第二横线与舌骨水平线间的区域，称为面下部（图1-2）。其中，面中部较长，与后面述及的面部三等分的划分有所不同。

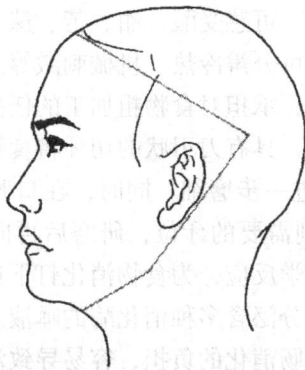

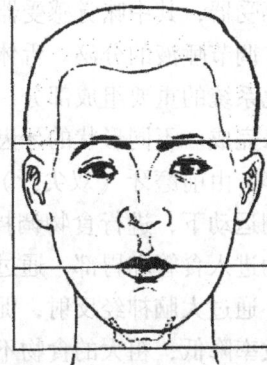

图 1-1　颜面部的范围　　　　　　图 1-2　面上、面中、面下三部分

颜面部的上1/3区域称为颅面部，是以颅骨（额骨）为主要骨性支撑所在的表面区域。而颌面部是以颌骨为主要骨性支撑所在的区域。现代口腔医学，尤其是口腔颌面外科学涉及的领域已扩展到上至颅底、下至颈部的区域，与眼科、耳鼻喉科、神经外科、整形外科等多有学科交叉。

颌面部的解剖区域可分为额区、眼眶区、眶下区、颧区、鼻区、口唇区、颏区、颊区、腮腺咬肌区、耳区、颞区、颏下区、下颌下区、颈上区（图1-3）。

口腔（oral cavity）位于颌面部区域内，是指由牙、颌骨及唇、颊、腭、舌、口底、唾液腺等组织器官组成的功能性器官。口腔是一个腔道，闭口时被舌体充满。前界为上、下唇，向后以会厌为界与口咽腔相连接，上为腭部，呈穹隆状与下鼻道相隔，下为肌性口底，轻度凹陷，口底中央大部被舌体占据，两侧为面颊部。口腔的解剖区域可分为口腔前庭部、牙及牙槽骨部、舌部、腭部及口底部等。

— 1 —

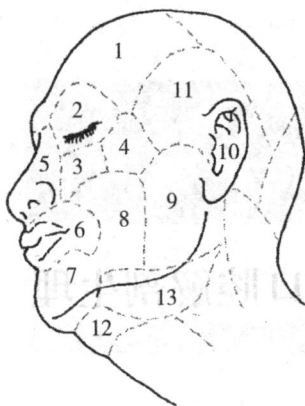

图 1 - 3　颌面部的解剖分区

1. 额区；2. 眼眶区；3. 眶下区；4. 颧区；5. 鼻区；6. 口唇区；7. 颏区；8. 颊区；9. 腮腺咬肌区；10. 耳区；11. 颞区；12. 颏下区；13. 下颌下区

二、口腔颌面部的主要生理功能

口腔颌面部的组织器官具有摄食、咀嚼、感受味觉、吞咽、表情及辅助语言和呼吸等功能。

口腔为上消化道的起端，其中牙的主要功能为咀嚼食物，唇的主要功能为吮吸，舌的主要功能为运送食物及辅助食物吞咽，唾液腺的功能则通过分泌唾液，润滑口腔黏膜，唾液在口腔内与食物混合，便于吞咽，并通过其中的淀粉酶对食物进行初步消化。进食时，舌、颊、唇协调运动，先将食物与唾液充分拌匀，并送入上下牙间供牙咀嚼，把食物研细后吞咽。

舌体上有多种感受器，其中味觉感受器用于辨别食物的味，可感受酸、甜、苦、辣、咸等味觉，并通过味觉反馈机制，调节唾液的分泌。舌体上的其他感受器还可分辨冷热、机械刺激等。

口腔是人类消化系统的重要组成部分，是重要的咀嚼器官，承担对食物粗加工的任务，主要由口腔内的牙齿协同作用来完成。不同形状的牙齿其功能也各不相同，具有刀刃状的切牙将食物切断，由圆锥形的尖牙将食物撕碎，由前磨牙（双尖牙）以及磨牙将食物进一步磨细。同时，在口腔中央的舌体和口周的唇颊肌肉协调运动下，进行食物调拌，并将食物运送到需要的牙位，研磨后再向后运送到口咽部，经吞咽反射运动进入食管和胃部，通过上述机械研磨和化学反应，为食物消化打下良好的基础。另外，在咀嚼过程中，通过大脑神经反射，促进口周三大唾液腺分泌含多种消化酶的唾液。如果牙齿缺失或牙齿松动，咀嚼效率降低，粗大的食物不易吞咽，将加重胃肠消化的负担，容易导致消化不良及胃肠疾病。

口腔也是重要的发音器官，声带发出的声音在口腔产生共鸣，口腔在大脑中枢的调控下，舌体位置前后高低变化使口腔的共鸣腔的体积和形状发生变化，同时唇部和颊部、软腭等肌肉协调运动，牙齿也参与其中，共同调节呼吸气流的大小、快慢，产生不同共鸣和气流，从而发出不同的声音。口腔虽不属于呼吸系统，但它具有呼吸功能，尤其在呼吸系统的起始部位——鼻腔不通畅时，或者是在身体剧烈运动，需要增加通气量时，张口呼吸为机体提供更多的空气，是呼吸系统起始段主要的候补器官。舌根的前后位置也直接影响喉咽腔的前后径，如果口底肿胀等原因使舌根后移，将使咽腔缩小，严重时，可封闭咽腔，导致上呼吸道梗阻，危及患者生命。因此，口腔医师应时刻关注呼吸道，始终维持呼吸道通畅，确保患者的生命安全。

口腔黏膜除了痛、温、触、压等普通感觉功能外，还有独特的味觉功能。密布在舌背黏膜上的微小颗粒，在放大镜下状如花蕾，即口腔特有的味觉感受器——味蕾，它将酸、甜、苦、辣、咸的敏锐感觉传达到大脑中枢，决定对食物的取舍，并通过复杂的神经反射，调控三大唾液腺和密布于口腔黏膜下的黏液腺的分泌，调节唾液的不同成分和分泌量，直接参加食物的消化。

上颌骨和下颌骨，是构成口腔的主要框架，也是形成面部轮廓的最主要骨性结构。颌骨形态以及附丽其上的唇、颊软组织，构成千差万别的面部特征。面中 1/3 处于人类视觉的中心和社会交际的视觉焦点，唇鼻畸形以及颌骨畸形将严重影响人的容貌。先天性的唇腭裂畸形、颌骨的发育性畸形以及因创伤、肿瘤等造成的颌面部软硬组织的缺损畸形，给患者造成的心理压力可能远远大于该组织结构的功能丧失，人们对颌面部容貌畸形的关注常超过对咀嚼语言的关注，因此，对颌面部手术方案的制订和实施过程中必须遵循形态与功能并重的原则，遵循基本的美学原则。

三、口腔颌面部的解剖生理特点及其临床意义

口腔颌面部部位的特殊性及解剖特点赋予其特别的临床意义：①位置显露：口腔颌面部位置外露，容易遭受外伤，但罹患疾病后，容易早期发现，获得及时治疗。②血供丰富：口腔颌面部血管丰富，使其组织器官具有较强的抗感染能力，外伤或手术后伤口愈合也较快，但是因其血供丰富，组织疏松，受伤后出血较多，局部组织肿胀较明显。③解剖结构复杂：口腔颌面部解剖结构复杂，有面神经、三叉神经、唾液腺及其导管等组织器官，这些组织器官损伤后则可能导致面瘫、麻木及涎腺瘘等并发症。④自然皮肤皮纹：颜面部皮肤向不同方向形成自然的皮肤皱纹，简称皮纹（图 1-4）。皮纹的方向随年龄增加而有所变化。颌面部手术切口设计应沿皮纹方向，并选择较隐蔽的区域做切口，如此伤口愈合后瘢痕相对不明显。⑤颌面部疾患影响形态及功能：口腔颌面部常因先天性或后天性的疾患，如唇、腭裂或烧伤后瘢痕，导致颌面部形态异常，乃至颜面畸形和功能障碍。⑥疾患易波及毗邻部位：口腔颌面部与颅脑及咽喉毗邻，当发生炎症、外伤、肿瘤等疾患时，容易波及颅内和咽喉部。

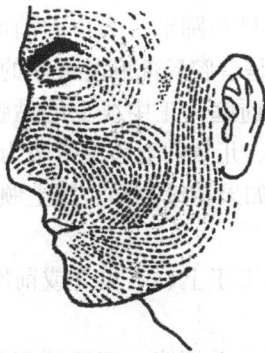

图 1-4　颜面部皮纹

（王　丹）

第二节　口腔

一、口腔的分区及其表面形态

在口腔内，以牙列为分界线，将口腔分为牙列内的固有口腔（proper cavity of mouth）和牙列外围的口腔前庭（vestibule of mouth）。口腔前庭由牙列、牙槽骨及牙龈与其外侧的唇、颊组织器官构成，因此，唇、颊器官的表面形态即为口腔前庭的表面形态。固有口腔由牙列、牙槽骨及牙龈与其内侧的口腔内部组织器官舌、腭、口底等构成，因此，牙及牙列、牙槽骨及牙龈、舌、腭、口底等组织器官的表面形态即为固有口腔的表面形态（图 1-5）。

（一）口腔前庭及其外表形态

1. 口腔前庭（vestibule of mouth）　为牙列的外围间隙，位于唇、颊与牙列、牙龈及牙槽黏膜之间，因唇、颊软组织与牙列通常处于贴合状态而呈一潜在腔隙，与牙列的形态一致，呈马蹄形。当殆处于息止颌位时，口腔前庭经殆间隙与内侧的固有口腔交通；而在正中殆位时，口腔前庭主要在其后

部经翼下颌皱襞及最后磨牙远中面之间的空隙与固有口腔相通。

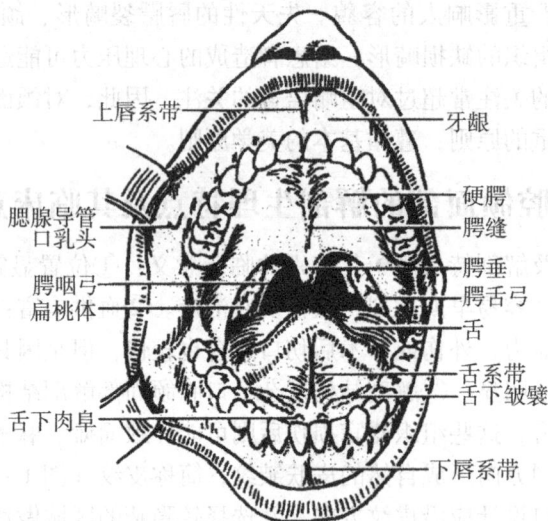

图1-5 口腔组织器官

2. 外表形态 口腔前庭区域具有临床意义的体表解剖学标志有前庭沟、唇系带、颊系带、腮腺导管口等。

(1)前庭沟:前庭沟又称唇颊龈沟,呈马蹄形,为口腔前庭的上、下界,为唇、颊黏膜移行于牙槽黏膜的沟槽。前庭沟黏膜下组织松软,是口腔局部麻醉常用的穿刺及手术切口部位。

(2)上、下唇系带:上、下唇系带为前庭沟正中线上的黏膜小皱襞。上唇系带一般较下唇系带明显。制作义齿时,基托边缘应避开该结构。儿童的上唇系带较为宽大,并可能与切牙乳头直接相连。随着儿童年龄的增长,唇系带也逐渐退缩,如果持续存在,则上颌中切牙间隙不能自行消失,影响上颌恒中切牙的排列而需要手术松解。

(3)颊系带:颊系带为口腔前庭沟相当于上、下尖牙或前磨牙区的黏膜皱襞。一般上颊系带较明显,义齿基托边缘应注意避开该结构。

(4)腮腺导管口:腮腺导管开口于平对上颌第二磨牙牙冠的颊黏膜上,呈乳头状突起。挤压腮腺区可见唾液经此口流入口腔内。行腮腺造影或腮腺导管内注射治疗时,需要经此口注入造影剂或药液。

(5)磨牙后区:由磨牙后三角及磨牙后垫组成。其中,磨牙后三角位于下颌第三磨牙的后方。磨牙后垫为覆盖于磨牙后三角表面的软组织,下颌第三磨牙冠周炎时,磨牙后垫常显红肿。

(6)翼下颌皱襞:为伸延于上颌结节后内方与磨牙后垫后方之间的黏膜皱襞,其深面为翼下颌韧带。该皱襞是下牙槽神经阻滞麻醉的重要参考标志,也是翼下颌间隙及咽旁间隙口内切口的标志。

(7)颊脂垫尖:大张口时,平对上、下颌后牙𬌗面的颊黏膜上有一三角形隆起的脂肪组织,称颊脂垫。其尖称颊脂垫尖,为下牙槽神经阻滞麻醉进针点的重要标志。颊脂垫的位置有时不恒定,该尖可偏上或偏下,甚或远离翼下颌皱襞,此时的麻醉穿刺点应做相应的调整。

(二)固有口腔及其外表形态

1. 固有口腔(proper cavity of mouth) 是口腔的主要部分,其范围上为硬腭和软腭,下为舌和口底,前界和两侧界为上、下牙弓,后界为咽门。

2. 固有口腔的外表形态 主要为牙冠、腭、舌及口底的外形。

(1)牙冠、牙列或牙弓:在固有口腔内只能见到牙的牙冠。不同部位及不同功能的牙有不同的牙冠外形,根据部位可分为前牙、后牙;根据功能及形态可分为切牙、尖牙、前磨牙和磨牙。上、下颌牙分别在上、下颌牙槽骨上排列成连续的弓形,构成上、下牙弓或牙列。牙冠的外表形态除构成牙冠的五面外,还有沟、窝、点隙等标志。

1)唇面或颊面:前牙靠近唇黏膜的一面称唇面,后牙靠近颊黏膜的一面称颊面。

2）舌面或腭面：下前牙或后牙靠近舌侧的一面均称舌面，上颌牙的舌面接近腭，故亦称腭面。

3）近中面与远中面：面向中线的牙面称近中面，背向中线的称远中面，每个牙均有一个近中面和一个远中面。近、远中面统称为邻接面。

4）殆面（occlusal surface）：上下颌牙相对而发生咀嚼作用的一面称为殆面。前牙无殆面，但有较狭窄的嵴，称为切嵴。

5）牙尖：牙冠上突出成尖的部分称牙尖。

6）切端结节：初萌切牙切缘上圆形的隆突称切端结节，随着牙的切磨逐渐消失。

7）舌面隆突：前牙舌面近颈缘部的半月形隆起，称舌面隆突，系前牙的解剖特征之一。

8）嵴：牙冠上细长形的釉质隆起，称为嵴。根据嵴的位置、形状和方向，可分为轴嵴、边缘嵴、三角嵴、横嵴、斜嵴和颈嵴。

9）沟：牙面上细长的线形凹陷称为沟，系牙体发育时生长叶与生长叶交界的部位，如颊沟、舌沟。发育沟处的釉质因钙化不全而不能密合者称裂沟。

10）点隙：为发育沟的汇合处或沟的末端处的凹陷。该处釉质若钙化不全，则成为点隙裂。裂沟和点隙裂均是龋的好发部位。

11）窝：牙冠面上不规则的凹陷称为窝。如前牙舌面的舌窝，后牙殆面的中央窝和三角窝。

（2）牙槽突、龈沟与龈乳头

1）牙槽突（alveolar process）：颌骨上与牙齿相连接的骨性突起的部分。上颌牙牙槽突向下、下颌牙牙槽突向上。牙根位于牙槽突内，拔除牙根后所见到的窝，即原有牙根所占据的部位称为牙槽窝。牙槽突骨质疏松，承接牙的咀嚼殆力，改建活跃。失牙后因失去生理性咀嚼力刺激而呈进行性萎缩，牙槽突变低甚至消失，不利于活动义齿固位。

2）龈沟（gingival sulcus）：是牙龈的游离龈部分与牙根颈部间的沟状空隙。正常的龈沟深度不超过 2mm。

3）龈乳头（gingival papilla）：位于两邻牙颈部之间的间隙内，呈乳头状突起的牙龈，是龈炎最容易出血的部位。长期的牙石沉积将导致龈乳头退缩，退缩的龈乳头将不再生长，邻牙间隙暴露，常出现水平性食物嵌塞。

（3）硬腭与软腭：硬腭位于口腔顶部，呈穹隆状，将口腔与鼻腔分隔。软腭为硬腭向后的延续部分，末端为向下悬垂的腭垂。腭裂将导致患者鼻漏气和过高鼻音，语音含混，呈"腭裂语音"，严重影响患者的语言交流。腭部的解剖标志：

1）切牙乳头或腭乳头：为一黏膜隆起，位于腭正中缝前端，左右上颌中切牙间的腭侧，其深面为切牙孔，鼻腭神经、血管经此孔穿出向两侧分布于硬腭前 1/3。因此，切牙乳头是鼻腭神经局部麻醉的表面标志。切牙乳头组织致密、神经丰富，鼻腭神经阻滞麻醉时，应从切牙乳头之侧缘刺入黏膜。

2）腭皱襞：为腭正中缝前部向两侧略呈波纹状的黏膜皱襞。

3）腭大孔：位于硬腭后缘前方约 0.5cm 处，上颌第三磨牙腭侧，约相当于腭正中缝至龈缘连线的中、外 1/3 交界处。肉眼观察此处黏膜稍显凹陷，其深面为腭大孔，腭前神经及腭大血管经此孔向前分布于硬腭后 2/3，该黏膜凹陷为腭大孔麻醉的表面标志。

4）腭小凹：软腭前端中线两侧的黏膜，左右各有一对称的凹陷，称腭小凹，可作为全口义齿基托后缘的参考标志。

5）舌腭弓、咽腭弓：软腭后部向两侧外下形成前后两条弓形皱襞，前方者向下移行于舌，形成舌腭弓；后方者移行于咽侧壁，形成咽腭弓。两弓之间的三角形凹陷称扁桃体窝，容纳腭扁桃体。软腭后缘、舌腭弓和舌根共同围成咽门。

（4）口底。

1）舌系带（frenulum of tongue）：舌腹部黏膜返折与舌下区的黏膜相延续在中线形成的带状结构。

新生儿出生时，常见舌系带附着于舌膜前部，常误诊为舌系带过短，因担心影响儿童的吮吸、咀嚼及言语功能而行舌系带矫正术。现已不主张新生儿出生时即行舌系带矫正。

— 5 —

经过大量的病例和多年观察，新生儿时附着靠前的舌系带，不会影响儿童的吮吸、咀嚼及言语功能。而且，随着儿童舌体的生长，舌系带附着相对后移，真性的舌系带过短很少。很多家长把儿童在牙牙学语时的发音不准，误认为是舌系带过短所致，担心延误孩子的语言学习，强烈要求行舌系带矫正手术。实际上，其中的绝大多数儿童均不必手术。儿童的语言发育要等到5岁左右才发育完善，在这之前有部分发音不准属正常现象，5岁以后发音不准需积极诊治。儿童早期发音不准，大多数都不是舌系带过短所致。只有当儿童发音时，"2"这个音（卷舌音）发不准，其他的非卷舌音都能准确发音，查体见卷舌时舌尖不能触及腭部，舌前伸不能伸出下唇，舌前伸后舌尖被紧张的舌系带拉出一深沟，只有符合这些情况时，才能确诊为真性的舌系带过短。只有影响卷舌音，才需行舌系带矫正手术。

2）舌下肉阜（sublingual caruncle）：为舌系带移行为口底黏膜的两侧的一对丘形隆起。其顶部有下颌下腺导管和舌下腺大管的共同开口，可经此管行下颌下腺造影术。

二、口腔的组织器官

（一）唇（lips）

分上唇和下唇。上、下唇联合处形成口角，上、下唇之间称口裂，上唇上面与鼻底相连，两侧以鼻唇沟为界。

唇部组织分皮肤、肌和黏膜三层，故外伤或手术时应分层缝合，恢复其正常解剖结构（图1-6），才不致影响其外貌和功能。唇表面为皮肤，上唇中央有一浅凹称为人中。唇部皮肤有丰富的汗腺、皮脂腺和毛囊，为疖痈好发部位；唇的口腔面为黏膜，在黏膜下有许多小黏液腺，当其导管受到外伤而引起阻塞时，容易形成黏液腺囊肿；唇部皮肤与黏膜之间为口轮匝肌。唇部皮肤向黏膜的移行部称为唇红缘，常呈弓背形，外伤缝合或唇裂修复手术时，应注意唇红缘对合整齐，以免造成畸形。唇黏膜显露于外面的部分称为唇红，在内侧黏膜下有唇动脉，进行唇部手术时，压迫此血管可以止血。唇红正中稍厚呈珠状略突向前下的部分称为唇珠。

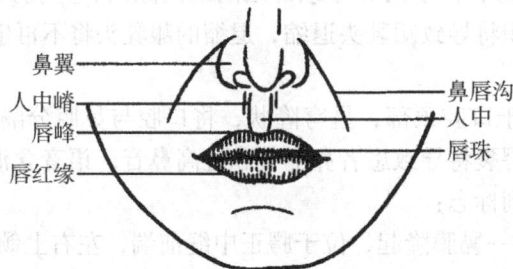

图1-6 唇鼻表面形态

（二）颊（cheeks）

位于面部两侧，形成口腔前庭外侧壁，上界为颧骨颧弓，下达下颌骨下缘，前达鼻唇沟、口角，后以咬肌前缘为界。主要由皮肤、浅层表情肌、颊脂垫体、颊肌和黏膜所构成。颊脂体与颞后及颞下脂体联为一体，当感染时，可通过相连的蜂窝组织互相扩散。

颊黏膜偏后区域，有时可见黏膜下有颗粒状黄白色斑点，称为皮脂腺迷路，有时也可见于唇红部，无临床意义。

（三）牙（teeth）

牙又称牙体，由牙冠、牙根和牙颈三部分组成。由釉质覆盖，显露于口腔的部分为牙冠；由牙骨质所覆盖，埋于牙槽窝内的部分为牙根；牙冠和牙根交界为牙颈部（图1-7）。

牙体内有一与牙体外形大致相似、内含牙髓的腔，称牙髓腔。冠部的称髓室，根部的称根管，根管末端的开口称根尖孔。

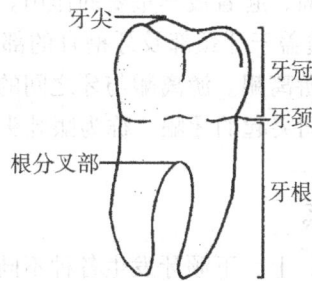

图 1-7 牙体结构

1. 牙冠的形态 每个牙行使的功能不同，其牙冠的形态也各异。临床上将牙冠分为唇（颊）面、舌（腭）面、近中面、远中面及咬合面（又称殆面）5 个面。以两中切牙之间为中线，靠近中线侧为近中面，远离中线侧为远中面。前牙的咬合面由唇、舌面相交形成切缘，主要用以切割食物；后牙咬合面有尖、窝等结构，主要用以研磨食物；尖牙有尖锐的牙尖，用以撕裂食物。

2. 牙根的数目和形态 牙因咀嚼力的大小和功能不同，牙根数目和大小也不相同。上、下前牙和第一、第二前磨牙为单根牙，但上颌第一前磨牙多为双根，其余磨牙均为多根牙。上颌第一、第二磨牙为三根，即近中颊侧根、远中颊侧根及腭侧根；下颌第一、二磨牙为双根，即近中根和远中根；有时下颌第一磨牙为三根，即远中根再分为颊、舌根。上、下第三磨牙的牙根变异较多，常呈融合根。

所有牙根近根尖部多弯向远中面。有的牙根呈圆锥形，如上颌切牙和尖牙；有的牙根呈扁平形，如下颌切牙和前磨牙；有的多根牙分叉大，如第一磨牙和乳磨牙；有的分叉小，如第二磨牙。了解牙根的数目和形态，对牙髓病的治疗和拔牙手术有很重要的临床意义。

3. 牙的组织结构 牙体组织由釉质、牙本质、牙骨质三种钙化的硬组织和牙髓腔内的牙髓软组织组成。

（1）釉质（enamel）：位于牙冠表面，呈乳白色，有光泽，当釉质有严重磨耗时，则透出牙本质呈淡黄色。釉质是一种半透明的钙化组织，其中含无机盐96%，主要为磷酸钙及碳酸钙，水分及有机物约占4%，为人体中最硬的组织。

（2）牙本质（dentin）：构成牙的主体，色淡黄而有光泽，含无机盐70%，有机物含量比釉质多，约占30%，硬度比釉质低。在牙本质中有成牙本质细胞胞质突起，是痛觉感受器，受到刺激时有酸痛感。

（3）牙骨质（cementum）：是覆盖于牙根表面的一层钙化结缔组织，色淡黄，含无机盐55%，构成和硬度与骨相似，但无中央管。牙骨质借牙周膜将牙体固定于牙槽窝内。当牙根表面受到损伤时，牙骨质可新生而有修复功能。

（4）牙髓（pulp）：是位于髓腔内的疏松结缔组织，其四周为钙化的牙本质。牙髓中有血管、淋巴管、神经、成纤维细胞和成牙本质细胞，其主要功能为营养牙体组织，并形成继发牙本质。牙髓神经为无髓鞘纤维，对外界刺激异常敏感，稍受刺激即可引起剧烈疼痛，而无定位能力。牙髓的血管由狭窄的根尖孔进出，一旦发炎，髓腔内的压力增高，容易造成血液循环障碍，牙髓逐渐坏死，牙本质和釉质则得不到营养，因而牙变色失去光泽，牙体变脆，受力稍大较易崩裂。

4. 牙周组织 牙周组织包括牙槽骨、牙周膜及牙龈，是牙的支持组织。

（1）牙槽骨（alveolar bone）：是颌骨包围牙根的部分，骨质较疏松，且富于弹性，是支持牙的重要组织。牙根位于牙槽骨内，牙根和牙根之间的骨板，称为牙槽中隔。两牙之间的牙槽骨称为牙槽间隔。牙槽骨的游离缘称为牙槽嵴。当牙脱落后，牙槽骨即逐渐萎缩。

（2）牙周膜（periodontal membrane）：是连接牙根与牙槽骨之间的结缔组织。其纤维一端埋于牙骨质，另一端埋于牙槽骨和牙颈部之牙龈内，将牙固定于牙槽窝内，牙周膜还可以调节牙所承受的咀嚼压力。牙周膜内有纤维结缔组织、神经、血管和淋巴，牙周膜在感受咬合力、缓冲咬合力，以及将咬合力调控为生理性压力、维持牙的稳定性方面，起着极其重要的作用。

（3）牙龈（gingiva）：是口腔黏膜覆盖于牙颈部及牙槽骨的部分，呈粉红色，坚韧而有弹性。牙龈与牙颈部紧密相连，未附着的部分称为游离龈。游离龈与牙之间的空隙为龈沟，正常的龈沟深度不超过2mm，龈沟过深则为病理现象。两牙之间突起的牙龈，称为龈乳头，在炎症或食物阻塞时，龈乳头肿胀或萎缩。

（四）咬合关系、骀与牙弓关系

咀嚼时，下颌骨做不同方向的运动，上、下颌牙发生各种不同方向的接触，这种互相接触的关系称为咬合关系（occluding relation）。临床上，常以正中骀作为判断咬合关系是否正常的基准。在正中骀时，上下切牙间中线应位于同一矢状面上；上颌牙超出下颌牙的外侧，即上前牙覆盖于下前牙的唇侧，覆盖度不超过3mm，上后牙的颊尖覆盖下后牙的颊侧。嘱患者做吞咽运动，边吞咽边咬合，即能求得牙的正中骀。

牙弓关系异常可表现为骀关系的异常，如反骀（俗称地包天）。反骀可分前牙反骀、后牙反骀，即在正中骀位时，下前牙或下后牙覆盖在上前牙或上后牙的唇侧或颊侧。此种反骀的咬合关系在乳牙列或恒牙列均可出现，应尽早矫治。开骀指在正中骀位及非正中骀位时，上下牙弓的部分牙不能咬合接触。通常以前牙开骀多见。颌骨发生骨折时，常可见多数牙开骀。深覆骀是指上前牙牙冠盖过下前牙牙冠长度 1/3 以上者，因其程度不同分为三度。其中，Ⅰ度指上前牙牙冠盖过下前牙牙冠长度 1/3 ～1/2；Ⅱ度为盖过 1/2～2/3；Ⅲ度为上前牙牙冠完全盖过下前牙牙冠，甚至咬及下前牙唇侧龈组织。锁骀是指后牙咬合关系异常，常见为正锁骀，即上颌后牙的舌面与下颌后牙的颊面相接触，而骀面无咬合关系；反锁骀是指上颌后牙的颊面与下颌后牙的舌面相接触而骀面无接触，较少见。

颌骨的病变，如发育异常、肿瘤、骨折等，常使牙排列紊乱，破坏正常的咬合关系，影响咀嚼功能。临床上常以牙列和咬合关系的变化作为颌骨疾病诊断和治疗的参考，特别对颌骨骨折的诊断、复位和固定，咬合关系是最重要的依据。

（五）舌

舌（tongue）具有味觉功能，能协助相关的组织器官完成语言、咀嚼、吞咽等重要生理功能。舌前2/3 为舌体部，活动度大，其前端为舌尖，上面为舌背，下面为舌腹，两侧为舌缘。舌后 1/3 为舌根部，活动度小。舌体部和舌根部以人字沟为界，其形态呈倒 V 形，尖端向后有一凹陷处为甲状舌管残迹，称为舌盲孔（图 1-8）。

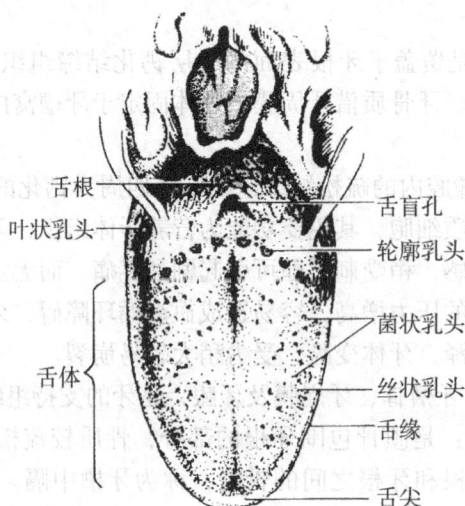

图 1-8 舌的分区及 4 种舌乳头分布

舌是由横纹肌组成的肌性器官。肌纤维呈纵横、上下等方向排列，因此，舌能灵活进行前伸、后缩、卷曲等多方向活动。

舌的感觉神经，在舌前2/3为舌神经分布（第5对脑神经之分支）；舌后1/3为舌咽神经（第9对脑神经）及迷走神经分布（第10对脑神经）。舌的运动由舌下神经（第12对脑神经）所支配。舌的味觉为面神经（第7对脑神经）的鼓索支支配。鼓索支加入到舌神经内分布于舌黏膜。舌尖部对甜、辣、咸味敏感，舌缘对酸味敏感，舌根部对苦味敏感。

舌背黏膜有许多乳头状突起，当B族维生素缺乏或严重贫血时可见乳头萎缩，舌面光滑。舌乳头可分以下4种（图1－8）：

（1）丝状乳头：为刺状细小突起，上皮有角化故呈白色，数量较多，遍布于整个舌体背面。

（2）菌状乳头：呈蕈状，色红，大而圆，散布于丝状乳头间，数量比丝状乳头少，含有味觉神经末梢。

（3）轮廓乳头：有8~12个，较大，呈轮状，沿人字沟排列。乳头周围有深沟环绕，含有味蕾以司味觉。

（4）叶状乳头：位于舌根部两侧缘，为数条平行皱襞。正常时不明显，炎症时充血发红，突起而疼痛，有时易误诊为癌。

舌根部黏膜有许多卵圆形淋巴滤泡突起，其间有浅沟分隔，整个淋巴滤泡称为舌扁桃体。

舌腹面黏膜平滑而薄，返折与口底黏膜相连，在中线形成舌系带。若系带上份附着靠近舌尖，或其下份附于下颌舌侧的牙槽嵴上，即产生舌系带过短（绊舌）。初生婴儿舌系带发育不全，难以判断是否过短。

若婴儿下中切牙萌出过早，可因频繁咳嗽，舌前后活动增多，或吮乳时舌系带及其两侧软组织与切牙经常摩擦，而发生溃疡，长期不愈，称为里加病。有时这种溃疡呈慢性增殖性改变，形成肉芽组织或纤维性肉芽组织，容易被误诊为肿瘤。

（六）腭

腭（palate）构成口腔的上界，且将口腔与鼻腔、鼻咽部分隔开。前面硬腭的骨质部分由两侧上颌骨的腭突和腭骨水平板组成，口腔面覆盖以致密的黏骨膜组织；后面软腭为可以活动的肌性部分。

硬腭前份正中线有突起纵行皱襞，其两旁有许多横行突出皱襞伸向两侧，称为腭嵴。两中切牙间后面腭部有黏膜突起，称为切牙乳头，其下方有一骨孔，称为切牙孔或腭前孔。鼻腭神经血管通过此孔，向两侧分布于硬腭前1/3的黏骨膜与腭侧牙龈，是切牙孔阻滞麻醉进针的标志之一。在硬腭后缘前0.5cm，从腭正中缝至第二磨牙侧缘连线的外、中1/3交界处，左右各有一骨孔，称为腭大孔或腭后孔，腭前神经血管通过此孔，向前分布于尖牙后的黏骨膜及腭侧牙龈。

软腭呈垂幔状，前与硬腭相连续，后为游离缘，其中份有一小舌样物体，称为腭垂。软腭两侧向下外方形成两个弓形黏膜皱襞，在前外方者为腭舌弓（咽前柱），在稍后内方者为咽腭弓（咽后柱），两弓之间容纳扁桃体。软腭较厚，主要由腭帆提肌、腭帆张肌、腭舌肌、咽腭肌、悬雍垂肌和腭腱膜所构成，表面覆盖以黏膜组织，在口腔面黏膜下含有大量黏液腺（腭腺），伴有脂肪和淋巴组织，一直延伸至硬腭前磨牙区。正常情况下通过软腭和咽部的肌彼此协调运动，共同完成腭咽闭合，行使正常的语言功能。

（七）口底

口底（floor of the mouth）又称舌下部，为位于舌体和口底黏膜之下，下颌舌骨肌和颏舌骨肌之上，下颌骨体内侧面与舌根之间的部分。在舌腹正中可见舌系带，系带两旁有呈乳头状突起的舌下肉阜，其中有一小孔为下颌下腺导管的开口。舌下肉阜向后延伸部分为颌舌沟，表面凸起的黏膜皱嵴为舌下皱襞，有许多舌下腺导管直接开口于此。颌舌沟前份黏膜下有舌下腺，后份黏膜下有下颌下腺口内延长部分。口底黏膜下有下颌下腺导管和舌神经走行其间。在做口底手术时，注意勿损伤导管和神经（图1－9）。由于口底组织比较疏松，因此，在口底外伤或感染时，可形成较大的血肿、脓肿，将舌推挤向上后，造成呼吸困难甚至窒息，应特别警惕。

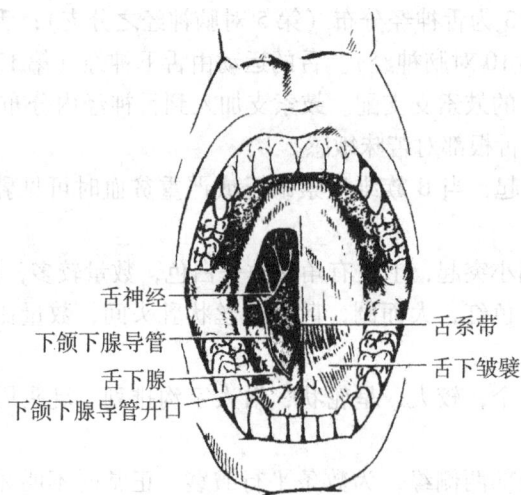

舌神经
下颌下腺导管
舌下腺
下颌下腺导管开口
舌系带
舌下皱襞

图1-9 口底结构

三、乳牙与恒牙

人一生中有两副天然牙，据萌出时间和形态可分为乳牙与恒牙。

（一）乳牙（deciduous teeth）

1. 乳牙的数目、名称、萌出时间和次序 正常乳牙有20个，左、右侧各5个。其名称从中线起向两旁，分别为乳中切牙、乳侧切牙、第一乳磨牙、乳尖牙、第二乳磨牙，分别用Ⅰ、Ⅱ、Ⅲ、Ⅳ、Ⅴ表示。

乳牙萌出时间和次序见表1-1。一般从出生后6~8个月开始萌出乳中切牙，然后乳侧切牙、第一乳磨牙、乳尖牙和第二乳磨牙依次萌出，2岁左右乳牙全部萌出。

表1-1 乳牙萌出时间与顺序

牙名称与顺序	萌出时间/月
乳中切牙	6~8
乳侧切牙	8~10
第一乳磨牙	12~16
乳尖牙	16~20
第二乳磨牙	24~30

乳牙可能出现过早或延迟萌出，常见于下中切牙部位。在婴儿出生时或出生后不久即可出现。由于过早萌出而没有牙根，常较松动，过于松动者应拔除，以免脱落误入食管或气管而发生危险。有的新生儿口内牙槽嵴黏膜上，出现一些乳白色米粒状物或球状物，数目多少不等，俗称"马牙"或"板牙"。它不是实际意义上的牙，而是牙板上皮残余增殖形成被称为角化上皮珠的角化物，一般可自行脱落。

2. 乳牙的标识与书写 为便于病历记录，常用罗马数字书写表示乳牙。乳牙的位置标识，采取面对患者，用"+"将全口牙分为上、下、左、右四区，横线上代表上颌，横线下代表下颌，纵线左代表患者右侧，纵线右代表患者左侧，或者以"+"将牙列分为四个象限，分别以A、B、C、D代表四区。

（二）恒牙（permanent teeth）

1. 恒牙的数目、名称、萌出时间和次序 恒牙共28~32个，上下颌的左右侧各7~8个，其名称从中线起向两旁，分别为中切牙、侧切牙、尖牙、第一前磨牙（旧称第一双尖牙）、第二前磨牙（旧称第二双尖牙）、第一磨牙、第二磨牙、第三磨牙。切牙和尖牙位于牙弓前部，统称为前牙；前磨牙和磨牙位于牙弓后部，统称为后牙。

牙列中恒牙的数目并非恒定。少数人还有畸形的多余牙，常位于上颌中切牙间。也可因先天牙胚缺失而少牙。常见第三磨牙缺失，较多见的是，恒牙的萌出发生困难或阻生；常见第三磨牙阻生，因此，牙的数目有所增减。

恒牙的萌出时间和次序见表1-2。恒牙萌出早者可于5岁、晚者可于7岁，一般从6岁左右开始，在第二乳磨牙后方萌出第一恒磨牙（俗称六龄牙），同时恒中切牙萌出，乳中切牙开始脱落，随后侧切牙、尖牙、第一前磨牙、第二前磨牙、第二磨牙及第三磨牙依次萌出。有时第一前磨牙较尖牙更早萌出。

一般左右同名牙多同期萌出，上下同名牙则下颌牙较早萌出。

表1-2　恒牙萌出时间及次序

牙名称与顺序	萌出时间/岁	
	上颌	下颌
第一磨牙	5~7	5~7
中切牙	7~8	6~7
侧切牙	8~10	7~8
尖牙	11~13	10~12
第一前磨牙	10~12	10~12
第二前磨牙	11~13	11~13
第二磨牙	12~14	11~14
第三磨牙	17~26	17~26

2. 恒牙的标识与书写　常用阿拉伯数字表示，标识方法同乳牙。

（三）乳牙与恒牙的替换

从萌出时间和次序来看，一般从6~12岁，口腔内乳牙逐渐脱落，恒牙相继萌出，恒牙和乳牙发生交替，此时口腔内既有乳牙，又有恒牙，这种乳、恒牙混合排列于牙弓上的时期称为混合牙列期（mixed dentition）。有时乳牙尚未脱落，而恒牙已萌出，因缺乏位置，该恒牙即错位萌出。错位萌出的恒牙大多位于乳牙舌侧，形成乳牙与恒牙重叠。此时应拔除乳牙，便于恒牙在正常位置萌出。切勿将刚萌出的恒牙误为错位牙或乳牙而拔除。应注意鉴别乳牙和恒牙，乳牙牙冠较小，色较白，牙颈部和咬合面较恒牙缩窄。

（王　丹）

第三节　颌面部

一、表面形态标志与协调关系

（一）表面形态标志

1. 睑部区域的表面标志　如下所述。

（1）睑裂：为上睑和下睑之间的裂隙，常用以作为面部垂直比例的标志。正常睑裂的宽度和高度分别为3.5cm和1.0~1.2cm。

（2）睑内侧联合和睑外侧联合：分别为上、下睑在内侧和外侧的结合处。

（3）内眦和外眦：分别为睑内侧联合和睑外侧联合处上、下睑缘线交叉所构成的角。内眦钝圆形，外眦锐角形，外眦较内眦高3~4mm。

2. 鼻部区域的表面标志　如下所述。

（1）鼻根、鼻尖和鼻背：外鼻上端连于额部者称为鼻根，前下端隆起处称为鼻尖，鼻根与鼻尖之间称为鼻背。

（2）鼻底和鼻前孔：锥形外鼻之底称为鼻底；鼻底上有左、右卵圆形孔，称为鼻前孔。

（3）鼻小柱和鼻翼：两侧鼻前孔之间的隆嵴称鼻小柱，鼻前孔外侧的隆起称鼻翼。

（4）鼻面沟：为鼻外侧之长形凹陷。沿鼻面沟做手术切口，愈合后瘢痕不明显。

（5）鼻唇沟：鼻面沟与唇面沟合称为鼻唇沟。

3. 口唇区域的表面标志　如下所述。

（1）唇面沟：为上唇与颊部之斜行凹陷。沿唇面沟做手术切口，愈合后瘢痕不明显。在矫治修复时，唇面沟常用以作为判断面容恢复情况的指征。

（2）口裂：为上唇与下唇之间的横形裂隙。

（3）口角：口裂两端为口角，其正常位置约相当于尖牙与第一前磨牙之间，施行口角开大或缩小术时，应注意此关系。

（4）唇红：为上、下唇的游离缘，系皮肤与黏膜的移行区。

（5）唇红缘（唇缘）：为唇红与皮肤之交界处。

（6）唇弓和人中点（人中切迹）：上唇的全部唇红缘呈弓背状，称唇弓（labial arch）；唇弓在正中线微向前突，此处称为人中点（人中切迹）。

（7）唇峰和唇珠：人中点两侧的唇弓最高点，称为唇峰（唇弓峰）；上唇正中唇红呈珠状向前下方突出，称为唇珠（上唇结节）。

（8）人中：上唇皮肤表面正中，由鼻小柱（鼻中柱）向下至唇红缘的纵行浅沟称为人中凹（philtrum curved）。

（9）人中嵴：人中的两侧各有一条与其并行的皮肤嵴，自鼻孔底伸延唇峰，称为人中嵴。

4. 下颌及颏部区域的表面标志　如下所述。

（1）颏唇沟：为下唇与颏部之间的横形凹陷。

（2）颏下点：为颏部最低点，常用作测量面部距离的标志。

（3）颏孔：有颏神经穿出。位于下颌体外侧面，成人多位于第二前磨牙或第一、第二前磨牙之间的下方，下颌体上、下缘中点稍上方，距正中线 2~3cm。颏孔为颏神经阻滞麻醉的进针部位。

5. 其他区域的表面标志　如下所述。

（1）耳屏：为外耳道前方之结节状突起，临床上常在其前方、颧弓根部之下，检查下颌骨髁突的活动情况。在耳屏前方约 1cm 可触及颞浅动脉的搏动。

（2）眶下孔：位于眶下缘中点下约 0.5cm，其体表投影为自鼻尖至眼外眦连线的中点。眶下孔是眶下神经阻滞麻醉的进针部位。

（3）腮腺导管的体表投影：为鼻翼脚与口角连线的中点至耳垂连线的中 1/3 段。颊部手术时了解腮腺导管的体表投影，将有助于避免腮腺导管的损伤。

（二）表面形态的协调关系

颌面部表面形态结构的协调关系是指颌面部组织器官表面形态结构彼此之间的关系，和谐协调的颌面部关系是正常颌面形态的基础。颌面部鼻唇颏之间、唇颏之间、颌面宽度与高度之间存在的明显的相关关系等，决定颌面部的美学形态。

1. 颌面部的水平比例关系　指颌面部长度的比例关系。沿眉间点、鼻下点做横线，可将面部分成水平 3 等份。此处面部 3 等份的分界点与开篇时描述的面部分区的分界点有所不同。发际至眉间点为面上 1/3，眉间点至鼻下点为面中 1/3，鼻下点至颏下点为面下 1/3。眼、鼻位于面中 1/3，口腔位于面下 1/3。面上 1/3 及面中 1/3 水平比例失调则可导致颌面部畸形，面中 1/3 及面下 1/3 水平比例异常则可表现为牙颌面畸形。

2. 颌面部的垂直比例关系　指颌面部正面宽度的比例关系。沿两眼内外眦做垂线，可将面部在睑裂水平分为 5 等份，每一等份的宽度与一个睑裂的宽度相等，即两眼内眦间距、两睑裂宽度和左右外眦至耳轮间距相等。正常睑裂宽度平均为 3.5cm。

另外，还有一些合理的比例关系，如鼻翼的宽度与两眼内眦之间的距离相等；鼻的长度和宽度比例约为 1：0.7；闭口时口裂的宽度与眼平视时角膜内缘之间的距离相等。

3. 鼻、眼、眉关系　通过内眦作垂线，可见鼻翼的外侧缘、内眦和眉头的内侧缘在同一直线上；通过鼻翼与眉梢的连线，外眦在此连线上；通过眉头与眉梢的连线，该线通常呈一水平线，与上述两线相交成直角三角形，该直角三角形的顶点位于眉头下方，此为正常的鼻、眼、眉关系。

4. 鼻、唇、颏关系　连接鼻尖与颏前点构成美线（ricketts line），通过评估上下唇是否位于该平面上，可判断容貌状态，若超前或后退，则容貌均欠美，但这存在种族差异。有学者通过对中国美貌人群的测量分析发现，中国人的上下唇并不在美线上，而且，男、女的上下唇距美线的距离不等。

5. 左右对称关系　以面部中线为轴的左右对称关系是颜面美的重要标志之一，也常作为颌面外科和整形外科手术前诊断和手术后评价的标准。美貌人群眼、鼻、口裂等颜面主要结构具有高度对称性。鼻尖点、鼻下点、上唇突点、下唇突点、颏唇沟点、颏前点 6 个标志点均高度接近中线，与中线的左右位置偏移均在 ±0.5mm 以内。通常鼻根点最接近中线，越靠近面下部，非对称率有增加趋势。颏前点偏移较大。男性面部的非对称率大于女性。颜面结构具有高度的对称性，但完全对称者很少。

二、颌骨

（一）上颌骨（maxilla）

1. 解剖特点　上颌骨为面中份最大的骨骼。由左右两侧形态结构对称但不规则的两块骨构成，并于腭正中缝处连接成一体。上颌骨由一体、四突构成，其中一体即上颌骨体，四突即为额突、颧突、牙槽突和腭突。上颌骨与鼻骨、额骨、筛骨、泪骨、犁骨、下鼻甲、颧骨、腭骨、蝶骨等邻近骨相接，构成眶底、鼻底和口腔顶部。

（1）上颌骨体：分为四壁一腔，为前、后、上、内四壁和上颌窦腔构成的形态不规则骨体。

1）前壁：又称脸面，上方以眶下缘与上壁（眼眶下壁）相接，在眶下缘中份下方 0.6～1.0cm 处有眶下孔，眶下神经血管从此通过。在眶下孔下方，有尖牙根向外形成的骨突，称尖牙嵴。嵴的内侧，切牙的上方有一骨凹，称切牙凹；嵴的外侧，眶下孔下方，有一深凹称尖牙凹，此处骨质菲薄，常经此凿骨进入上颌窦内施行手术。

2）后壁：又称颞下面，常以颧牙槽嵴作为前壁与后壁的分界线，其后方骨质微凸呈结节状，称上颌结节。上颌结节上方有 2～3 个小骨孔，为上牙槽后神经血管所通过。颧牙槽嵴和上颌结节是上牙槽后神经阻滞麻醉的重要标志。

3）上壁：又称眶面，呈三角形，构成眼眶下壁，其中份有由后方眶下裂向前行至眶下沟，并形成眶下管，开口于眶下孔。上牙槽前、中神经由眶下管内分出，经上颌窦前壁分布到前牙和前磨牙。

4）内壁：又称鼻面，构成鼻腔外侧壁，在中鼻道后部半月板裂孔有上颌窦开口通向鼻腔。施行上颌窦根治术和上颌骨囊肿摘除时，可在鼻道开窗引流。

5）上颌窦：呈锥形空腔，底向内，尖向外伸入颧突，上颌窦开口于鼻腔。上颌窦壁即骨体的四壁，各壁骨质皆薄，内面衬以上颌窦黏膜。上颌窦底与上颌后牙根尖紧密相连，有时仅隔以上颌窦黏膜，故当上颌前磨牙及磨牙根尖感染时，易于穿破上颌窦黏膜，导致牙源性上颌窦炎；在拔除上颌前磨牙和磨牙断根时，应注意勿将根推入上颌窦内。

（2）上颌骨突：包含额突、颧突、牙槽突和腭突。

1）额突：位于上颌骨体的内上方，与额骨、鼻骨、泪骨相连。

2）颧突：位于上颌骨体的外上方，与颧骨相连，向下至第一磨牙形成颧牙槽嵴。

3）牙槽突：位于上颌骨体的下方，与上颌窦前、后壁连续，左右两侧在正中线相连形成弓形。每侧牙槽突上有 7～8 个牙槽窝容纳牙根。前牙及前磨牙区牙槽突的唇、颊侧骨板薄而多孔，此结构有利于麻醉药液渗入骨松质内，达到局部浸润麻醉目的。由于唇颊侧骨质疏松，拔牙时向唇颊侧方向用力则阻力较小。

4）腭突：指在牙槽突内侧伸出的水平骨板，后份接腭骨的水平板，两侧在正中线相连组成硬腭，将鼻腔与口腔隔开，硬腭前份有切牙孔（腭前孔），有鼻腭神经血管通过。后份有腭大孔（腭后孔），有腭前神经血管通过。腭大孔后方还有1~2个腭小孔，腭中、后神经由此通过。

2. 上颌骨的解剖特点及其临床意义　上颌骨与多数邻骨相连，且骨体中央为一空腔，因而形成支柱式结构。当遭受外力打击时，力量可通过多数邻骨传导分散，不致发生骨折；若打击力量过重，则上颌骨和邻骨结合部最易发生骨折；当打击力量过大，传导至相邻的头颅骨骼时，常常并发颅底骨折并导致颅脑损伤。由于上颌骨无强大肌附着，骨折后较少受到肌的牵引而移位，故骨折段的移位常常与所受外力的大小、方向一致。上颌骨骨质疏松，血运丰富，骨折后愈合较快，一旦骨折应及早复位，以免发生错位愈合。发生化脓感染时，疏松的骨质有利于脓液穿破骨质而达到引流的目的，因此，上颌骨较少发生颌骨骨髓炎。浅、大小不一致等因素，从而构成解剖结构上的一些薄弱环节或部位，这些薄弱环节则是骨折常发生的由于上颌骨骨体深部位。上颌骨的主要薄弱环节表现为以下三条薄弱线。

1）第一薄弱线：从梨状孔下部平行牙槽突底经上颌结节至蝶骨翼突，当骨折沿此薄弱线发生时，称上颌骨勒福Ⅱ型骨折，骨折线称为上颌骨勒福Ⅱ型骨折。

2）第二薄弱线：通过鼻骨、泪骨、向外经眶底，向外下经颧颌缝从颧骨下方至蝶骨翼突，当骨折沿此薄弱线发生时称止颌骨勒福Ⅱ型骨折线，骨折线称为上颌骨勒福Ⅱ型骨折线。面中份骨折段不含颧骨。

3）第三薄弱线：通过鼻骨、泪骨、向外经眶底、向外上经颧额缝从颧骨上方至蝶骨翼突，当骨折沿此薄弱线发生时称上颌骨勒福Ⅲ型骨折线，骨折线称为上颌骨勒福Ⅱ型骨折线。面中份骨折段含颧骨，常常形象的称为"颅面分离"。

（二）下颌骨（mandible）

下颌骨是颌面部唯一可以活动而且最坚实的骨骼。在正中线处两侧下颌骨联合呈马蹄形。分为下颌体与下颌支两部分。

1. 下颌体　分为上、下缘和内、外面，在两侧下颌体的正中联合处，外有颏结节，内有颏棘。下颌体上缘为牙槽骨，有牙槽窝容纳牙根。前牙区牙槽骨板较后牙区疏松，而后牙区颊侧牙槽骨板较舌侧厚。下颌体下缘骨质致密而厚，正中两旁稍内方有二腹肌凹，为二腹肌前腹起端附着处。下颌体外面，相当于前磨牙根尖区下方，有颏孔开口，颏神经在下颌骨内经此穿出。自颏孔区向后上方，与下颌支前缘相连续的线形突起称外斜线，有颊肌附着；下颌体内面从颏棘斜向上方，有线形突起称下颌舌骨线，为下颌舌骨肌起端附着处，而颏棘上有颏舌肌和颏舌骨肌附着；在下颌舌骨线前上份有舌下腺凹，为舌下腺所在处；后下份有下颌下腺凹，为下颌下腺所在处。

2. 下颌支　为左右垂直部分，上方有2个骨突，前者称冠突，呈三角形，扁平，有颞肌附着；后者称髁突，与颞骨关节窝构成颞下颌关节。髁突下方缩窄处称髁突颈。两骨突之间的凹陷切迹，称下颌切迹或下颌乙状切迹，为经颞下途径行圆孔和卵圆孔麻醉的重要标志。

下颌支外侧面中下份较粗糙，有咬肌附着；内侧面中央有一呈漏斗状的骨孔，称下颌孔，为下牙槽神经血管进入下颌管的入口；孔前内侧有一小的尖形骨突，称下颌小舌，为蝶下颌韧带附着之处。内侧面下份近下颌角区骨面粗糙，有翼内肌附着。

下颌角是下颌支后缘与下缘相交的部分，有茎突下颌韧带附着。

3. 下颌骨的解剖特点及其临床意义　①解剖薄弱部位：下颌骨的正中联合、颏孔区、下颌角、髁突颈等为下颌骨的骨质薄弱部位，当遭遇外力时，这些部位常发生骨折。②血供较差且骨皮质致密：下颌骨的血供较上颌骨少，下颌骨骨折愈合时间较上颌骨骨折愈合慢。下颌骨的周围有强大致密的肌和筋膜包绕，当炎症化脓时不易得到引流，所以骨髓炎的发生较上颌骨为多。③下颌骨有强大的咀嚼肌群，下颌骨骨折时，骨折段不稳定，在张闭口时易受咀嚼肌收缩时的牵拉，发生骨折错位。

三、肌

因功能的不同，口腔颌面部的肌分为咀嚼肌群和表情肌群，咀嚼肌群较粗大，主要附丽于下颌骨、颧骨周围，位置也较深；而表情肌群则较细小，主要附丽于上颌骨，分布于口腔、鼻、睑裂周围及面部表浅的皮肤下面，与皮肤相连，当肌纤维收缩时，牵引额部、眼睑、口唇和颊部皮肤活动，显露各种表情。

（一）咀嚼肌群

主要附着于下颌骨上，司开口、闭口和下颌骨的前伸与侧方运动，可分为闭口和开口两组肌群，此外，还有翼外肌，与前伸及侧方运动有关。其神经支配均来自三叉神经的下颌神经，主管运动。

1. 闭口肌群　又称升颌肌群，主要附着于下颌支上，有咬肌、颞肌、翼内肌。该组肌发达，收缩力强，其牵引力以向上为主，伴有向前和向内的力量（图1-10）。

（1）咬肌（masseter）：起自颧骨和颧弓下缘，止于下颌角和下颌支外侧面，为一块短而厚的肌，作用为牵下颌向上前方。

（2）颞肌（temporalis）：起自颞骨鳞部的颞凹，经颧弓深面止于下颌支喙突。颞肌是一块扇形而强有力的肌，其作用是牵引下颌骨向上，微向后方。

（3）翼内肌（pterygoideus internus）：起自蝶骨翼突外板内面和上颌结节，止于下颌角的内侧面，是一块方形而肥厚的肌块，作用为使下颌骨向上，司闭口，并协助翼外肌使下颌前伸和侧方运动。

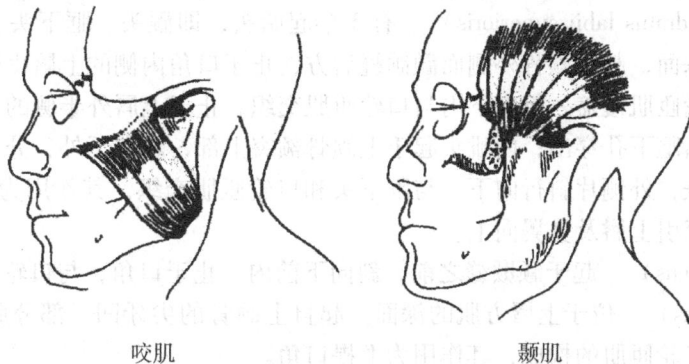

咬肌　　颞肌

图1-10　咬肌、颞肌

（4）翼外肌（pterygoideus externus）：起端有上、下两头，上头起于蝶骨大翼之颞下嵴及其下方之骨面；下头起自翼外板之外面，两头分别止于下颌关节盘前缘和髁突前缘。在开口运动时，可牵引下颌骨前伸和侧向运动。

2. 开口肌群　又称降颌肌群，主要起于下颌体，止于舌骨，是构成口底的主要肌。有二腹肌、下颌舌骨肌和颏舌骨肌。其总的牵引方向是使下颌骨向下后方。

（1）二腹肌（digastricus）：前腹起自下颌骨二腹肌窝，后腹起自颞骨乳突切迹，前后腹在舌骨处形成圆腱，止于舌骨及舌骨大角。作用是提舌骨向上或牵下颌骨向下。前腹由下颌舌骨肌神经支配，后腹由面神经支配。

（2）下颌舌骨肌（mylohyoideus）：起自下颌体内侧下颌舌骨线，止于舌骨体。呈扁平三角形，两侧在正中线融合，共同构成肌性口底。作用是提舌骨和口底向上，或牵引下颌骨向下。支配神经为下颌舌骨肌神经。

（3）颏舌骨肌（geniohyoideus）：起自下颌骨颏下棘，止于舌骨体。作用是提舌骨向前，使下颌骨下降。支配神经为下颌舌骨肌神经。

（二）表情肌群

面部表情肌多薄而短小，收缩力弱，起自骨壁或筋膜浅面，止于皮肤。肌纤维多围绕面部孔裂，如眼、鼻和口腔，排列呈环形或放射状。主要有眼轮匝肌、口轮匝肌、上唇方肌、额肌、笑肌、三角肌和颊肌等。由于表情肌与皮肤紧密相连，故当外伤或手术切开皮肤和表情肌后，创口常裂开较大，应予逐层缝合，以免形成内陷瘢痕。面部表情肌均由面神经支配其运动，若面神经受到损伤，则引起表情肌瘫痪，造成面部畸形。

1. 额肌（frontalis） 位于额部（颅顶前部），起自帽状腱膜，止于眉部皮肤。肌层薄但宽阔，呈四边形。主要表情作用通过提眉、皱额来体现。

2. 眼轮匝肌（orbicularis oculi） 位于眼眶周围，由眶部、睑部、泪囊部三部分肌纤维组成。眶部肌纤维呈圆弧形，起自上颌骨额突及睑内侧韧带，为眼轮匝肌最外层部分，其作用是牵引眉及额部皮肤。睑部位于睑部皮下，起自睑内侧韧带及邻近骨面，上下睑的肌纤维于外眦部汇合，其作用是使眼睑闭合。泪囊部则位于泪囊的深面，起自泪后嵴，经泪囊后方与睑部肌纤维结合，作用是使泪囊扩张。

3. 皱眉肌（corrugator） 起自额骨鼻部，止于眉内侧半的皮肤，表情作用为通过牵引眉肌起到皱眉作用。

4. 鼻肌（nasalis） 分鼻背和鼻翼两部分。鼻背部肌纤维起于上颌切牙窝之上，向上内成腱膜，至鼻正中与对侧肌相续。鼻翼部肌纤维起于鼻翼软骨，止于鼻尖皮肤。

5. 口轮匝肌（orbicularis oris） 位于口裂周围，由环绕口裂的呈扁环形的浅、中、深三层肌纤维组成。浅层为口轮匝肌的固有纤维，肌纤维从唇的一侧行至另一侧，构成口轮匝肌的浅层。中层由来自颧肌、上唇方肌、尖牙肌、三角肌及下唇方肌的部分肌纤维构成。深层由来自颊肌唇部的部分肌纤维构成。口轮匝肌的主要作用为闭唇，另外协助发音、咀嚼。

6. 上唇方肌（quadratus labii superioris） 有 3 个起始头，即颧头、眶下头、内眦头。其中，颧头位于眼轮匝肌下方或深面，起于颧骨外侧面颧颌缝后方，止于口角内侧的上唇皮肤；眶下头在眶下孔上方起自眶下缘，被眼轮匝肌覆盖，行向下内与口轮匝肌交织，止于上唇外半侧的皮肤，其深面与尖牙肌之间有眶下神经血管由眶下孔穿出；内眦头起于上颌骨额突上部，斜向下外，分为内、外两片。内侧片止于鼻大翼软骨和皮肤，外侧片斜行向下，与眶下头和口轮匝肌交织，其作用为颧头牵引口角向外上，眶下头和内眦头分别牵引上唇及鼻翼向上。

7. 颧肌（zygomaticus） 起于颧颞缝之前，斜向下前内，止于口角，与口轮匝肌相连。

8. 尖牙肌（caninus） 位于上唇方肌的深面。起自上颌骨的尖牙凹，部分肌纤维向下止于口角皮肤。部分肌纤维参与口轮匝肌的构成，其作用为上提口角。

9. 下唇方肌（quadratus labii inferioris） 呈方形，位于颏孔与颏联合之间，起自下颌骨的外斜线，向上内行，与对侧同名肌汇合，止于下唇皮肤和黏膜。起点处与颈阔肌相连。其作用为降下唇及降口角。

10. 笑肌（risorius） 起自腮腺咬肌筋膜，向前、下方越过咬肌止于口角部皮肤。

11. 三角肌（triangularis） 呈三角形，起于下颌骨体的外侧面，止于口角皮肤，部分纤维参与口轮匝肌的组成。三角肌后缘与颈阔肌上部连续，作用为降口角。

12. 颊肌（buccinator） 呈四边形薄肌，位于颊部，占据上颌、下颌之间的间隙，构成颊部。起自上、下颌第三磨牙牙槽突的外面及后方的翼突下颌缝（翼突下颌韧带）的前缘。颊肌纤维向口角汇聚，在口角处中份肌纤维彼此交叉，下份肌纤维向上内与上唇的口轮匝肌连续，上份肌纤维向下内与下唇的口轮匝肌连续，其最上和最下肌纤维不交叉，向前内分别进入上、下唇。其作用为牵引口角向后，协助咀嚼和吸吮，并做口腔的鼓气和排气。

13. 颏肌（mentalis） 呈圆锥形，位于下唇方肌深面，起自下颌骨侧切牙根平面，下行止于颏部皮肤。其作用为降口角与下唇，并使下唇靠近牙龈和前伸下唇。

四、血管

（一）动脉

颌面部血液供应特别丰富，主要来自颈外动脉的分支，有舌动脉、面动脉、上颌动脉和颞浅动脉等。各分支间和两侧动脉间，均通过末梢血管网而彼此吻合，故伤后出血多。压迫止血时，还必须压迫供应动脉的近心端，才能起到暂时止血的效果。

1. 舌动脉（lingual artery） 自颈外动脉平舌骨大角水平分出，向内上走行，分布于舌、口底和牙龈。

2. 面动脉（facial artery）　又称颌外动脉（external maxillary artery），为面部软组织的主要动脉。在舌动脉稍上方，自颈外动脉分出，向内上方走行，绕下颌下腺体及下颌下缘，由咬肌前缘向内前方走行，分布于唇、颏、颊和内眦等部。面颊部软组织出血时，可于咬肌前缘下颌骨下缘压迫此血管止血。

3. 上颌动脉（maxillary artery）　又称颌内动脉（internal maxillary artery），位置较深。自颈外动脉分出，向内前方走行，经下颌骨髁突颈部内侧至颞下窝，分布于上、下颌骨和咀嚼肌。行颞下颌关节区手术时易伤及该动脉，应特别小心。

4. 颞浅动脉（superficial temporal artery）　为颈外动脉的终末支，在腮腺组织内分出面横动脉，分布于耳前部、颞部和颊部。颞浅动脉分布于额、颞部头皮，在颧弓上方皮下可扪得动脉搏动。可在此压迫动脉止血。颌面部恶性肿瘤进行动脉内灌注化疗药物时，可经此动脉逆行插管进行治疗。

（二）静脉

颌面部静脉系统较复杂且有变异，常分为深、浅两个静脉网。浅静脉网由面前静脉和面后静脉组成，深静脉网主要为翼静脉丛。面部静脉的特点是静脉瓣较少，当受肌收缩或挤压时，易使血液反流。鼻根至两侧口角的三角区称为"危险三角区"，颌面部的感染，特别是"危险三角区"的感染，若处理不当，易逆行传入颅内，引起海绵窦血栓性静脉炎等严重颅内并发症。

1. 面前静脉（anterior facial vein）　起于额静脉和眶上静脉汇成的内眦静脉，沿鼻旁口角外到咬肌前下角，在颊部有面深静脉与翼静脉丛相通；由咬肌前下角向下穿颈深筋膜，越下颌下腺浅面，在下颌角附近与面后静脉前支汇成面总静脉，横过颈外动脉浅面，最后汇入颈内静脉。因此，面前静脉可经内眦静脉和翼静脉丛两个途径，通向颅内海绵窦。

2. 面后静脉（posterior facial vein）　由颞浅静脉和上颌静脉汇合而成，沿颈外动脉外侧方，向下走行至下颌角平面，分为前、后两支。前支与面前静脉汇成面总静脉；后支与耳后静脉汇成颈外静脉。颈外静脉在胸锁乳突肌浅面下行，在锁骨上凹处穿入深面，汇入锁骨下静脉。

3. 翼静脉丛（pterygoid vein plexus）　位于颞下窝，大部分在翼外肌的浅面，少部分在颞肌和翼内、外肌之间。在行上颌结节麻醉时，有时可穿破形成血肿。它收纳颌骨、咀嚼肌、鼻内和腭部等处的静脉血液，经上颌静脉汇入面后静脉。翼静脉丛可通过卵圆孔和破裂孔等与颅内海绵窦相通。

五、淋巴组织

颌面部的淋巴组织分布极其丰富，淋巴管成网状结构，收纳淋巴液，汇入淋巴结，构成颌面部的重要防御系统。正常情况下，淋巴结小而柔软，不易扪及，当炎症或肿瘤转移时，相应淋巴结就会肿大，可扪及，故有重要的临床意义。

颌面部常见而较重要的淋巴结有腮腺淋巴结、颌上淋巴结、下颌下淋巴结、颏下淋巴结和位于颈部的颈浅和颈深淋巴结。

1. 腮腺淋巴结　分为浅淋巴结和深淋巴结两组。浅淋巴结位于耳前和腮腺浅面，收纳来自鼻根、眼睑、额颞部、外耳道、耳郭等区域的淋巴液，引流至颈深上淋巴结。深淋巴结位于腮腺深面，收纳软腭、鼻咽部等区域的淋巴液，引流至颈深上淋巴结。

2. 下颌上淋巴结　位于咬肌前、下颌下缘外上方，收纳来自鼻、颊部皮肤和黏膜的淋巴液，引流至下颌下淋巴结。

3. 下颌下淋巴结　位于下颌下三角，下颌下腺浅面及下颌下缘之间，在面动脉和面前静脉周围。淋巴结数目较多，收纳来自颊、鼻侧、上唇、下唇外侧、牙龈、舌前部、上颌骨和下颌骨的淋巴液；同时还收纳颏下淋巴结输出的淋巴液，引流至颈深上淋巴结。

4. 颏下淋巴结　位于颏下三角，收纳来自下唇中部、下切牙、舌尖和口底等处的淋巴液，引流至下颌下淋巴结及颈深上淋巴结。

5. 颈淋巴结　分为颈浅淋巴结、颈深上和颈深下淋巴结。

（1）颈浅淋巴结：位于胸锁乳突肌浅面，沿颈外静脉排列，收纳来自腮腺和耳郭下份的淋巴液，引流至颈深淋巴结。

（2）颈深上淋巴结：位于胸锁乳突肌深面，沿颈内静脉排列，上自颅底，下至颈总动脉分叉处，主要收纳来自头颈部的淋巴液及甲状腺、鼻咽部、扁桃体等的淋巴液，引流至颈深下淋巴结和颈淋巴干。

（3）颈深下淋巴结：位于锁骨上三角，胸锁乳突肌深面。自颈总动脉分叉以下，沿颈内静脉至静脉角，收纳来自颈深上淋巴结、枕部、颈后及胸部等淋巴液，引流至颈淋巴干再到淋巴导管（右侧）和胸导管（左侧）。

六、神经

口腔颌面部的感觉神经主要是三叉神经，运动神经主要是面神经。

（一）三叉神经（trigeminal nerve）

为第5对脑神经，为脑神经中最大者，起于脑桥嵴，主管颌面部的感觉和咀嚼肌的运动。其感觉神经根较大，自颅内三叉神经半月节分三支出颅，即眼支、上颌支和下颌支；运动神经根较小，在感觉根的下方横过神经节与下颌神经混合，故下颌神经属混合神经。

1. 眼神经　由眶上裂出颅，分布于眼球和额部。

2. 上颌神经　由圆孔出颅，向前越过翼腭窝达眶下裂，再经眶下沟入眶下管，最后出眶下孔分为睑、鼻、唇三个末支，分布于下睑、鼻侧和上唇的皮肤和黏膜。其与口腔颌面部麻醉密切相关的分支有：

（1）蝶腭神经及蝶腭神经节：上颌神经在翼腭窝内分出小支进入蝶腭神经节，再由此节发出4个分支。

1）鼻腭神经：穿过蝶腭孔进入鼻腔，沿鼻中隔向前下方，入切牙管，自口内切牙孔穿出，分布于两侧上颌切牙、尖牙腭侧的黏骨膜和牙龈，并与腭前神经在尖牙腭侧交叉。

2）腭前神经：为最大的一个分支，经翼腭管下降出腭大孔，在腭部往前分布于磨牙、前磨牙区的黏骨膜和牙龈，并与鼻腭神经在尖牙区交叉。

3）腭中神经和腭后神经：经翼腭管下降出腭小孔，分布于软腭、腭垂和腭扁桃体。

（2）上牙槽神经：为上颌神经的分支，根据其走行及部位分为上牙槽前、中、后神经。

1）上牙槽后神经：上颌神经由翼腭窝前行，在近上颌结节后壁处，发出数小支，有的分布于上颌磨牙颊侧黏膜及牙龈；有的进入上颌结节牙槽孔，在上颌骨体内，沿上颌窦后壁下行，分布于上颌窦黏膜、上颌第三磨牙，并在上颌第一磨牙颊侧近中根与上牙槽中神经交叉。

2）上牙槽中神经：在上颌神经刚入眶下管处发出，沿上颌窦外侧壁下行，分布于上颌前磨牙、第一磨牙颊侧近中根及牙槽骨、颊侧牙龈和上颌窦黏膜，并与上牙槽前、后神经交叉。

3）上牙槽前神经：由眶下神经出眶下孔之前发出，沿上颌窦前壁进入牙槽骨，分布于上颌切牙、尖牙、牙槽骨和唇侧牙龈，并与上牙槽中神经和对侧上牙槽前神经交叉。

3. 下颌神经　为颅内三叉神经半月节发出的最大分支，属混合神经，含有感觉和运动神经纤维。下颌神经自卵圆孔出颅后，在颞下窝分为前、后两股。前股较小，除颊神经为感觉神经外，其余均为支配咀嚼肌运动的神经；后股较大，主要为感觉神经，有耳颞神经、下牙槽神经和舌神经。与口腔颌面部麻醉密切相关的分支有：

（1）下牙槽神经：自下颌神经后股发出，居翼外肌深面，沿蝶下颌韧带与下颌支之间下行，由下颌孔进入下颌管，发出细小分支至同侧下颌全部牙和牙槽骨，并在中线与对侧下牙槽神经相交叉。下牙槽神经在下颌管内，相当于前磨牙区发出分支，出颏孔后称为颏神经，分布于第二前磨牙前面的牙龈、下唇、颊黏膜和皮肤，在下唇和颏部正中与对侧颏神经分支相交叉。

（2）舌神经：自下颌神经后股发出，在翼内肌与下颌支之间，沿下牙槽神经的前内方下行，在下颌第三磨牙骨板的舌侧，进入口底。进入口底向前，分布于舌前2/3、下颌舌侧牙龈和口底黏膜。

（3）颊神经：为下颌神经前股分支中唯一的感觉神经，经翼外肌两头之间，沿下颌支前缘顺颞肌腱纤维向下，平下颌第三磨牙𬌗面穿出颞肌鞘，分布于下颌磨牙颊侧牙龈、颊部后份黏膜和皮肤。

以上神经分支在翼下颌间隙内，颊神经位于前外侧，舌神经居中，下牙槽神经居后，了解这种关系，对下颌阻滞麻醉有一定临床意义。

（二）面神经（facial nerve）

为第 7 对脑神经，主要是运动神经，伴有味觉和分泌神经纤维。面神经出茎乳孔后，立即进入腮腺，在腮腺内向前下方行走 1.0 ～ 1.5cm 后先分为 2 支，然后再分为 5 支，即颞支、颧支、颊支、下颌缘支和颈支，这些分支支配面部表情肌的活动。面神经损伤可能导致眼睑闭合不全、口角偏斜等面部畸形。

面神经总干进入腮腺实质内，分支前的神经总干长度仅 1.0 ～ 1.5cm，距皮肤 2 ～ 3cm，先分为面颞干和面颈干，然后面颞干微向上前方走行，分出颞支、颧支和上颊支；面颈干下行，分下颊支、下颌缘支和颈支。各分支之间还形成网状交叉。各分支由腮腺边缘穿出后，紧贴咬肌筋膜的表面，呈扇形分布于面部表情肌。

1. 颞支 有 1 ～ 2 支，出腮腺上缘，在关节之前越过颧弓向上，主要分布于额肌。当其受损伤后，额纹消失。

2. 颧支 有 1 ～ 4 支，由腮腺前上缘穿出后，最大支靠前，沿颧骨向前上行走，分布于眼轮匝肌下部和上唇肌肉；另 2 ～ 3 支越过颧弓中点附近，主要分布于眼轮匝肌上部和额肌。当其受损伤后，可出现眼睑不能闭合。

3. 颊支 有 2 ～ 6 支，自腮腺前缘、腮腺导管上下穿出，主要有上、下颊支，分布于颊肌、上唇方肌、笑肌和口轮匝肌等。当其受到损伤后，鼻唇沟消失变得平坦，鼓腮时漏气。

4. 下颌缘支 有 2 ～ 4 支，由腮腺前下方穿出，向下前行于颈阔肌深面。向上前行，越过面动脉和面前静脉向前上方，分布于下唇诸肌。大约 80% 位于下颌下缘之上，在下颌角处位置较低，仅约 20%的下颌缘支在下颌下缘下 1cm 以内的区域，在下颌下区进行手术时，切口在下颌下缘下 1.5 ～ 2.0cm，可避免损伤该神经，否则可出现该侧下唇瘫痪，表现为口角喎斜。

5. 颈支 由腮腺下缘穿出，分布于颈阔肌。该支损伤对功能影响小。

七、唾液腺

口腔颌面部的唾液腺（salivary gland）组织由左右对称的三对大唾液腺，即腮腺、下颌下腺和舌下腺，以及遍布于唇、颊、腭、舌等处黏膜下的小黏液腺构成，各有导管开口于口腔。

唾液腺分泌的涎液为无色而黏稠的液体，进入口腔内则称为唾液；它有润湿口腔，软化食物的作用。唾液内还含有淀粉酶和溶菌酶，具有消化食物和抑制致病菌活动的作用。

（一）腮腺（parotid gland）

腮腺是最大的一对唾液腺，其分泌液主要为浆液。位于两侧耳垂前下方和下颌后窝内，其外形不规则，约呈锥体形，浅面为皮肤及皮下脂肪覆盖；深面与咬肌、下颌支及咽侧壁相邻；后面紧贴胸锁乳突肌、茎突和二腹肌后腹；上极达颧弓，居外耳道和颞下颌关节之间；下极达下颌角下缘。

腮腺实质内有面神经分支穿过，在神经浅面的腮腺组织称腮腺浅叶，位于耳前下方咬肌浅面；在神经深面者称腮腺深叶，经下颌后窝突向咽旁间隙。

腮腺被致密的腮腺咬肌筋膜包裹，并被来自颈深筋膜浅层所形成的腮腺鞘分成多数小叶，筋膜鞘在上方和深面咽旁区多不完整，时有缺如。由于这些解剖特点，故当腮腺感染化脓时，脓肿多分隔，且疼痛较剧，切开引流时注意将分隔的脓肿贯通，才能保证引流通畅。脓肿扩散多向筋膜薄弱区——外耳道和咽旁区扩散。

腮腺导管在颧弓下一横指处，从腮腺浅叶前缘穿出，贴咬肌前行至咬肌前缘，绕前缘垂直转向内，穿过颊肌，开口于正对上颌第二磨牙的颊侧黏膜上。此导管粗大，在面部投影标志为耳垂到鼻翼和口角中点连线的中 1/3 段上，在面颊部手术时，注意不要损伤导管。在行面神经解剖时可先找到此导管，以此为参照，容易找到邻近与之平行的上、下颊支。

（二）下颌下腺（submaxillary gland）

下颌下腺位于下颌下三角内，形似核桃，分泌液主要为浆液，含有少量黏液。下颌下腺深层延长部，经下颌舌骨肌后缘进入口内，其导管起自深面，自下后方向前上方走行，开口于舌系带两旁的舌下肉阜。此导管长且平缓，常有唾液腺结石堵塞而导致下颌下腺炎症。

（三）舌下腺（sublingual gland）

舌下腺位于口底舌下，为最小的一对大唾液腺。分泌液主要为黏液，含有少量浆液。其小导管甚多，有的直接开口于口底，有的与下颌下腺导管相通。分泌液黏稠，易堵塞，形成无上皮衬里的"潴留性囊肿"。需要摘除舌下腺方可治疗囊肿。

八、颞下颌关节

颞下颌关节（temporomandibular joint）为全身唯一的联动关节，具有转动和滑动两种功能，其活动与咀嚼、语言、表情等功能密切相关。颞下颌关节上由颞骨关节窝、关节结节，下由下颌骨髁突以及位于两者间的关节盘、关节囊和周围的韧带所构成，其解剖结构如图 1－11 所示。

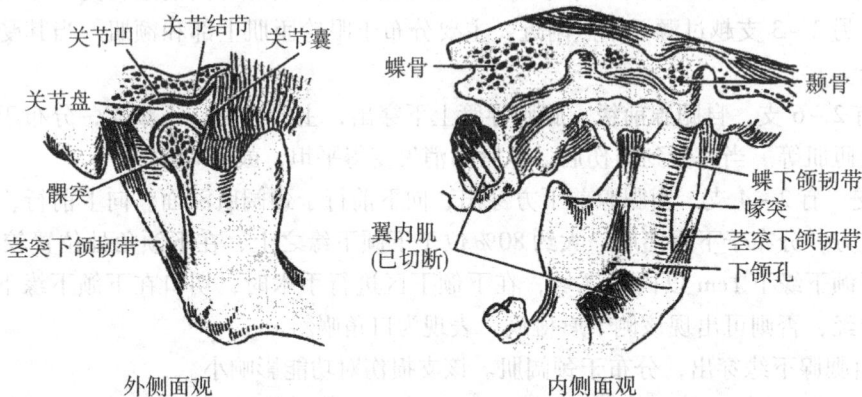

图 1－11　颞下颌关节的结构

（王　丹）

第二章

口腔科常见症状的鉴别诊断

发生在牙－颌－口腔系统中的疾病有数百种之多，但它们有很多相似的症状和/或临床表现。临床医师须从一些常见的主诉症状出发，进一步采集病史和做全面的口腔检查，多数病例可以做出明确的诊断。但也有一些病例需采取其他辅助检查手段，如化验、影像学（X线片、CT、B超等）、涂片、活体组织检查、脱落细胞学检查、微生物培养等特殊检查，以及全身系统性检查等，然后进行综合分析和鉴别诊断，最后取得明确的诊断。有的病例还需在治疗过程中才能确诊，如药物治疗性诊断、手术过程中探查及手术后标本的特殊检查等。总之，正确的诊断有赖于周密的病史采集、局部和全身的检查及全面的分析，然后根据循证医学的原则制订出正确的、符合患者意愿的治疗计划，这些是决定疗效的重要前提。

第一节　牙痛

牙痛是口腔科临床上最常见的症状，常是患者就医的主要原因。可由牙齿本身的疾病，牙周组织及颌骨的某些疾病，甚至神经疾患和某些全身疾病所引起。对以牙痛为主诉的患者，必须先仔细询问病史，如疼痛起始时间及可能的原因，病程长短及变化情况，既往治疗史及疗效等。必要时还应询问工作性质、饮食习惯、有无不良习惯（如夜磨牙和咬硬物等）、全身健康状况及家族史等。关于牙痛本身，应询问牙痛的部位、性质、程度和发作时间。疼痛是尖锐剧烈的还是钝痛、酸痛；是自发痛还是激发痛、咬秴时痛；自发痛是阵发的或是持续不断；有无夜间痛；疼痛部位是局限的或放散的，能否明确指出痛牙等。根据症状可得出一至数种初步印象，便于做进一步检查。应记住，疼痛是一种主观症状，由于不同个体对疼痛的敏感性和耐受性有所不同，而且有些其他部位的疾病也可表现为牵扯性牙痛。因此，对患者的主观症状应与客观检查所见、全身情况及实验室和放射学检查等结果结合起来分析，以做出正确的诊断。

一、引起牙痛的原因

1. 牙齿本身的疾病　如深龋，牙髓充血，各型急性牙髓炎、慢性牙髓炎，逆行性牙髓炎，由龋齿、外伤、化学药品等引起的急性根尖周炎、牙槽脓肿，微裂，牙根折裂，髓石，牙本质过敏，流电作用等。

2. 牙周组织的疾病　如牙周脓肿、急性龈乳头炎、冠周炎、坏死性溃疡性龈炎、干槽症等。

3. 牙齿附近组织的疾病所引起的牵扯痛　急性化脓性上颌窦炎和急性化脓性颌骨骨髓炎时，由于神经末梢受到炎症的侵犯，使该神经所支配的牙齿发生牵扯性痛。颌骨内或上颌窦内的肿物、埋伏牙等可压迫附近的牙根发生吸收，如有继发感染，可出现牙髓炎导致疼痛。急性化脓性中耳炎、咀嚼肌群的痉挛等均可出现牵扯性牙痛。

4. 神经系统疾病　如三叉神经痛患者常以牙痛为主诉。颞下窝肿物在早期可出现三叉神经第三支分布区的疼痛，翼腭窝肿物的早期由于压迫蝶腭神经节，可出现三叉神经第二支分布区的疼痛。

5. 全身疾患　有些全身疾患，如流感、癔症、神经衰弱，月经期和绝经期等可诉有牙痛。高空飞行时，牙髓内压力增高，可引起航空性牙痛。有的心绞痛患者可反射性地引起牙痛。

二、诊断步骤

（一）问清病史及症状特点

1. 尖锐自发痛　最常见的为急性牙髓炎（浆液性、化脓性、坏疽性）、急性根尖周炎（浆液性、化脓性）。其他，如急性牙周脓肿、髓石、冠周炎、急性龈乳头炎、三叉神经痛、急性上颌窦炎等。

2. 自发钝痛　慢性龈乳头炎，创伤性等。在机体抵抗力降低时，如疲劳、感冒、月经期等，可有轻度自发钝痛、胀痛。坏死性龈炎时牙齿可有撑离感和咬殆痛。

3. 激发痛　牙本质过敏和Ⅱ°~Ⅲ°龋齿或楔状缺损等，牙髓尚未受侵犯或仅有牙髓充血时，无自发痛，仅在敏感处或病损处遇到物理、化学刺激时才发生疼痛，刺激除去后疼痛即消失。慢性牙髓炎一般无自发痛而主要表现为激发痛，但当刺激除去后疼痛仍持续一至数分钟。咬殆创伤引起牙髓充血时也可有对冷热刺激敏感。

4. 咬殆痛　微裂和牙根裂时，常表现为某一牙尖受力而产生水平分力时引起尖锐的疼痛。牙外伤、急性根尖周炎、急性牙周脓肿等均有明显的咬殆痛和叩痛、牙齿挺出感。口腔内不同金属修复体之间产生的流电作用也可使患牙在轻咬时疼痛，或与金属器械相接触时发生短暂的电击样刺痛。

以上疼痛除急性牙髓炎患者常不能自行明确定位外，一般都能明确指出痛牙。急性牙髓炎的疼痛常沿三叉神经向同侧对颌或同颌其他牙齿放散，但不会越过中线放散到对侧牙。

（二）根据问诊所得的初步印象，做进一步检查，以确定患牙

1. 牙体疾病　最常见为龋齿。应注意邻面龋、潜在龋、隐蔽部位的龋齿、充填物下方的继发龋等。此外，如微裂、牙根纵裂、畸形中央尖、楔状缺损、重度磨损、未垫底的深龋充填体、外伤露髓牙、牙冠变色或陈旧的牙冠折断等，均可为病源牙。

叩诊对识别患牙有一定帮助。急性根尖周炎和急性牙周脓肿时有明显叩痛，患牙松动。慢性牙髓炎、急性全部性牙髓炎和慢性根尖周炎、边缘性牙周膜炎、创伤性根周膜炎等，均可有轻至中度叩痛。在有多个可疑病源牙存在时，叩诊反应常能有助于确定患牙。

2. 牙周及附近组织疾病　急性龈乳头炎时可见牙间乳头红肿、触痛，多有食物嵌塞、异物刺激等局部因素。冠周炎多见于下颌第三磨牙阻生，远中及颊舌侧龈瓣红肿，可溢脓。牙周脓肿和逆行性牙髓炎时可探到深牙周袋，后者袋深接近根尖，牙齿大多松动。干槽症可见拔牙窝内有污秽坏死物，骨面暴露，腐臭，触之疼痛。反复急性发作的慢性根尖周炎可在牙龈或面部发现窦道。

急性牙槽脓肿、牙周脓肿、冠周炎等，炎症范围扩大时，牙龈及龈颊沟处肿胀变平，可有波动。面部可出现副性水肿，局部淋巴结肿大，压痛。若治疗不及时，可发展为蜂窝织炎、颌骨骨髓炎等。上颌窦炎引起的牙痛，常伴有前壁的压痛和脓性鼻涕、头痛等。上颌窦肿瘤局部多有膨隆，可有血性鼻涕、多个牙齿松动等。

（三）辅助检查

1. 牙髓活力测验　根据对冷、热温度的反应，以及刺激去除后疼痛持续的时间，可以帮助诊断和确定患牙。也可用电流强度测试来判断牙髓的活力和反应性。

2. X线检查　可帮助发现隐蔽部位的龋齿。髓石在没有揭开髓室顶之前，只能凭X线片发现。慢性根尖周炎可见根尖周围有不同类型和大小的透射区。颌骨内或上颌窦内肿物、埋伏牙、牙根裂等也需靠X线检查来确诊。

（王　丹）

第二节　牙龈出血

　　牙龈出血是口腔中常见的症状，出血部位可以是全口牙龈或局限于部分牙龈。多数患者是在牙龈受到机械刺激（如刷牙、剔牙、食物嵌塞、进食硬物、吮吸等）时流血，一般能自行停止；另有一些情况，在无刺激时即自动流血，出血量多，且无自限性。

一、牙龈的慢性炎症和炎症性增生

　　这是牙龈出血的最常见原因，如慢性龈缘炎、牙周炎、牙间乳头炎和牙龈增生等。牙龈缘及龈乳头红肿、松软，甚至增生。一般在受局部机械刺激时引起出血，量不多，能自行停止。将局部刺激物（如牙石、牙垢、嵌塞的食物、不良修复体等）除去后，炎症很快消退，出血亦即停止。

二、妊娠期龈炎和妊娠瘤

　　常开始于妊娠的第3～4个月。牙龈红肿、松软、极易出血。分娩后，妊娠期龈炎多能消退到妊娠前水平，而妊娠瘤常需手术切除。有的人在慢性牙龈炎的基础上，于月经前或月经期可有牙龈出血，可能与牙龈毛细血管受性激素影响而扩张、脆性改变等有关。长期口服激素性避孕药者，也容易有牙龈出血和慢性炎症。

三、坏死性溃疡性牙龈炎

　　为梭形杆菌、口腔螺旋体和中间普氏菌等的混合感染。主要特征为牙间乳头顶端的坏死性溃疡，腐臭，牙龈流血和疼痛，夜间睡眠时亦可有牙龈流血，就诊时亦可见牙间隙处或口角处有少量血迹。本病的发生常与口腔卫生不良、精神紧张或过度疲劳、吸烟等因素有关。

四、血液病

　　在遇到牙龈有广泛的自动出血，量多或不易止住时，应考虑有无全身因素，并及时做血液学检查和到内科诊治。较常见引起牙龈和口腔黏膜出血的血液病，如急性白血病、血友病、血小板减少性紫癜、再生障碍性贫血、粒细胞减少症等。

五、肿瘤

　　有些生长在牙龈上的肿瘤，如血管瘤、血管瘤型牙龈瘤、早期牙龈癌等也较易出血。其他较少见的，如发生在牙龈上的网织细胞肉瘤，早期常以牙龈出血为主诉，临床上很容易误诊为牙龈炎。有些转移瘤，如绒毛膜上皮癌等，也可引起牙龈大出血。

六、某些全身疾病

　　如肝硬化、脾功能亢进、肾炎后期、系统性红斑狼疮等，由于凝血功能低下或严重贫血，均可能出现牙龈出血症状。伤寒的前驱症状有时有鼻出血和牙龈出血。在应用某些抗凝血药物或非甾体类抗炎药，如水杨酸、肝素等治疗冠心病和血栓时，易有出血倾向。苯中毒时也可有牙龈被动出血或自动出血。

（王　丹）

第三节 牙齿松动

正常情况下，牙齿只有极轻微的生理性动度。这种动度几乎不可觉察，且随不同牙位和一天内的不同时间而变动。一般在晨起时动度最大，这是因为夜间睡眠时，牙齿无殆接触，略从牙槽窝内挺出所致。醒后，由于咀嚼和吞咽时的殆接触将牙齿略压入牙槽窝内，致使牙齿的动度渐减小。这种 24h 内动度的变化，在牙周健康的牙齿不甚明显，而在有殆习惯，如磨牙症、紧咬牙者较明显。妇女在月经期和妊娠期内牙齿的生理动度也增加。牙根吸收接近替牙期的乳牙也表现牙齿松动。引起牙齿病理性松动的主要原因如下。

一、牙周炎

牙周炎是使牙齿松动乃至脱落的最主要疾病。牙周袋的形成以及长期存在的慢性炎症，使牙槽骨吸收，结缔组织附着不断丧失，继而使牙齿逐渐松动、移位，终致脱落。

二、殆创伤

牙周炎导致支持组织的破坏和牙齿移位，形成继发性殆创伤，使牙齿更加松动。单纯的（原发性）殆创伤，也可引起牙槽嵴顶的垂直吸收和牙周膜增宽，临床上出现牙齿松动。这种松动在殆创伤除去后，可以恢复正常。正畸治疗过程中，受力的牙槽骨发生吸收和改建，此时牙齿松动度明显增大，并发生移位；停止加力后，牙齿即可恢复稳固。

三、牙外伤

牙外伤最多见于前牙。根据撞击力的大小，使牙齿发生松动或折断。折断发生在牙冠时，牙齿一般不松动；根部折断时，常出现松动，折断部位越近牙颈部，则牙齿松动越重，预后也差。有的医师企图用橡皮圈不恰当地消除初萌的上颌恒中切牙之间的间隙，常使橡皮圈渐渐滑入龈缘以下，造成深牙周袋和牙槽骨吸收，牙齿极度松动和疼痛。患儿和家长常误以为橡皮圈已脱落，实际它已深陷入牙龈内，应仔细搜寻并取出橡皮圈。此种病例疗效一般均差，常导致拔牙。

四、根尖周炎

急性根尖周炎时，牙齿突然松动，有伸长感，不敢对殆，叩痛（＋＋）～（＋＋＋）。至牙槽脓肿阶段，根尖部和龈颊沟红肿、波动。这种主要由龋齿等引起的牙髓和根尖感染，在急性期过后，牙多能恢复稳固。

慢性根尖周炎，在根尖病变范围较小时，一般牙不太松动。当根尖病变较大或向根侧发展，破坏较多的牙周膜时，牙可出现松动。一般无明显自觉症状，仅有咬殆不适感或反复肿胀史，有的根尖部可有瘘管。牙髓无活力。根尖病变的范围和性质可用 X 线检查来确诊。

五、颌骨骨髓炎

成人的颌骨骨髓炎多是继牙源性感染而发生，多见于下颌骨。急性期全身中毒症状明显，如高热、寒战、头痛，白细胞增至（10～20）×10^9/L 等。局部表现为广泛的蜂窝织炎。患侧下唇麻木，多个牙齿迅速松动，且有叩痛。这是由于牙周膜及周围骨髓腔内的炎症浸润。一旦颌骨内的化脓病变经口腔黏膜或面部皮肤破溃，或经手术切开、拔牙而得到引流，则病程转入亚急性或慢性期。除病源牙必须拔除外，邻近的松动牙常能恢复稳固。

六、颌骨内肿物

颌骨内的良性肿物或囊肿由于缓慢生长，压迫牙齿移位或牙根吸收，致使牙齿逐渐松动。恶性肿瘤则使颌骨广泛破坏，在短时间内即可使多个牙齿松动、移位。较常见的，如上颌窦癌，多在早期出现上颌数个磨牙松动和疼痛。若此时轻易拔牙，则可见拔牙窝内有多量软组织，短期内肿瘤即由拔牙窝中长出，似菜花状。所以，在无牙周病且无明显炎症的情况下，若有一或数个牙齿异常松动者，应提高警惕，进行 X 线检查，以便早期发现颌骨中的肿物。

七、其他

有些牙龈疾病伴有轻度的边缘性牙周膜炎时，也可出现轻度的牙齿松动，如坏死性龈炎、维生素 C 缺乏症、龈乳头炎等。但松动程度较轻，治愈后牙齿多能恢复稳固。发生于颌骨的组织细胞增多症 X，为原因不明的、累及单核－吞噬细胞系统的、以组织细胞增生为主要病理学表现的疾病。当发生于颌骨时，可沿牙槽突破坏骨质，牙龈呈不规则的肉芽样增生，牙齿松动并疼痛，拔牙后伤口往往愈合不良。X 线表现为溶骨性病变，牙槽骨破坏，病变区牙齿呈现"漂浮征"。本病多见于 10 岁以内的男童，好发于下颌骨。其他一些全身疾患，如唐氏综合征、掌跖勇化牙周症综合征等的患儿，常有严重的牙周炎症和破坏，造成牙齿松动、脱落。牙周手术后的短期内，术区牙齿也会松动，数周内会恢复原来动度。

（刘 娟）

第四节　口臭

口臭是指口腔呼出气体中的令人不快的气味，是某些口腔、鼻咽部和全身性疾病的一个较常见症状，可以由多方面因素引起。

一、生理因素

晨起时常出现短时的口臭，刷牙后即可消除。可由某些食物（蒜、洋葱等）和饮料（酒精性）经过代谢后产生一些臭味物质经肺从口腔呼出所引起。某些全身应用的药物也可引起口臭，如亚硝酸戊脂、硝酸异山梨酯等。

二、病理因素

（一）口腔疾病

口腔呼出气体中的挥发性硫化物（volatile sulfur com－pounds，VSCs。）可导致口臭，其中 90% 的成分为甲基硫醇（CH_3SH）和硫化氢（H_2S）。临床上最常见的口臭原因是舌苔和牙周病变处的主要致病菌，如牙龈卟啉单胞菌、齿垢密螺旋体、福赛坦菌和中间普氏菌等的代谢产物。此外，牙周袋内的脓液和坏死组织、舌苔内潴留的食物残屑、脱落上皮细胞等也可引起口臭。在没有牙周炎的患者，舌苔则是口臭的主要来源，尤其与舌背的后 1/3 处舌苔的厚度和面积有关。用牙刷刷舌背或用刮舌板清除舌苔可显著减轻或消除口臭。

软垢、嵌塞于牙间隙和龋洞内的食物发酵腐败，也会引起口臭。有些坏死性病变，如坏死性溃疡性龈（口）炎、嗜伊红肉芽肿、恶性肉芽肿和癌瘤等，拔牙创的感染（干槽症）等，都有极显著的腐败性臭味。

如果经过治疗彻底消除了口腔局部因素，口臭仍不消失，则应寻找其他部位的疾病。

（二）鼻咽部疾病

慢性咽（喉）炎、化脓性上颌窦炎、萎缩性鼻炎、小儿鼻内异物、滤泡性扁桃体炎等均能发出臭味。

（三）消化道、呼吸道及其他全身性疾病

如消化不良、肝硬化、支气管扩张继发肺部感染、肺脓肿、先天性气管食管瘘等。糖尿病患者口中可有烂苹果气味，严重肾功能衰竭者口中可有氨味或尿味。此外，某些金属（如铅、汞）和有机物中

毒时，可有异常气味。

（四）神经和精神异常

有些患者自觉口臭而实际并没有口臭，是存在心理性疾患，如口臭恐惧症等，或者由于某些神经疾患导致嗅觉或味觉障碍而产生。

用鼻闻法、仪器测量法可直接检测口臭程度和挥发性硫化物的水平。

（刘　娟）

第五节　面部疼痛

面部疼痛是口腔科常见的症状，不少患者因此而就诊。有的诊断及治疗都较容易，有的相当困难。不论是何种疼痛，都必须查清引起的原因。由牙齿引起的疼痛，查出病因是较为容易的，已见前述；但牵扯性痛（referred pain）和投射性痛（projected pain）的原因，却很难发现。颞下颌关节紊乱病引起的疼痛也常引致诊断进入歧途，因为其类似于某些其他问题引起的疼痛。

诊断困难的另一因素，是患者对疼痛的叙述。这种叙述常是不准确的，但又与诊断有关联。患者对疼痛的反应决定于两种因素，一是患者的痛阈，一是患者对疼痛的敏感性。两者在每一患者身上都体现得同，例如后者就会因患者的全身健康状态的变化及其他暂时性因素而时时改变。

所谓的投射性痛，是指疼痛传导途径的某一部位受到刺激，疼痛可能在此神经的周缘分布区发生。颅内肿瘤引起的面部疼痛即是一例。这类病变可能压迫三叉神经传导的中枢部分而引起其周缘支分布区的疼痛。

投射性痛必须与牵扯性痛相鉴别。所谓的牵扯性痛是疼痛发生部位与致痛部位远离的疼痛。在口腔科领域内，牵扯性痛最常见的例子可能是下牙病变引起的上牙疼痛。疼痛的冲动发生于有病变的牙齿，如果用局部麻醉方法阻断其传导，牵扯性痛即不发生。即是说，阻断三叉神经的下颌支，可以解除三叉神经上颌支分布区的疼痛。这也是诊断疑有牵扯性痛的一种有效方法。

投射性痛的发生机制是很清楚的，但牵扯性痛却仍不十分清楚。提出过从有病部位传导的冲动有"传导交叉"而引起中枢"误解"的看法，但争议仍大。

面部和口腔组织的感觉神经为三叉神经、舌咽神经和颈丛的分支。三叉神经的各分支分布明确，少有重叠现象。但三叉神经和颈丛皮肤支之间，常有重叠分布。三叉、面和舌咽神经，以及由自主神经系统而来的分支，特别是与血管有关的交感神经之间，有复杂的彼此交通。交感神经对传送深部的冲动有一定作用，并已证明刺激上颈交感神经节可以引起这一类疼痛。面深部结构的疼痛冲动也可由面神经的本体感受纤维传导。但对这些传导途径在临床上的意义，争论颇大。

与口腔有关的结构非常复杂，其神经之间的联系也颇为复杂。口腔组织及其深部，绝大多数为三叉神经分布。虽然其表面分布相当明确而少重叠，但对其深部的情况了解甚少。故诊断错误是难免的。

可以把面部疼痛大致分为4种类型。

（1）由口腔、面部及紧密有关部分的可查出病变引起的疼痛。例如：牙痛、上颌窦炎引起的疼痛，颞下颌关节紊乱病引起的疼痛等。

（2）原因不明的面部疼痛：包括三叉神经痛，所谓的非典型性面痛等。

（3）由于感觉传导途径中的病变投射到面部的疼痛，即投射痛。例如：肿瘤压迫三叉神经而引起的继发性神经痛是一例子，尽管罕见。偏头痛也可列为此类，因其为颅内血管变化引起。

（4）由身体其他部引起的面部疼痛，即牵扯性痛。例如：心绞痛可引起左下颌部的疼痛。

这种分类法仅是为诊断方便而做的，实际上，严格区分有时是很困难的。

对疼痛的客观诊断是极为困难的，因为疼痛本身不能产生可查出的体征，需依靠患者的描述。而患者的描述又受患者的个人因素影响，如患者对疼痛的经验、敏感性，文化程度等。疼痛的程度无法用客观的方法检测，故对疼痛的反应是"正常的"或"异常的"，也无法区别。

对疼痛的诊断应分两步进行。首先应除外由于牙齿及其支持组织，以及与其紧密相关组织的病变所引起的疼痛，例如：由上颌窦或颞下颌关节紊乱病所引起的。如果全面而仔细的检查不能发现异常，才能考虑其他的可能性。

诊断时，应注意仔细询问病史，包括起病快慢、发作持续时间、有无间歇期、疼痛部位、疼痛性质、疼痛发作时间、疼痛程度、伴随症状，诱发、加重及缓解因素，家族史等。应进行全面、仔细的体格检查及神经系统检查，并根据需要做实验室检查。

一、神经痛

可以将神经痛看作是局限于一个感觉神经分布区的疼痛，其性质是阵发性的和严重的。神经痛有不少分类，但最重要的是应将其分为原发性的和继发性的。原发性神经痛指的是有疼痛而查不到引起原因者，但并不意味没有病理性改变，也许是直到目前还未发现而已。这种神经痛中最常见的是三叉神经痛，舌咽神经痛也不少见。

（一）三叉神经痛

由于其疼痛的特殊性，三叉神经痛的研究已有多年历史，但至今对其本质仍不明了。虽然疼痛通常是一症状而非疾病，但由于缺乏其他有关症状及对病因的基础知识，现只能认为疼痛是疾病本身。

三叉神经痛多发生于中老年，女性较多。疼痛几乎都发生于一侧，限于三叉神经之一支，以后可能扩展至二支或全部三支。疼痛剧烈，刀刺样，开始持续时间很短，几秒钟即消失，以后逐渐增加，延续数分钟甚至数十分钟。有"扳机点"存在是此病的特点之一。在两次发作之间，可以无痛或仅有钝痛感觉。可有自然缓解期，数周或数月不等，然而永久缓解极罕见。

在疾病的初发期，疼痛的特点不明显，此时患者常认为是牙痛，而所指出有疼痛的牙却为健康牙；有时常误诊而拔除该牙。拔除后疼痛依然存在，患者又指疼痛来源于邻牙而要求拔除。对此情况应加以注意，进行全面检查并考虑三叉神经痛的可能性。

相反，其他问题，如未萌出的牙等，可以引起类似三叉神经痛的症状。检查如发现这一类可能性，应加以处理。

此病多发生于40岁以后，如为40岁以下者，应做仔细的神经学检查，以排除其他的可能性，如多发性硬化等。

有人主张，卡马西平（痛痉宁，Tegretol，carbamazepine）本身不是止痛药，但对三叉神经痛有特异性疗效，可以用对此药的疗效反应作为诊断的方法之一。

（二）舌咽神经痛

舌咽神经痛的情况与三叉神经痛颇相似，但远较其少见。疼痛的性质相似，单侧，发生于口咽部，有时可放射至耳部。吞咽可引起疼痛发作。也可有"扳机点"存在。用表面麻醉喷于此区能解除疼痛发生。卡马西平亦可用以辅助诊断。

二、继发性神经痛

面部和头部疼痛可以是很多颅内和颅外病变的症状之一。面部疼痛可由于肿瘤压迫或浸润三叉神经节或其周缘支而产生。原发性或继发性颅内肿瘤、鼻咽部肿瘤、动脉瘤、脑上皮样囊肿等，是文献报道中最常引起面部疼痛的病变；颅脑损伤后所遗留的病变也是引起面部疼痛的原因之一：疼痛多不是仅有的症状，但可能最早发生。如有侵犯其他脑神经症状，以及有麻木或感觉异常的存在，应立即想到继发性神经痛的可能性。

畸形性骨炎（佩吉特病，Paget病）如累及颅底，可使卵圆孔狭窄而压迫三叉神经，产生疼痛症状；疼痛也可由于整个颅骨的畸形，使三叉神经感觉根在越过岩部时受压而产生。疼痛常似三叉神经痛，但多有其他症状，如听神经受压而发生的耳聋、颈椎改变而引起的颈丛感觉神经分布区的疼痛等。

上颌或颧骨骨折遗留的眶下孔周围的创伤后纤维化，也可压迫神经而发生疼痛。

继发性神经痛在与原发性者鉴别时，关键在于可以查出引起的原因，故仔细而全面的检查是必须的。

三、带状疱疹后神经痛

面部带状疱疹发生前、中或后，均可有疼痛。开始时，可能为发病部位严重的烧灼样痛，以后出现水疱。带状疱疹的疼痛相当剧烈。病后，受累神经可出现瘢痕，引起神经痛样疼痛，持续时间长，严重，对治疗反应差。老年人患带状疱疹者特别易出现疱疹后神经痛，并有感觉过敏或感觉异常症状。

四、偏头痛

偏头痛或偏头痛样神经痛（丛集性头痛）有时也就诊于口腔门诊。偏头痛基本上发生于头部，但有时也影响面部，通常是上颌部，故在鉴别诊断时应注意其可能性。

典型的偏头痛在发作前（先兆期或颅内动脉收缩期）可有幻觉（如见闪光或某种颜色），或眩晕、心烦意乱、感觉异常、颜面变色等，症状与脑缺血有关，历时 10～30min 或几小时。随即出现疼痛发作，由于动脉扩张引起搏动性头痛，常伴有恶心、呕吐、面色苍白、畏光等自主神经症状。疼痛持续 2～3 小时，患者入睡，醒后疼痛消失。故睡眠能缓解偏头痛。麦角胺能缓解发作。

还有一种类似偏头痛的所谓急性偏头痛性神经痛，其病因似偏头痛，患者多为更年期的男性。疼痛为阵发性，通常持续 30min，发作之间歇时间不等。疼痛多位于眼后，扩延至上颌及颞部。患侧有流泪、结膜充血、鼻黏膜充血及流涕。常在夜间发作（三叉神经痛则少有在夜间发作者）。疼痛的发作为一连串的密集头痛发作，往往集中于一周内，随后有间歇期，达数周至数年，故又名丛集性头痛。

少见的梅－罗综合征（Melkersson－Rosenthal syndrome）也可有偏头痛样疼痛。患者有唇部肿胀，有时伴有一过性或复发性面神经衰弱现象和颞部疼痛。有的患者舌有深裂，颊黏膜有肉芽肿样病变，似克罗恩病（Crohn disease）。

以上诸病均对治疗偏头痛的药物反应良好。

五、非典型性面痛

非典型性面痛一词用以描述一种少见的疼痛情况，疼痛的分布无解剖规律可循，疼痛的性质不清，找不到与病理改变有关的证据。疼痛多为双侧，分布广泛，患者可描述疼痛从面部的某一部分放射至身体他部。疼痛多被描述为严重的连续性钝痛。

有的患者有明显的精神性因素，对治疗的反应差，有的甚至越治情况越坏。

本病有多种类型，Mumford 将其分为三类。第一类为由于诊断技术问题而未完全了解的情况。第二类为将情况扩大的患者，这些患者对其面部和口腔有超过通常应有的特别注意，显得有些特殊并易被激惹，但仍属正常范围。他们常从一个医师转到另一个，以试图得到一个满意的诊断。第三类患者的症状，从生理学上或解剖学上都不能解释，但很易被认为有精神方面的因素。这类患者的疼痛部位常广泛，疼痛的主诉稀奇古怪。

对这一类疾病，首先应做仔细而全面的检查，以除外可能引起疼痛的病变。

六、由肌肉紊乱而引起的疼痛

疼痛由肌肉的病理性改变或功能紊乱引起，包括一组疾病，在文献中相当紊乱，但至少有 6 种：①肌炎。②肌痉挛。③肌筋膜疼痛综合征。④纤维肌痛。⑤肌挛缩。⑥由结缔组织病引起的肌痛。

肌痉挛是肌肉突然的不随意的收缩，伴随疼痛及运动障碍。疼痛常持续数分钟至数日，运动逐渐恢复，疼痛亦渐轻。引起的原因常为过去较弱的肌肉发生过度伸张或收缩，或正常肌肉的急性过度使用。由于姿势关系而产生的肌疲劳或衰弱、肌筋膜疼痛综合征、保护有关的创伤、慢性（长期）使用等，均是发病的诱因。当肌肉随意收缩时，如举重、进食、拔第三磨牙、打哈欠等，肌痉挛皆可发生。如成为慢性，可能产生纤维化或瘢痕，引起肌挛缩。

肌炎是整个肌肉的急性炎症，症状为疼痛、对压痛极敏感、肿胀、运动障碍并疼痛。如未治疗，可使肌肉产生骨化。血沉加快。表面皮肤可肿胀及充血。引起肌炎的原因为局部感染、创伤、蜂窝织炎、对肌肉本身或其邻近的激惹等。肌肉持续过度负荷也是引起原因之一。

肌痉挛时，以低浓度（0.5%）普鲁卡因注射于局部可以缓解，但在肌炎时，任何注射皆不能耐受，且无益，应注意。

纤维肌痛罕见，为一综合征，又名肌筋膜炎或肌纤维炎，特征与肌筋膜疼痛综合征基本相同。但本病可发生于身体各负重肌肉，而后者发生于局部，如颌骨、颈部或下腰部。故本病的压痛点在身体各部均有。

结缔组织病，如红斑狼疮、硬皮病、舍格伦综合征（Sjogren syndrome）或干燥综合征、动脉炎、类风湿关节炎等，也可累及肌肉而产生疼痛。特征为肌肉或关节滑膜有慢性炎症、压痛及疼痛。通过临床及实验室检查，诊断应不困难。

肌筋膜疼痛综合征（myofascia pain syndrome，MRS），又名肌筋膜痛、肌筋膜疼痛功能紊乱综合征等，是最常见的慢性肌痛，其诊断标准有以下几点。

（1）骨骼肌、肌腱或韧带有呈硬条状的压痛区，即扳机点。

（2）疼痛自扳机点牵涉至他处，发生牵扯痛的部位相当恒定，见表2-1。

表2-1 肌筋膜扳机点及面部疼痛部位

疼痛部位	扳机点位置	疼痛部位	扳机点位置
颞下颌关节	咬肌深部	颊部	胸锁乳突肌
	颞肌中部	牙龈	咬肌浅部
	颞肌深部		翼内肌
	颞肌外侧部	上切牙	颞肌前部
	翼内肌	上尖牙	颞肌中部
	二腹肌	上前磨牙	颞肌中部
耳部	咬肌深部		咬肌浅部
	翼外肌	上磨牙	颞肌后部
	胸锁乳突肌	下磨牙	斜方肌
颌骨部	咬肌浅部		胸锁乳突肌
	斜方肌	下切牙	咬肌浅部
	二腹肌		二腹肌前部
	翼内肌	口腔、舌、硬腭	翼内肌
颊部	胸锁乳突肌		二腹肌
	咬肌浅部	上颌窦	翼外肌

（3）刺激活动的扳机点所产生的牵扯性痛可反复引出。所谓活动的扳机点是指该区对触诊高度敏感并引起牵扯性痛。潜在性扳机点一词则用以指该区亦敏感，但刺激时不产生牵扯性痛。

对MPS的争论甚多，上述可作为在鉴别诊断时的参考。

七、炎症性疼痛

炎症包括窦腔炎症，牙髓炎，根尖炎，各种间隙感染等。其中上颌窦炎疼痛部位主要在上颌部。因分泌物于夜间积滞，故疼痛在晨起时较重。起床后分泌物排出，疼痛缓解。弯腰低头时由于压力改变，可加重疼痛；抬头时好转。上颌窦前壁处有压痛，有流涕、鼻塞等症状，上颌窦穿刺可吸出脓液。

八、颈椎病

颈椎病可以直接引起头及面部疼痛，但更常见的是引起肌肉的紊乱而产生直接的疼痛或牵扯性痛。

颈椎病包括椎间盘、椎体骨关节及韧带等的疾患。常可产生头痛，有时为其唯一表现。头痛多在枕颈部，有时扩散至额部及颞部，或影响两侧，或在一侧。多为钝痛。疲劳、紧张、看书、颈部活动等使之加重。肩臂部疼痛、麻木、活动受限、X 线片所见等有助于诊断。

九、颌骨疼痛

骨膜有丰富的感觉神经，对压力、张力等机械性刺激敏感，可产生相当剧烈的疼痛。颌骨疼痛与面部疼痛甚易混淆，在鉴别诊断时应注意。

引起颌骨疼痛的原因很多，炎症，如急性化脓性骨髓炎、骨膜炎等。

颌骨的一些骨病在临床上亦有骨痛表现，其较常见者有甲状旁腺功能亢进、老年性骨质疏松、骨质软化、畸形性骨炎、骨髓瘤等。其他的骨病及骨肿瘤在压迫或浸润神经，或侵及骨膜时，也可引起疼痛。

十、灼性神经痛

头颈部的灼性神经痛少见，引起烧灼样痛并有感觉过敏。病因为创伤，包括手术创伤，可能成为非典型性面部疼痛的原因之一。曾有文献报道发生于多种面部创伤之后，包括拔除阻生第三磨牙、枪弹伤及头部创伤。临床特征为烧灼样疼痛，部位弥散而不局限；该部皮肤在压迫或轻触时发生疼痛（感觉过敏），或有感觉异常；冷、热、运动及情绪激动可使疼痛产生或加剧；皮肤可有局部发热、红肿或发冷、发绀等表现，为血管舒缩障碍引起。活动、咀嚼、咬𬌗关系失调、打哈欠等引起及加剧疼痛；松弛可缓解疼痛。

在诊断上，以局部麻醉药封闭星状神经节如能解除疼痛，则诊断可以成立。

十一、癌性疼痛

癌症疼痛的全面流行病学调查尚少报道。Foley 等（1979 年）报道不同部位癌痛发生率，口腔癌占80%，居全身癌痛发生率第二位。北京大学口腔医院调查了 208 例延误诊治的口腔癌患者，因忽视疼痛的占 27%，仅次于因溃疡延误的。其原理是癌浸润增长可压迫或累及面部的血管、淋巴管和神经，造成局部缺血、缺氧，物质代谢产物积蓄，相应组织内致痛物质增加，刺激感觉神经末梢而致疼痛，尤其舌根癌常常会牵涉到半侧头部剧烈疼痛。

（刘　娟）

第六节　腮腺区肿大

引起腮腺区肿大的原因很多，可以是腮腺本身的疾病，也可以是全身性疾病的局部体征，也可以是非腮腺的组织（如咬肌）的疾病。腮腺区肿大相当常见，应对其做出准确诊断。

从病因上，可以将腮腺区肿大分为 5 种。

（1）炎症性腮腺肿大，其中又可分为感染性及非感染性两类。

（2）腮腺区肿瘤及类肿瘤病变。

（3）症状性腮腺肿大。

（4）自身免疫病引起的腮腺肿大。

（5）其他原因引起的腮腺肿大。

诊断时，应根据完整的病史与临床特点，结合患者的具体情况进行各种检查，例如腮腺造影、唾液流量检查、唾液化学分析、放射性核素扫描、活组织检查、实验室检查、超声波检查等。

腮腺区肿大最常见的原因是腮腺的肿大，故首先应确定是否腮腺肿大。在正常情况下，腮腺区稍呈凹陷，因腮腺所处位置较深，在扪诊时不能触到腺体。腮腺肿大的早期表现，是腮腺区下颌升支后缘后方的凹陷变浅或消失，如再进一步肿大，则耳垂附近区向外隆起，位于咬肌浅层部的腮腺浅叶亦肿大。颜面水肿的患者在侧卧后，下垂位的面颊部肿胀，腮腺区亦肿起，应加以鉴别。此种患者在改变体位后，肿胀即发生改变或消失。

以下分别简述鉴别诊断。

一、流行性腮腺炎

流行性腮腺炎为病毒性感染，常流行于春季，4 月及 5 月为高峰。以 6~10 岁儿童为主，2 岁以前少见，有时亦发生于成人。病后终身免疫。患者有发热、乏力等全身症状。腮腺肿大先表现于一侧，4~5 日后可累及对侧，约 2/3 患者有双侧腮腺肿大。有的患者可发生下颌下腺及舌下腺肿大。腮腺区饱满隆起，表面皮肤紧张发亮，但不潮红，有压痛。腮腺导管开口处稍有水肿及发红，挤压腮腺可见清亮的分泌液。血常规白细胞计数正常或偏低。病程约 1 周。

二、急性化脓性腮腺炎

急性化脓性腮腺炎常为金黄色葡萄球菌引起，常发生于腹部较大外科手术后；也可为伤寒、斑疹伤寒、猩红热等的并发症；也见于未得控制的糖尿病、脑血管意外、尿毒症等。主要诱因为机体抵抗力低下、口腔卫生不良、摄入过少而致涎液分泌不足等，细菌经导管口逆行感染腮腺。

主要症状为患侧耳前下突然发生剧烈疼痛，后即出现肿胀，局部皮肤发热、发红，并呈硬结性浸润，触痛明显。腮腺导管口显著红肿，早期无唾液或分泌物，当腮腺内有脓肿形成时，在管口有脓栓。患者有高热、白细胞计数升高。腮腺内脓肿有时可穿透腮腺筋膜，向外耳道、颌后凹等处破溃。

三、慢性化脓性腮腺炎

慢性化脓性腮腺炎早期无明显症状，多因急性发作或反复发作肿胀而就诊。发作时腮腺肿胀并有轻微肿痛、触痛，导管口轻微红肿，压迫腺体有"雪花状"唾液流出，有时为脓性分泌物。造影表现为导管系统部分扩张、部分狭窄而似腊肠状，梢部分张呈葡萄状。

四、腮腺区淋巴结炎

腮腺区淋巴结炎又称假性腮腺炎，是腮腺包膜下或腺实质内淋巴结的炎症。发病慢，病情轻，开始为局限性肿块，以后渐肿大，压痛。腮腺无分泌障碍，导管口无脓。

五、腮腺结核

腮腺结核一般为腮腺内淋巴结发生结核性感染，肿大破溃后累及腺实质。常见部位是耳屏前及耳垂后下，以肿块形式出现，多有清楚界限，活动。有的有时大时小的炎症发作史，有的肿块中心变软并有波动。如病变局限于淋巴结，腮腺造影表现为导管移位及占位性改变；如已累及腺实质，可见导管中断，出现碘油池，似恶性肿瘤。术前诊断有时困难，常需依赖活组织检查。

六、腮腺区放线菌病

常罹患部位为下颌角及升支部软组织以及附近颈部。肿块、极硬，与周围组织无清晰界限，无痛。晚期皮肤发红或暗紫色，脓肿形成后破溃，形成窦道，并此起彼伏，形成多个窦道。脓液中可发现"硫磺颗粒"。如咬肌受侵则有开口困难。根据症状及组织活检（有时需做多次）可确诊。腮腺本身罹患者极罕见。

七、过敏性腮腺炎

有腮腺反复肿胀史。发作突然，消失亦快。血常规检查有嗜酸性粒细胞增多。用抗过敏药或激素可缓解症状。患者常有其他过敏史。由于与一般炎症不同，也被称为过敏性腮腺肿大。

药物（如含碘造影剂）可引起本病，多在造影侧发生。含汞药物，如胍乙啶、保泰松、长春新碱等，也可引起。腮腺及其他唾液腺可同时出现急性肿胀、疼痛与压痛。

八、腮腺区良性肿瘤

以腮腺多形性腺瘤最常见。多为生长多年的结节性中等硬度的肿块。造影表现为导管被推移位。此外，血管畸形（海绵状血管瘤）、神经纤维瘤、腺淋巴瘤等亦可见到。

九、腮腺区囊肿

腮腺本身的囊肿罕见。有时可见到第一鳃裂囊肿和第二鳃裂囊肿。前者位于腮腺区上部，与外耳道相接连；后者常位于腮腺区下部，下颌角和胸锁乳突肌之间。此等囊肿易破裂而形成窦道。

十、腮腺恶性肿瘤

腮腺本身的恶性肿瘤不少见，各有其特点，如遇生长较快的肿块，与皮肤及周围组织粘连，有局部神经症状，如疼痛、胀痛，或有面神经部分受侵症状；造影显示导管系统中断和缺损，或出现碘油池。均应考虑恶性肿瘤。

全身性恶性肿瘤，如白血病、霍奇金病等，亦可引起腮腺肿大，但罕见。

十一、嗜酸性粒细胞增多性淋巴肉芽肿

嗜酸性粒细胞增多性淋巴肉芽肿为良性慢性腮腺区肿块，可时大时小。肿区皮肤瘙痒而粗糙，末期血常规嗜酸性粒细胞增多，有时可伴有全身浅层淋巴结肿大。

十二、症状性腮腺肿大

症状性腮腺肿大多见于慢性消耗性疾病，如营养不良、肝硬化、慢性酒精中毒、糖尿病等，有时见于妊娠期及哺乳期。腮腺呈弥散性均匀肿大，质软，左右对称，一般无症状，唾液分泌正常。随全身情况的好转，肿大的腮腺可恢复正常。

十三、单纯性腮腺肿大

多发生在青春期男性，亦称青春期腮腺肿大。多为身体健康、营养良好者。可能为生长发育期间某种营养成分或内分泌的需要量增大造成营养相对缺乏，而引起腮腺代偿性肿大。肿大多为暂时的，少数则因肿大时间过久而不能消退。

另外，肥胖者或肥胖病者因脂肪堆积，亦可形成腮腺肿大。

十四、舍格伦（Sjogren）综合征

舍格伦综合征主要有三大症状，即口干、眼干及结缔组织病（最常为类风湿关节炎）。如无结缔组织病存在，则被称为干燥综合征。约有1/3的患者有腮腺肿大，或表现为弥散性肿大，或呈肿块样肿大。根据临床表现、腮腺流量检查、唇腺活检、腮腺造影、放射性核素扫描、实验室检查等的发现，诊断应无困难。

十五、咬肌良性肥大

可发生于单侧或双侧，原因不明。单侧咬肌肥大可能与偏侧咀嚼有关，无明显症状，患者主诉颜面不对称。检查时可发现整个咬肌增大，下颌角及升支（咬肌附着处）亦增大。患者咬紧牙齿时，咬肌明显可见，其下方部分突出，似一软组织肿块。

十六、咬肌下间隙感染

典型的咬肌下间隙感染常以下颌角稍上为肿胀中心，患者多有牙痛史，特别是阻生第三磨牙冠周炎史。有咬肌区的炎性浸润，严重的开口困难等。腮腺分泌正常。

十七、黑福特 (Heerfordr) 综合征

黑福特 (Heerfordr) 综合征或称眼色素层炎，是以眼色素层炎、腮腺肿胀、发热、脑神经（特别是面神经）麻痹为特点的一组症状。一般认为是结节病的一个类型。结节病是一种慢性肉芽肿型疾病，如急性发作，并同时在眼和腮腺发生，称之为黑福特综合征，其发生率占结节病的 3%~5%。

该病多见于年轻人，约 65% 在 30 岁以下。眼部症状，如虹膜炎或眼色素层炎，常发生于腮腺肿大之前，单眼或双眼先后或同时发生并反复发作，久之可致失明。患者可有长期低热。有单侧或双侧腮腺肿大，较硬，结节状，无痛。肿胀病变从不形成化脓灶，可消散，亦可持续数年。可有严重口干。面神经麻痹多在眼病及腮腺症状后数日至 6 个月出现。其他神经，如喉返神经、舌咽神经、展神经等的麻痹症状，亦偶有发现。

（刘　娟）

第三章

牙齿发育异常

牙齿发育异常是指牙齿数目异常、牙齿形态异常、牙齿结构异常和牙齿萌出异常。牙齿发育异常的病因目前还不十分明确，有的来自遗传或家族性的，有的来自环境或局部性的。其中，遗传因素在牙齿发育异常中起着重要作用。有一些牙齿发育异常，既有明显的家族遗传倾向，还有环境因素的作用。有一些牙齿发育异常，是牙胚发育时期各种外来有害因素影响的结果。

第一节　牙齿数目异常

牙齿数目异常表现为数目不足和数目过多。

一、牙齿数目不足

牙齿数目不足又称先天缺牙。先天缺牙是在牙胚形成过程中未能发育和未形成牙齿的，或是发生在牙胚发育早期，即牙蕾形成期的先天性异常。先天缺牙可分为个别牙缺失、多数牙缺失和先天无牙症。个别牙缺失指先天性个别牙齿缺失，通常不伴有全身其他组织器官的发育异常。部分牙缺失指多个牙先天性缺失。先天性无牙症指先天性多数牙缺失的一种严重表现，多数全口无牙。

（一）个别牙或部分牙先天缺失

1. 概述　个别牙或部分牙先天缺失是先天缺失 1 颗牙或数颗牙。

（1）病因：个别牙缺失的病因尚未明确，可能与下列因素有关：①牙板生成不足。②牙胚增殖受到抑制。③遗传因素。④胚胎早期受有害物质影响。在牙胚发育早期受到 X 线照射影响可引起局部牙齿缺失，大多数先天缺牙与遗传因素有关。近年，随着分子遗传学、基因工程和人类基因组计划的研究进展，使对先天性缺牙遗传因素的研究更加深入。牙齿的发育是多基因调控的复杂生理过程，这些基因中的一个或几个发生突变，都有可能致使牙胚发育停止，导致牙齿的先天缺失。目前，有关突变基因和突变位点的研究仍在进行中。

（2）临床表现：①先天缺牙：可发生在乳牙列，也可发生在恒牙列，恒牙较乳牙多见。存在明显的种族差异。②恒牙列中任何一颗牙都有先天缺失的可能，除第三磨牙外最常缺失的牙齿是下颌第一前磨牙、上颌侧切牙、上颌第二前磨牙。最少缺失的牙齿是第一磨牙，其次是第二磨牙。③缺失牙位多呈对称性分布：缺牙数目以 2 颗最常见，其次是 1 颗牙，缺牙 5 颗以上的较少见。④乳牙列的牙缺失情况较少，最常缺失的牙齿是下颌乳切牙、上颌乳切牙和乳尖牙。⑤乳牙列与恒牙列的牙数异常有一定关系乳牙列缺牙者，恒牙列有 75%±15% 的缺失；乳牙列多牙者，恒牙列有 30% 多牙。

（3）诊断要点：①根据牙齿数目、牙体解剖形态、缺牙位置、间隙情况以及有无拔牙史。②经根尖 X 线片或全口牙位曲面体层 X 线片等检查确诊。

2. 治疗　先天缺牙的治疗原则是恢复咀嚼功能，保持良好的关系。

（1）少数牙缺失可不处理。

（2）多数牙缺失可做活动性义齿修复体，修复体必须随儿童牙颌的生长发育而不断更换。一般每年更换一次义齿，以免妨碍患儿颌骨的发育。

（3）上颌侧切牙先天缺失在对𬌗关系进行分析后，可用间隙保持器，或者通过咬合诱导方法将恒尖牙近中移动到侧切牙位置，然后对尖牙牙冠进行调磨改形替代侧切牙。

（4）恒牙先天缺失：①当恒牙列较拥挤时，缺继承恒牙的乳牙可以拔除，为拥挤的恒牙提供间隙。②当恒牙排列较稀疏有间隙时，则可保留滞留的乳牙，以维持完整的牙列和咀嚼功能，待滞留乳牙脱落后再进行修复治疗。

（二）先天性无牙症

1. 概述　先天性无牙症（外胚层发育不良）是先天完全无牙或大多数牙齿先天缺失，常是外胚层发育不良的一种表现。它是口腔科较多见的一类遗传性疾病，表现为牙齿先天缺失、毛发稀疏和皮肤异常等多种综合征。分为无汗型外胚层发育不良、有汗型外胚层发育不良。无汗型患者皮肤无汗腺或少汗腺，故体温调节障碍。有汗型患者汗腺正常，但牙齿、毛发和皮肤等结构异常。

（1）病因：本病为遗传性疾病，遗传方式尚未完全明了，多数病例是伴 X 隐性遗传，也可为常染色体显性或隐性遗传。男多于女。不同的外胚层发育不良的遗传方式不同。外胚层发育不良在家族内，或家族之间存在着临床异质性。

（2）临床表现：无汗型外胚层发育不良：①患儿全身汗腺缺失或缺少，无汗或少汗，不能耐受高温。②患儿缺少毛囊和皮脂腺，皮肤干燥多皱纹，尤其眼周围皮肤。③毛发、眉毛、汗毛干枯稀少，指（趾）甲发育不良。④患儿躯体发育迟缓，矮小，前额部和眶上部隆凸而鼻梁下陷，口唇突出，耳郭较大。⑤性发育正常，30% ～50% 智能低下。⑥先天缺牙，乳牙和恒牙常全部缺失，或仅有几个，余留牙间隙增宽，距离稀疏，牙体小，呈圆锥状。⑦无牙部位无牙槽嵴，但颌骨发育不受影响。⑧有的涎腺发育不良，唾液少，口干。

有汗型外胚层发育不良（又称毛发－指甲－牙齿综合征）：①患儿汗腺发育正常。②毛发和眉毛纤细、色浅、稀疏，指甲发育迟缓，菲薄脆弱，有条纹而无光泽，常出现甲沟感染而使指（趾）甲基质崩解，或指甲缺失或变厚。③牙齿先天缺牙，缺失数目不等，或形态发育畸形，前牙多呈锥形牙，或釉质发育不良，釉质薄，横纹明显或出现小陷窝。

（3）诊断要点：①根据牙齿数目、牙体解剖形态、缺牙位置、间隙情况以及有无拔牙史。②经根尖片或全口牙位曲面体层片等确诊。

2. 治疗　为了恢复咀嚼功能，促进颌面骨骼和肌肉的发育，可做活动义齿修复体。修复体必须随患儿牙颌的生长发育和年龄的增长而不断更换。

二、牙齿数目过多

（一）概述

牙齿数目过多是指多于正常牙类、牙数以外的额外牙，又称为多生牙。

1. 病因　至今仍未认定。存在以下推测：①可能是牙源性上皮活性亢进的结果。②与发育缺陷或遗传有关系，如颅骨锁骨发育不全、加德纳综合征、口面指综合征、腭裂患儿颌骨内可有多个埋伏额外牙。③是一种返祖现象。

2. 临床表现

（1）可在牙列中多生一个或几个牙：多见于混合牙列和恒牙列，较少见于乳牙列。其顺序由高到低排列为：混合牙列、恒牙列、乳牙列。发生率在 1% ～3% 之间。

（2）好发部位及性别：好发于上颌中切牙间、第三磨牙之后，男性多于女性。

（3）可位于颌骨的任何部位：有萌出于口腔内的，也有埋伏于颌骨内。可发生于牙弓外，甚至位于鼻腔、上颌窦内。

（4）形态变异很多：多数呈较小的圆锥形、圆柱形、三棱形，其次为数尖融合形、结节形，有的与正常牙形态相似。

（5）X线检查：为确定额外牙的数目和在颌骨内的位置，应先拍X线片，必要时还需拍全口牙位曲面体层X线片或额外牙定位X线片。

（二）治疗

1. 萌出的额外牙　应及时拔除。

2. 对埋藏的额外牙　如果不产生任何病理变化，可以不处理。

3. 当额外牙近似正常牙时或牙根有足够长度时　若因多生牙的存在造成正常切牙的牙根吸收或弯曲畸形，可拔除正常切牙保留额外牙来代替正常切牙。

4. 减少额外牙对恒牙或恒牙列的影响　应尽早发现，及时处理。若需要拔除，手术必须仔细小心，切勿因拔除额外牙而损伤正在发育的切牙牙根，必要时，需等切牙牙根发育完成后再拔除额外牙。

（刘　娟）

第二节　牙齿形态异常

牙齿形态异常受遗传因素的影响，但环境因素也起一定的作用。临床常见的牙齿形态异常有：牙内陷、畸形牙尖、畸形牙窝、牙过小、牙过大、双牙畸形、弯曲牙和牙髓腔异常等。

一、牙内陷

（一）概述

牙内陷为牙发育期成釉器过度卷叠或局部过度增殖，深入到牙乳头中所致。临床根据牙内陷深浅程度及其形态变异，分为畸形舌侧窝、畸形根面沟、畸形舌侧尖和牙中牙。诊断要点下。

1. 畸形舌侧尖　可发生于恒牙也发生于乳牙，恒牙多见于上颌侧切牙，偶发于上颌中切牙或尖牙。乳牙多见乳中切牙，其次为乳侧切牙。牙中牙只发生于恒牙。畸形舌侧尖除舌侧窝内陷外，舌隆突呈圆锥形突起，有时突起成一牙尖。

2. 畸形舌侧窝　是牙内陷最轻的一种，牙齿形态无明显变异，只是舌窝较深，呈囊状深陷。

3. 畸形根面沟　可与畸形舌侧窝同时出现。为一条纵形裂沟，向舌侧可越过舌隆突，并向根方延伸，严重者可达根尖部，甚至将根一分为二，形成一个额外根。

4. 牙中牙　是牙内陷最严重的一种。牙呈圆锥状，且较其固有形态稍大，X线片显示其深入凹陷部好似包含在牙中的一个小牙，陷入部分的中央不是牙髓，而是含有残余成釉器的空腔。

（二）治疗

1. 畸形舌侧窝　早期进行窝沟封闭或预防性充填，以预防龋病的发生。若已形成龋坏，需及时充填治疗。对于露髓者，应根据牙髓状态和牙根发育情况，选择进一步处理的方法。

2. 畸形舌侧尖

（1）畸形舌侧尖较圆钝不妨碍咬合：可以不处理。

（2）舌侧尖较高妨碍咬合：可采用分次磨除法，早期可在局部麻醉下去除舌侧尖，做间接盖髓术或直接盖髓术。

（3）乳牙畸形舌侧尖已折断：根据牙髓感染程度，选择冠髓切断术或根管治疗。年轻恒牙的畸形舌侧尖，若牙髓感染坏死，需选择根尖诱导成形术。

3. 畸形根面沟

（1）牙髓活力正常，腭侧有牙周袋：先做翻瓣术，暴露牙患侧根面，沟浅可磨除，修整外形；沟深制备固位，常规玻璃离子黏结剂或复合树脂黏接修复，生理盐水清洗创面，缝合，上牙周塞治剂，7d后拆线。

（2）牙髓无活力，腭侧有牙周袋：根管治疗术后即刻行翻瓣术兼裂沟处理。

（3）裂沟达根尖部，牙周组织广泛破坏：则预后不佳，应拔除。

（4）牙外形有异常：在进行上述治疗后酌情进行冠修复，以恢复牙齿正常的形态和美观。

二、畸形中央尖

（一）概述

畸形中央尖是指在前磨牙的中央窝处，或接近中央窝的颊尖三角嵴上，突起一个圆锥形的牙尖。最多出现于下颌第二前磨牙，其次为下颌第一前磨牙、上颌第二前磨牙、上颌第一前磨牙，常对称性发生。畸形中央尖又称东方人或蒙古人前磨牙，发生率为1%～5%，女性高于男性。

1. 病因　为常染色体显性遗传。一般认为发生此种畸形是由于牙发育期，牙乳头组织向成釉器突起，在此基础上形成釉质和牙本质。

2. 诊断要点

（1）部位与形态：一般位于𬌗面中央窝，为圆锥形、圆柱形或半球形。高度1～3mm。半数的中央尖有髓角伸入。

（2）髓角：当中央尖折断或磨损后，表现为圆形或椭圆形黑环，中央有浅黄色或褐色的牙本质轴，在轴的中央为黑色小点，即髓角，但使用极细的探针也不能探入。

（3）折断痕迹：一般无临床症状，当中央尖折断并发牙髓和根尖周炎症时表现出相应的临床症状。仔细检查，可找到折断痕迹。

（二）治疗

1. 低而圆钝的中央尖　可不做处理，让其自行磨损。

2. 尖而长的中央尖　为防止中央尖折断和并发症发生，可采用分次磨除法或充填法。分次磨除法每次磨除厚度不超过0.5mm，磨去后涂以75%氟化钠甘油，间隔4～6周一次，直到完全磨去。髓角高的中央尖则有露髓的危险，不宜采用此法。充填法是在局部麻醉下一次磨除中央尖，制备洞形，行间接盖髓术或直接盖髓术。

3. 中央尖折断并出现轻度牙髓炎症时　可行活髓切断术。

4. 牙根尚未发育完成而牙髓已经感染坏死或伴有根尖周病变者　应进行根尖诱导成形术。

5. 牙根过短且根尖周病变范围过大的患牙　可予以拔除。

三、过大牙、过小牙及锥形牙

（一）过大牙

1. 概述　过大牙是指大于正常牙的牙齿，又称为牙过大。过大牙有个别牙过大和普遍性牙过大。

（1）病因：①个别牙过大的病因尚不清楚。②普遍性牙过大多见于巨人症。③环境与遗传因素共同决定牙的大小。

（2）临床表现：①过大牙的形态与正常牙相似，但体积较正常牙显著过大。②个别牙过大多见于上颌中切牙和下颌第三磨牙。③普遍性牙过大表现为全口所有牙齿都较正常的牙齿大。

2. 治疗　个别牙过大对身体健康无影响可不做处理，或可进行适当调磨，调磨应以不引起牙髓敏感症状为原则。

（二）过小牙

1. 概述　过小牙是指小于正常牙的牙齿，又称为牙过小，过小牙的形态常呈圆锥形，又称锥形牙。过小牙或锥形牙统称牙过小畸形。过小牙有个别牙过小和普遍性牙过小。

（1）病因：①遗传多与遗传有关。②其他普遍性牙过小多见于侏儒症、外胚层发育不良、唐氏综合征。

（2）临床表现：①过小牙的体积：较正常牙显著过小，与邻牙之间有间隙，但钙化正常。②多发部位：多见于上颌侧切牙、上颌第三磨牙、多生牙。③综合征表现：若为综合征的一种表现，除某些牙齿过小之外，还有口腔或全身的其他相应的异常现象。

2. 治疗

（1）前牙区的过小牙：常影响美观，可用复合树脂或冠修复，以改善美观。也可不做处理。

（2）过大牙冠而牙根小者：导致菌斑的积聚和牙周疾病的发生，加上又有碍美观，可考虑拔牙后修复。

四、双牙畸形

双牙畸形是指牙齿在发育时期，由于机械压力因素的影响，使 2 个正在发育的牙胚融合或结合为一体的牙齿形态异常。根据形态和来源，可分为融合牙、结合牙和双生牙。

（一）融合牙

1. 概述　融合牙是由 2 个正常牙胚的牙釉质或牙本质融合在一起而成。

（1）病因：①牙齿发育受压力因素影响如外伤、牙列拥挤。②遗传因素，亲代有融合牙，子代有概率出现融合牙。

（2）临床表现：根据融合时间的早晚，可以形成冠根完全融合，也可以形成冠部融合而根部分离，或冠部分离而根部融合，根管可为 1 个或 2 个。

乳、恒牙均可以出现融合：①乳牙列比恒牙列多见。②可乳牙与乳牙融合，也可恒牙与恒牙融合。③乳牙多见于下颌乳中切牙与乳侧切牙，或乳侧切牙与乳尖牙融合。④恒牙多见于多生牙和正常牙融合，也见有恒侧切牙与恒尖牙融合，双侧下颌额外牙与恒前牙融合较少见。⑤乳牙的融合多发生于单侧，也可在双侧对称出现。⑥融合牙一般均为 2 个牙的融合。

乳牙融合牙常伴继承恒牙先天缺牙：其先天缺失率为 61.74%，缺失的均为侧切牙。

2. 治疗

（1）对牙列无任何影响：可不做处理。

（2）做窝沟封闭或光固化树脂修复：由于形态异常，或融合处呈沟状、嵴状，或在切缘处有不同程度的局限性分离，有碍美观，并容易患龋，应早做窝沟封闭或光固化树脂修复。

（3）拔除：乳前牙区的融合牙可能影响后继恒牙萌出，应定期观察。参考 X 线片，已达到后继恒牙萌出时间，但融合牙仍滞留，可考虑拔除。

（二）结合牙

1. 概述　结合牙是 2 个或 2 个以上基本发育完成的牙齿，由于牙齿拥挤或创伤，使 2 个牙根靠拢，由增生的牙骨质将其结合在一起而成。可发生在牙齿萌出前或萌出后。

（1）病因：结合的原因是由于创伤或牙拥挤，以致牙间骨吸收，使两邻牙靠拢，以后增生的牙骨质将两牙粘连在一起。

（2）诊断要点：①结合牙的牙本质是完全分开的，与融合牙不同。②偶见于上颌第二磨牙和第三磨牙区。

2. 治疗　易造成菌斑滞留，引起龋病或牙周组织炎症，必要时可考虑切割分离并拔除非功能牙。

（三）双生牙

1. 概述　双生牙是牙胚在发育期间，成釉器内陷将牙胚分开而形成的畸形牙，表现为牙冠的完全或不完全分开，但有一个共同牙根和根管。双生牙与融合牙，尤其是与牙列中正常牙和额外牙之间形成的融合牙难以区分，有的分类已取消双生牙。

诊断要点：①牙冠完全或不完全分开，有一个共同牙根和根管。②乳牙列和恒牙列均可发生，双生乳牙常伴继承恒牙缺失。

2. 治疗

（1）乳牙列的双生牙有时可延缓牙根的生理性吸收，从而阻碍其继承恒牙的萌出。因此，若已确定有继承恒牙，应定期观察，及时拔除。

（2）发生在上颌前牙区的恒牙双生牙由于牙大且在联合处有深沟，影响美观，可用复合树脂处理。

还可适当调磨，使牙略微变小，以改进美观。

（3）引起功能障碍时可做根管治疗并切除非功能牙。

五、弯曲牙

（一）概述

弯曲牙是牙冠和牙根形成一定弯曲角度的牙齿，多指的是前牙弯曲。

1. 病因

（1）外伤：主要是乳牙外伤，尤其是挫入性外伤。

（2）根尖周炎：乳牙慢性根尖周炎影响了恒牙牙胚的发育。

（3）多生牙或牙瘤：造成邻近恒牙的弯曲畸形。

（4）手术创伤：拔除多生牙时手术创伤，损害恒牙牙胚。

2. 临床表现

（1）弯曲的部位：多见于上颌中切牙，发生弯曲的部位取决于先行乳牙受伤的时间，可在牙冠部弯曲，也可在牙根中部或近根尖处弯曲。

（2）萌出困难：因弯曲牙的冠根形成一定角度，多数出现萌出困难或不能自动萌出。

3. 诊断　弯曲牙需通过 X 线片确诊。

（二）治疗

1. 弯曲不严重而牙根尚未发育完成的弯曲牙　可手术开窗助萌，待牙冠萌出后，再行牙齿牵引复位法，使患牙排入牙列的功能位置上。

2. 弯曲严重者不宜保留的弯曲牙　应拔除，间隙是否保留，根据患儿牙列的具体情况而定。

六、牙髓腔异常

（一）概述

牙髓腔异常的牙齿是指牙体长而牙根短小，牙髓腔大而长，或髓室顶至髓室底的高度高于正常，根分歧移向根尖处的牙齿，Keith 认为此种牙形态似有蹄类牙，故称为牛牙样牙。Show 根据牙体和髓室延长的程度将牛牙样牙分为 3 度，即比正常牙的髓室稍长的为轻度牛牙样牙，分歧接近根尖的为重度牛牙样牙。处于这两者之间的为中度。

1. 病因　尚不清楚。有人推测可能是一种原始型。也有人推测可能与遗传有关，例如口面指综合征Ⅱ型、无汗的外胚叶发育异常、毛牙骨综合征和多发性肾功能障碍性难治佝偻病等都有可能出现牛牙样牙的现象。

2. 临床表现　①牙体长，牙根短，根分歧到颈部交界的距离大于殆面到牙颈部的距离，髓室底的位置比正常牙齿明显移向根尖方向。②乳恒牙均可发生，并以恒牙列为多。③恒牙列中多见于下颌第二磨牙，乳牙列中多见于下颌第二乳磨牙。④无明显临床症状，通常在拍摄 X 线片时方发现该牙牙髓腔的异常表现。

（二）治疗

髓腔异常牙齿对身体健康无明显影响，可不做处理。但给根管治疗带来了困难，在有条件的情况下，可利用显微镜探寻根管口。

（吕顺兰）

第三节　牙齿结构异常

牙齿结构异常通常指的是在牙齿发育期间，在牙基质形成或钙化时，受到各种障碍造成牙齿发育的不正常，并在牙体组织留下永久性的缺陷或痕迹。临床常见的牙齿结构异常有牙釉质发育不全、牙本质发育不全、氟牙症和四环素牙等。

一、牙釉质发育不全

（一）概述

牙釉质发育不全是在牙齿发育期间，由于全身疾患、营养障碍或严重的乳牙根尖周感染导致的釉质结构异常。根据致病的性质不同，有釉质发育不全和釉质矿化不全 2 种类型。前者是釉质基质形成障碍所致，临床上常有实质缺损；后者则为基质形成正常而矿化不良所致，临床上一般无实质缺损。发育不良和矿化不良可单独发病，也可同时存在。

1. 病因　牙釉质发育不全的病因和发病机制尚未完全清楚，通过动物实验或临床调查，认为与下列因素有关。

（1）严重营养障碍：维生素 A、维生素 C、维生素 D 以及钙、磷的缺乏，均可影响成釉细胞分泌釉质基质和矿化。

（2）内分泌失调：甲状旁腺与钙磷代谢有密切关系。甲状旁腺功能低下时，临床上牙可能出现发育缺陷。

（3）婴儿和母体的疾病：小儿的一些疾病，如水痘、猩红热等均可使成釉器细胞发育发生障碍。严重的消化不良也可成为釉质发育不全的原因。孕妇患风疹、毒血症等也可能使胎儿在此期间形成釉质发育不全。

（4）局部因素：常见于乳牙根尖周严重感染导致继承恒牙釉质发育不全。这种情况往往见于个别牙，以前磨牙居多，又称特纳牙。

（5）遗传因素：釉质发育不全也可通过遗传基因造成。遗传性釉质发育不全可累及乳牙列和恒牙列，可以单独出现，也可作为综合征的一个表现出现。如眼手指发育异常综合征、局限性真皮发育不全综合征、大疱性表皮松解症和 Rieger 综合征等。

2. 临床表现　受累牙呈对称性，乳恒牙一样多见。乳牙根尖周感染所致继承恒牙的釉质发育不全，表现为牙冠小，形态不规则，呈灰褐色改变。

牙釉质发育不全是既往牙齿发育状态的记录，根据各牙发育期先后不一和釉质发育不全的部位，可以推断影响其的全身性因素发生的时间。如中切牙、尖牙、第一恒磨牙和下颌侧切牙的切缘和牙尖处出现釉质缺损，表示发育障碍发生在 1 岁以内；如果上侧切牙的切缘也累及，表示发育障碍发生在或延续到 2 岁；如前牙无影响，只在前磨牙和第二恒磨牙出现釉质发育不全，则表示发育障碍发生在 3 岁以后。

（1）轻症：釉质形态基本完整，仅有色泽和透明度改变，形成白垩状釉质。一般无自觉症状。表面较疏松粗糙，这种釉质的渗透性高，外来色素沉着，故呈黄褐色。釉质矿化不良多属此类轻症。

（2）重症：釉质有实质性缺损，其表面呈带状、窝状，严重者整个牙面呈蜂窝状，甚至无釉质覆盖。前牙切缘变薄，后牙牙尖缺损或消失。

（二）治疗

1. 对釉质发育不全的牙齿　应注意涂氟化钠 防龋制剂早期防龋。

2. 无实质性缺损或只有很表浅的小陷窝　可不做处理。

3. 牙齿发生着色，釉质缺损严重者　可做光固化复合树脂、树脂冠或烤瓷冠修复。

二、牙本质发育不全

（一）概述

牙本质发育不全是一种牙本质发育异常的常染色体显性遗传疾病，根据临床表现可分为 3 种亚型。Ⅰ型：伴有全身骨骼发育不全的牙本质发育不全；Ⅱ型：又名遗传性乳光牙本质；Ⅲ型：被称为"壳状牙"的牙本质发育不全。本节仅讨论第Ⅱ型，即遗传性乳光牙本质。因具有遗传性，牙外观有一种特殊的半透明乳光色而得名。其发病率在 1/8 000 ~ 1/6 000 之间。

1. 病因　本病属常染色体显性遗传。

2. 临床表现　牙齿变化主要表现在牙本质，而牙釉质基本正常。牙齿变化的特征如下。

（1）色泽异常：全口牙齿呈半透明的灰蓝色、棕黄或棕红色，或呈半透明的琥珀色，牙冠多呈钝圆球形，故又称"乳光牙"或"遗传性乳光牙本质"。

（2）磨损明显：全口牙齿磨损明显，牙齿萌出不久，切缘或𬌗面釉质因咀嚼而碎裂或剥离。釉质剥脱后牙本质外露，暴露的牙本质极易磨损而使牙冠变短，有的患儿的牙齿可磨损到齿槽嵴水平。由于全口牙齿磨损严重，而造成患儿面部垂直距离降低。

（3）牙髓腔变化：早年宽大，而后由于牙本质堆积使其狭窄或完全闭锁。牙髓腔变化几乎遍及全部牙齿。

（4）X 线特征：X 线片显示牙髓腔明显缩小，根管呈细线状，严重时可完全阻锁。牙根短而向根尖迅速变细，有时根尖部可见有骨质稀疏区。

3. 诊断要点

（1）遗传与性别：本病属常染色体显性遗传，可连续出现几代或隔代遗传。男、女患病率均等。

（2）乳、恒牙：均可受累乳牙列病损更严重。

（3）牙冠色泽：牙冠呈微黄色或半透明，光照下呈现乳光。

（4）病损表现：釉质易从牙本质表面脱落使牙本质暴露，牙齿出现严重的咀嚼磨损。

（5）X 线特征：X 线片显示牙根短，牙萌出不久髓室和根管完全闭锁。

（二）治疗

1. 乳牙列　在乳牙列，需用覆盖𬌗面和切缘的𬌗垫以预防牙列的磨损。

2. 恒牙列　在恒牙列，为防止过度的磨损，可用烤瓷冠、𬌗垫或覆盖义齿修复。

三、氟牙症

（一）概述

氟牙症又称斑釉或氟斑牙，是一种特殊类型和原因明确的釉质发育不全，也是一种地方性的慢性氟中毒症状。

1. 病因　氟牙症的形成主要原因是过多的氟损害了牙胚的成釉细胞，使牙釉质的形成和矿化发生障碍，导致釉质发育不全。6 ~ 7 岁之前长期生活在高氟区会产生氟牙症。

2. 临床表现　同一时期萌出的牙釉质上呈现白垩色、黄褐色斑块或条纹，严重者不仅牙面呈广泛的黄褐色，而且出现点状、带状或窝状的实质缺损，有的甚至使牙冠形态发生变异。临床上常按其轻、重而分为轻度、中度和重度 3 个类型。

（1）轻度：在多数牙齿表面有白垩状斑块，但仍保持硬而有光泽，无实质缺损。

（2）中度：在多数牙表面有由白垩到黄褐或棕色的斑块，以上颌前牙最为明显，但牙面仍光滑坚硬，无实质缺损。

（3）重度：多数牙甚至全口牙出现黄褐或深褐色斑块，同时有点状、线状或窝状凹陷缺损，牙面失去光泽，凹陷内均有较深的染色。氟牙症多见于恒牙，发生在乳牙甚少，程度亦较轻。患牙耐摩擦性差，耐酸性强。严重的慢性氟中毒患者，可有骨骼的增殖性变化，骨膜、韧带等均可钙化，从而产生腰、腿和全身关节症状。急性中毒症状为恶心、呕吐、腹泻等。由于血钙与氟结合，形成不溶性的氟化钙，可引起肌痉挛、虚脱和呼吸困难，甚至死亡。

3. 诊断要点

（1）生活史：6~7 岁之前有高氟区生活史。

（2）病损表现：同一时期萌出的釉质上白垩色到褐色斑块，严重者伴釉质实质性缺损。多见于恒牙，发生在乳牙甚少，程度亦较轻。

4. 鉴别诊断　本病主要应与釉质发育不全相鉴别。釉质发育不全，白垩色斑边界较明确，其纹线与釉质的生长发育线相平行吻合；氟牙症，斑块呈散在云雾状，边界不明确，并与生长发育线不相吻合。釉质发育不全发生在单个牙或一组牙；氟牙症发生在多数牙，尤以上颌前牙多见。氟牙症患者有在高氟区的生活史。

（二）预防和治疗

最理想的预防方法是选择新的含氟量适宜的水源，或分别应用活性矾土或药用炭去除水源中过量的氟。我国现行水质标准氟浓度为 $(0.5 \sim 1) \times 10^{-6}$ 应是适宜的。对已形成的氟牙症可用以下方法处理。

1. 磨除、酸蚀涂层法　适用于无实质性缺损的氟牙症。步骤如下：①洁治患牙。②选择精细的尖形金刚砂牙钻均匀磨除染色层 0.1~0.2mm，磨除时注意牙外形，不宜在着色斑块区加深而留下凹痕，磨毕，用流水冲净。③患牙隔湿，擦干牙面，用 35% 磷酸酸蚀牙面 3min，流水冲洗干净，气枪轻轻吹干牙面。④涂黏结剂，吹至薄层，用可见光固化灯光照 40s。⑤用酒精拭去厌氧层，牙面光滑，且有光泽。

2. 复合树脂修复　适用于有实质性缺损的氟牙症。具体步骤如下：①磨去唇侧着色或疏松的釉质，厚度一般在 0.3~0.5mm。②酸蚀患牙，在隔湿条件下，以专用小毛刷蘸 35% 磷酸均匀涂擦牙面 15~30s，酸蚀后用蒸馏水或流水反复冲洗，最后再用不含油雾的压缩空气轻轻吹干牙面。③涂黏结剂，用气枪轻吹，使之均匀，以可见光照射 20s。④光固化复合树脂修复，抛光。

3. 牙漂白　可采用过氧化氢进行漂白。

4. 烤瓷冠修复　将患牙牙体预备后制作烤瓷冠修复体，恢复患牙美观。

四、四环素色素牙

（一）概述

四环素色素牙是在牙齿发育期间服用了四环素类药物而引起的牙齿内源性着色现象。

1. 病因　牙齿发育期服用了四环素类药物。

2. 临床表现　四环素色素牙的主要表现是牙齿变色，还可能出现釉质发育不全和牙齿的实质性缺损。

其变色程度分为 3 度：

（1）轻度：呈均匀乳黄色或淡黄色。

（2）中度：牙呈浅灰色或黄褐色。

（3）重度：牙呈深浅不等的黄褐色、棕褐色、灰色、黑色。

3. 诊断要点

（1）服用过四环素类药物：母亲妊娠、哺乳期间或出生后 8 岁以前服用过四环素类药物。

（2）色泽异常：全口牙呈均匀一致的黄色或灰色改变，阳光照射下呈荧光。另外，还可能可并发釉质发育不全和牙齿的实质性缺损。

（二）预防和治疗

为防止四环素色素牙的发生，妊娠和哺乳的妇女以及 8 岁以下的，小儿不宜使用四环素类药物。轻度着色牙可不做处理。重度着色牙可采用光固化复合树脂修复、烤瓷冠修复或漂白等方法进行治疗。

五、先天性梅毒牙

（一）概述

先天性梅毒牙是在胚胎发育后期和出生后第 1 年内牙胚受梅毒螺旋体侵害而造成牙釉质和牙本质发育不全。

1. 病因　母体的梅毒螺旋体致胎儿发生梅毒性炎症，影响了发育期的牙胚，引起牙齿发育障碍。

2. 临床表现　有 10% ~ 30% 的先天性梅毒患儿有牙齿表现，包括半圆形切牙或桶状牙，桑葚状磨牙或蕾状磨牙等。主要发生在上中切牙和第一恒磨牙，有时也可见于上尖牙和下切牙。

（1）半圆形切牙或桶状牙：①半月形切牙的切缘窄小，切缘中央有半月形凹陷，似新月状。②桶状牙的切缘比牙颈部窄小，切角圆钝，牙冠形态如木桶状。

（2）桑葚状磨牙：牙冠表面粗糙，牙尖皱缩，𬌗面呈多数颗粒状结节和坑窝凹陷，形似桑葚。

（3）蕾状磨牙：牙冠短小，表面光滑，牙尖向中央聚拢，𬌗面缩窄，无颗粒状结节和坑窝凹陷，形似花蕾。

3. 诊断要点

（1）病史：双亲中有梅毒史。

（2）血清试验：患者本人梅毒血清试验阳性。

（3）牙齿表现：恒中切牙、第一恒磨牙形态结构异常。

（4）其他病损：有的有听力和视力障碍。

（二）治疗

1. 抗梅毒治疗　最根本的治疗和预防是妊娠早期用抗生素行抗梅毒治疗。

2. 病损牙齿处理　形态结构异常的梅毒牙可用复合树脂、树脂冠修复，第一磨牙可做高嵌体或金属冠修复。

六、牙根发育不良

（一）概述

牙根发育不良又称短根异常，是指牙齿根部生理性发育障碍的疾病，是一类先天性发育异常疾病。其牙根短小、牙根缺失，严重者造成牙齿过早脱落。

1. 病因　牙根发育不良的病因尚不明确，可能与以下因素有关。

（1）遗传性因素：临床所见的牙根发育不良病例中，多数无家族遗传史，为散发病例，可能是一种隐性遗传病。美国孟德尔人类遗传病数据库收录了多种与牙根发育不良相关的遗传病，如低磷酸酯酶症。

（2）全身性疾病：在某些全身性疾病中有的可出现牙根发育不良或短根异常现象。

（3）医源性因素：如放疗和化疗。

2. 临床表现

（1）牙齿表现：①牙根发育不良的牙齿变化主要表现在牙根部，牙冠部基本正常。②乳、恒牙均可累及，但在乳牙的牙根病损更为严重。③有的牙齿松动，松动度不一，有的牙齿已脱落缺失，无牙龈炎和牙周袋，松动明显的患牙有的龈缘出现轻度肿胀充血现象。

（2）X 线检查：全口牙位曲面体层 X 线片显示：①上下颌骨发育不如同龄儿童，牙槽骨骨质稀疏。②多数乳、恒牙牙冠矿化均匀，层次分明，但有的髓腔大、牙根短小、管壁薄，或牙根缺如。③有的牙冠组织结构不清，髓室模糊、牙根短小，甚至无牙根。

（3）血清碱性磷酸酯酶活性检查：低碱性磷酸酯酶症的患儿碱性磷酸酶活性连续 3 次检测的平均值低于正常参考值（30 ~ 110IU/L）。

3. 诊断与鉴别诊断

（1）诊断依据：①萌出不久或处于牙根稳定期的乳牙渐渐松动与脱落。②松动的乳牙无明显的牙龈炎和牙周袋。③过早脱落的牙齿牙根短小或无牙根。④低碱性磷酸酯酶症者，血清碱性磷酸酶持续降低。⑤其他：先天性发育异常疾病或综合征者可伴其他组织、器官的发育缺陷征象。

（2）鉴别诊断：①年龄：出现松动或脱落的乳牙是处于乳牙根生理吸收尚未开始的年龄。②X线检查：X线片显示患牙的继承恒牙牙胚、牙冠尚未发育完成或仅有牙尖的影像，此时的乳牙根是不出现生理吸收的。

（二）治疗

1. 牙齿脱落后　可做活动义齿修复体，修复体需随患儿的年龄增长和牙颌系统的发育而不断更换。

2. 针对低碱性磷酸酯酶症的治疗　每周静脉注射适量同型正常人血浆，3个疗程后可达到一定效果，但临床尚未常规实施。

（县顺兰）

第四节　牙齿萌出异常

牙齿的萌出异常一般多见于恒牙，临床上常见的萌出异常有：牙齿萌出过早、牙齿萌出过迟、牙齿异位萌出和低位乳牙、乳牙滞留等。

一、牙齿萌出过早

牙齿萌出过早又称牙齿早萌，是指牙齿萌出的时间超前于正常萌出的时间，而且萌出牙齿的牙根发育尚不足根长的1/3。

（一）乳牙早萌

1. 概述　乳牙早萌较少见，有以下2种早萌现象，一种称为诞生牙，另一种称为新生牙。诞生牙是指婴儿出生时口腔内已有的牙齿；新生牙是指出生后不久萌出的牙齿，一般是生后30d内。

（1）病因：乳牙早萌的原因不明，可能有2种原因：①由于牙胚距口腔黏膜很近，而过早萌出。②与种族特性有关，如美国黑人比白人的婴儿乳牙早萌的发生率高。

（2）临床表现：①多见于下颌中切牙，偶见于上颌切牙和第一乳磨牙。②诞生牙多数是正常牙，少数是多生牙。③早萌的乳牙牙冠形态基本正常，但釉质、牙本质薄并钙化不良，牙根尚未发育或牙根发育很少，且只与黏骨膜联结而无牙槽骨支持，松动或极度松动。④早萌牙常影响吸吮。⑤舌系带摩擦下切牙可形成创伤性溃疡。⑥极松的早萌牙自行脱落容易误吸入气管。

（3）鉴别诊断：与上皮珠鉴别：①上皮珠是新生儿牙槽黏膜上出现的角质珠，白色或灰白色的突起，米粒大小。②上皮珠并非早萌牙，不是真正的牙齿，是牙板上皮剩余所形成的角化物。③上皮珠常常多发，可出现一个、数个至数十个。④出生几周后自行脱落，不需处理。

2. 治疗

（1）极度松动的早萌牙：应及时拔除。

（2）松动不明显的早萌牙：应尽量保留。

（3）形成创伤性溃疡：可暂停哺乳改用匙喂，溃疡处涂药。

（二）恒牙早萌

1. 概述

（1）病因：主要与先行的乳磨牙根尖周病变或过早脱落有关。

（2）临床表现：①前磨牙多见，下颌多于上颌。②早萌牙松动多伴有釉质发育不全。③牙根形成不足根长的1/3，根呈开阔状。

2. 治疗

（1）控制炎症：控制乳磨牙根尖周炎症是防止恒牙早萌的重要治疗环节。控制早萌牙周围的严重感染，促使早萌牙继续发育。

（2）必要时做阻萌器：如早萌牙松动不明显，则可不阻萌。

（3）预防龋病：对早萌牙局部涂氟，预防龋病的发生。

二、牙齿萌出过迟

牙齿萌出过迟又称牙齿迟萌，是牙齿萌出期显著晚于正常萌出期。全部乳、恒牙或个别牙均可发生。

（一）乳牙萌出过迟

1. 概述　婴儿出生后超过1周岁后仍未见第一颗乳牙萌出，超过3周岁乳牙尚未全部萌出为乳牙迟萌。个别乳牙萌出过迟较少见。全口或多数乳牙萌出过迟或萌出困难多与下列因素有关：①无牙畸形。②某些全身因素如佝偻病、甲状腺功能低下、营养缺乏、良性脆骨症等。

2. 治疗　查明原因，而后针对全身性疾病进行治疗，以促进乳牙萌出。

（二）恒牙萌出过迟

1. 概述

（1）局部因素：①乳牙病变、早失、滞留，最常见上颌中切牙萌出迟缓。②多生牙、牙瘤和囊肿的阻碍。③恒牙发育异常牙根弯曲。④乳磨牙、乳尖牙早失等各种原因造成间隙缩窄造成恒牙萌出困难而迟萌。

（2）全身因素：如颅骨锁骨发育不全、先天性甲状腺分泌减少症等。

2. 治疗　首先拍牙片确定有无恒牙及恒牙的情况。

（1）开窗助萌术：乳切牙早失，牙龈肥厚阻碍恒切牙萌出过迟者，可在局部麻醉下，施行开窗助萌术。

（2）开展间隙：乳尖牙或乳磨牙早失，间隙缩窄造成恒牙萌出困难而迟萌应开展间隙。

（3）开窗牵引：如恒牙萌出道异常应去除萌出阻力，开窗牵引。

（4）保持间隙：观察恒牙牙胚发育异常应保持间隙观察。

（5）摘除牙瘤：由于牙瘤、额外牙或囊肿等阻碍牙齿萌出者，须拔除多生牙，摘除牙瘤。

（6）针对全身性疾病进行治疗：与全身性疾病有关者，应查明原因，针对全身性疾病进行治疗。

三、牙齿异位萌出

牙齿异位萌出是指恒牙在萌出过程中未在牙列的正常位置萌出。牙齿异位萌出多发生在上颌尖牙和上颌第一恒磨牙，其次是下颌侧切牙和第一恒磨牙。

（一）第一恒磨牙异位萌出

1. 概述　第一恒磨牙异位萌出是指第一恒磨牙萌出时近中阻生，同时伴随第二乳磨牙牙根吸收和间隙丧失。

（1）病因：①第一恒磨牙和第二乳磨牙牙体均较大，儿童颌骨较小，特别是上颌结节发育不足。②恒牙萌出角度异常，特别是近中萌出角度增加。

（2）临床表现：一般在8岁以后，第一恒磨牙仍未萌出受阻部位，即可判断为不可逆性异位萌出。

第一恒磨牙异位萌出的发生率在2%～6%之间，其中2/3发生在上颌，可发生在单侧或双侧。有60%以上的异位萌出的第一恒磨牙，可自行调整其位置而正常萌出，故称为可逆性异位萌出。仍有1/3不能萌出，称为不可逆性异位萌出。

临床上可见，第一恒磨牙的近中边缘嵴阻生于第一乳磨牙的远中颈部之下，而其远中边缘嵴萌出，并使牙冠倾斜。

X 线片显示：第二乳磨牙远中根面有小的吸收区或有非典型性弧形根吸收，第一恒磨牙近中边缘嵴嵌入吸收区，第二乳磨牙间隙开始缩小。

2. 治疗

（1）早期：早期发现可以不处理，追踪观察。

（2）治疗措施：如果 8 岁后仍不能萌出到正常位置，应采用如下治疗措施。①钢丝分离法用0.5 ~ 0.7mm 的钢丝，在上颌的第一恒磨牙和第二乳磨牙间进行结扎分离。②截冠修复法当下颌第二乳磨牙的远中根被完全吸收，而近中根完好时，在近中根做根管充填后，截除远中部分牙冠，并用金属冠修复剩余牙冠。当第二乳磨牙牙根吸收严重时，拔除第二乳磨牙，并做导萌器，引导恒牙萌出到正常位置。

（二）低位乳牙

1. 概述　低位乳牙又称乳牙下沉或乳牙粘连，常常指乳牙牙根一度发生吸收，而后吸收间歇中沉积的牙骨质又和牙槽骨粘连，形成骨性愈合，使该乳牙高度不能达到咬合平面所致。

（1）病因：①牙根吸收中的修复活动过于活跃在乳牙牙根吸收过程中又可沉积新的牙骨质和牙槽骨，如果这种修复过程过于活跃，产生过多的牙槽骨就有可能使牙根和骨质愈合，结果使乳牙粘连下沉而长期不脱。②其他还有外伤、邻牙邻接面形态异常、邻牙丧失、缺失等。

（2）临床表现：①低位乳牙好发于下颌第二乳磨牙。②患牙无自觉症状，正常的生理动度消失，叩诊呈高调音。③患牙平面低于邻牙平面 1 ~ 4mm，严重时在邻牙牙颈部以下。④X 线片显示，患牙牙周膜间隙消失，牙根面和牙槽骨融为一体。

2. 治疗　①定期观察，如导致继承恒牙萌出受阻或异位萌出，应及时拔除该低位乳牙。②恢复粭面高度。③拔除患牙，保持间隙。

四、乳牙滞留

（一）概述

乳牙滞留是指继承恒牙已萌出，未能按时脱落的乳牙，或恒牙未萌出，保留在恒牙列中的乳牙。

1. 病因　①先天缺失恒牙、埋伏阻生。②乳牙根尖病变破坏牙槽骨使恒牙早萌，而乳牙也可滞留不脱落。③继承恒牙萌出方向异常。④继承恒牙萌出无力。⑤全身因素及遗传因素，如佝偻病、侏儒症、外胚叶发育异常等。⑥多数或全部乳牙滞留，原因不清。

2. 临床表现

（1）乳牙滞留：常见于 1 个乳牙，其次是 2 个乳牙。2 个乳牙滞留往往是对称性的。多发性乳牙滞留较少见。

（2）混合牙列时期：最常见的是下颌乳中切牙滞留，后继恒中切牙于舌侧萌出，乳牙滞留于唇侧，呈双排牙现象。其次是第一乳磨牙的残根和残冠滞留于萌出的第一前磨牙颊侧或舌侧。第二乳磨牙滞留多是后继恒牙牙胚的先天缺失或埋伏阻生。

3. 诊断要点　已到达替换时期尚未替换的乳牙，而且该乳牙根部或唇、颊、舌侧又有继承恒牙萌出。也有因无后继恒牙而致先行乳牙很久滞留于牙列中，乃至呈现在恒牙列中。

（二）治疗

当恒牙异位萌出，滞留的乳牙应尽早拔除。虽已过替换期，但 X 线片显示无继承恒牙牙胚，则不予处理。

（吕顺兰）

第四章

龋病

第一节 龋病病因

一、牙菌斑

牙萌出至口腔后，在很短时间内有一些有机物沉积于牙面，这些后天获得的沉积物含有各种底物，如有机酸、细菌抗原、细胞毒性物质、水解酶等，这些物质可以导致龋病或牙周病。涉及牙面有机物的命名甚多，各有其功能或影响，其中最具有临床意义的牙面沉积物是牙菌斑。

牙菌斑是牙面菌斑的总称，依其所在部位可分龈上菌斑和龈下菌斑。龈上菌斑位于龈缘上方，在牙周组织相对正常的情况下，革兰阳性菌占 61.5%。龈下菌斑位于龈缘下方，以革兰阴性菌为主，占 52.5%。

（一）结构

牙菌斑结构有显著的部位差异，平滑面菌斑、窝沟菌斑的结构各具特征。

1. 平滑面菌斑 为了描述方便，通常人为地将平滑面菌斑分为3层，即菌斑-牙界面、中间层和菌斑表层。

（1）菌斑-牙界面：最常见的排列是细菌位于获得性膜上方。获得性膜可以是完整的一层，并有相当厚度和连续性，细菌细胞呈扇贝状排列于获得性膜表面。获得性膜也可为一菲薄不连续的电子稠密层，有些部位看不见获得性膜，微生物与釉质羟磷灰石晶体直接接触。釉质表面呈扇贝状外观，表明细菌对釉质呈活动性侵犯状态。

（2）中间层：包括稠密微生物层（condensed microbial layer）和菌斑体部（body of the plaque）。在界面外方有稠密的球菌样微生物覆盖，又称稠密微生物层，该层为3~20个细胞深度。虽然有时可见一些细菌细胞壁较厚，表明这些微生物繁殖率很低，但活性分裂细胞多见。有些微生物呈柱形外观，可能是由于侧向生长受限或营养供应不足，只能垂直生长所致。

稠密微生物层外方为菌斑体部，占菌斑的最大部分。由各种不同的微生物构成，通常呈丛状。有时丝状微生物排列呈栅栏状，垂直于牙面。

（3）菌斑表层：菌斑表层较其他部分更为松散，细胞间间隙较宽，菌斑的表面微生物差异很大，可能是球菌状、杆菌状、玉米棒或麦穗样形式的微生物。

牙菌斑中除了细胞成分外，还有细胞间基质。基质可以呈颗粒状、球状或纤维状，由蛋白质和细胞外多糖构成，其中一些在细菌附着过程中具有重要作用。在菌斑-牙界面，菌斑基质与获得性膜连续。

2. 窝沟菌斑 窝沟中的菌斑与平滑面菌斑显著不同，窝沟中滞留有微生物和食物分子，微生物类型更为有限。在均质性基质中以革兰阳性球菌和短杆菌为主，偶尔可见酵母菌。缺少栅栏状排列的中间层，分枝丝状菌罕见，在一些区域仅见细胞躯壳，在细菌细胞内及其周围可能发生矿化。

（二）组成

菌斑由约80%水和20%固体物质构成。固体物质包括糖类、蛋白质、脂肪及无机成分，如钙、磷和氟等。蛋白质是其主要成分,它占菌斑干重的40%~50%,糖类为13%~18%,脂肪为10%~14%。

1. 糖类 在菌斑的水溶性抽提物中,葡萄糖是主要的糖类成分。另外,可检测出一定数量的阿拉伯糖(arabinose)、核糖(ribose)、半乳糖(golactose)和岩藻糖(fucose)。许多糖类以胞外聚合物形式存在,如葡聚糖、果聚糖和杂多糖(heteropolysaccharides)。所有这些多糖均由菌斑微生物合成。

葡聚糖和果聚糖均用作菌斑代谢的糖类贮库,同时,葡聚糖还具有促进细菌附着至牙面及细菌间选择性黏附的功能。除胞外聚合物外,菌斑糖类也以细菌细胞壁肽聚糖(peptidoglycans)和细胞内糖原形式存在。在外源性可发酵糖类缺乏时,微生物通过降解其胞内多糖产酸。

2. 蛋白质 菌斑中的蛋白质来源于细菌、唾液、龈沟液。从菌斑中已鉴定出一些唾液蛋白质如淀粉酶、溶菌酶、IgM、IgA、IgG和清蛋白等。IgG、IgA和IgM主要来源于龈沟液。

通过免疫荧光抗体技术或菌斑中的酶活性试验已对菌斑中的细菌蛋白质有所认识。细菌酶包括葡糖基转移酶、葡聚糖水解酶(glucanhydrolase)、透明质酸酶(hyaluronidase)、磷酸酶(phosphatase)和蛋白酶。菌斑中这些酶的意义尚不清楚。抗体可能具有免疫功能,蛋白质有缓冲能力。

3. 无机成分 菌斑中无机成分的含量取决于菌斑的部位和年龄。菌斑中含有钙、磷酸盐和高浓度的氟。菌斑中氟化物浓度为14~20ppm(1ppm=1mg/L),大大高于唾液中浓度(0.01~0.05ppm)和饮水中浓度(0~1ppm)。大多数氟化物与无机成分或细菌结合。细菌发酵糖类时,菌斑pH下降,释放出游离的氟离子,这将阻止pH进一步下降和/或形成氟磷灰石,有利于龋病停滞。

(三)形成和发育

在形态学和微生物学系列分析的基础上,对菌斑形成已有了充分认识。可将菌斑形成过程区分为3个阶段:获得性膜形成和初期聚集、细菌迅速生长繁殖和菌斑成熟。这些阶段具有连续性,在实际情况下很难决然分开。

牙菌斑形成的先决条件是获得性膜形成,细菌黏附于获得性膜上形成牙菌斑。

1. 获得性膜

(1)形成过程:唾液蛋白或糖蛋白吸附至牙面所形成的生物膜(biofilm)称获得性膜(acquired pellicle)。获得性膜的形成部位不仅仅限于牙,它也可在玻璃珠表面、各种修复材料及义齿上形成。

清洁并抛光牙面后,20min内牙表面即可由无结构物质形成拱形团块,厚度为5~20μm,这便是获得性膜。1h后,拱形沉积物数量增加,并开始互相融合;24h后,散在沉积物完全融合,牙面被这些不定型物质完全覆盖。

获得性膜厚度的个体差异很大,为30~60μm。在羟磷灰石表面形成的获得性膜有3种形态,分别为球状、毛状和颗粒状。然而羟磷灰石表面结构与釉质不尽相同,固体表面性质对蛋白吸附类型有重要影响,各种形态学类型与此有关。

牙面获得性膜可人为地分为两层:外层为表面膜,其下方为表面下膜。表面下膜由树枝状突起构成,扩散至釉质晶体间隙,进入釉质深度为1~3μm。

(2)获得性膜由蛋白质、糖类和脂肪组成:获得性膜中蛋白质的总体特征是有高含量的甘氨酸、丝氨酸和谷氨酸,它们占氨基酸总量的42%。其次为天冬氨酸、脯氨酸、丙氨酸、亮氨酸。迄今为止,从获得性膜中已鉴定出了10余种不同类型的蛋白质,其比例取决于受试者个体情况。典型的唾液蛋白质如淀粉酶、溶菌酶和IgA,在获得性膜和牙菌斑中均能恒定地检出。清蛋白、IgG和IgM在获得性膜中也能经常发现。

上述的化学分析结果提示获得性膜组成成分与全唾液或唾液糖蛋白具有相似性。三者之间的相似性从某种程度上证实了获得性膜的来源是唾液蛋白质对牙选择性吸附的结果。

获得性膜的糖类成分包括葡萄糖、半乳糖、葡糖胺、半乳糖胺、甘露糖和岩藻糖。脂肪含量约为20%,其中主要是糖脂(13%),中性脂肪和磷脂共占5%。

(3)功能获得性膜的功能:包括修复或保护釉质表面;为釉质提供有选择的渗透性;影响特异性口腔微生物对牙面的附着;作为菌斑微生物的底物和营养等。

2. 细菌附着 牙面获得性膜形成后,很快便有细菌附着。细菌附着至获得性膜的具体时间,各研究结果报告不一，由数分钟至数小时不等。最初附着至牙面的细菌为球菌，其中主要是血链球菌。不同的菌种以不同的速率吸附至获得性膜上。细菌选择性吸附的部分原因是由于细菌表面成分中有与获得性膜互补的受体。

由于变异链球菌在龋病发病过程中的重要性，故对变异链球菌早期附着进行了大量研究。变异链球菌的附着包括 2 个反应过程：初期时在细菌细胞壁蛋白与获得性膜的唾液糖蛋白之间产生微弱的吸附，此后是由葡聚糖同细胞表面受体以配位体形式结合。口腔链球菌的选择性附着开始是非特异性、低亲和力、非常迅速的结合反应，继之才是特异性、高亲和力、缓慢然而是对获得性膜强有力的附着。

在细菌附着至牙面过程中，唾液黏蛋白（mucin）也发挥了重要作用。目前已证实唾液中有两种不同类型的黏蛋白，分别为 MG1 和 MG2。MG1 是构成获得性膜的主要成分。一方面，MG1 黏蛋白作为获得性膜的主体形式接受细菌的选择性附着；另一方面，它可以作为营养底物供细菌生长和分裂。但是唾液中的 MG2 黏蛋白能够结合至细菌表面的附着素（adhesins）上，导致细菌凝聚，使细菌从口腔中清除。

牙面经清洁处理后 8h 至 2d 细菌迅速生长，已在获得性膜上牢固附着的细菌自身繁殖，细菌在局部聚集为若干层。约 2d 后菌斑开始成形，由于细菌团块是不稳定的实体，因此能连续无限制形成，在这一阶段，微生物总量仍然相对恒定，但其组成变得更为复杂。总的模式是早期以链球菌为主，继之有较多更为厌氧的细菌和丝状菌丛，特别是放线菌数量增加。早期菌斑中链球菌、奈瑟菌和放线菌是主要微生物，至第 9d 时链球菌仍然是主体，其次是放线菌，同时两种厌氧微生物韦永菌和梭状杆菌增加。接着各种革兰阴性菌如类杆菌、梭状杆菌和密螺旋体增加，各种细胞类型形成具有高度特异性和有秩序的共集桥（coaggregation bridge）。

（四）微生物学

口腔中存在着天然菌群，其种类繁多，目前已知至少有 700 多种。口腔各部位的微生物群体差异很大，牙面沟裂、牙邻面、口腔黏膜表面和牙龈沟均有不同的菌群分布，在口腔疾病发生发展过程中分别起到不同作用。临床观察证实，不是所有的牙面都易受到龋病损害，龋病的产生必须取决于一些重要条件，即在牙表面有比较隐蔽的部位；保持高浓度的致龋菌；能使致龋菌持续发挥损害作用的因素。这一过程只有依靠牙菌斑才能介导和完成。

1. 微生物与龋病　为了阐明微生物的致龋机制，动物实验是重要的方法和手段。1946 年，证实了青霉素能抑制大鼠的龋病，这一发现是对龋病细菌学病因的重要支持。

Orland1954 年首次进行了龋病研究的悉生动物实验。他们的研究表明，使用高糖类饮食，无菌鼠不发生龋病，然而在同样条件下饲养的动物，在饲料中加入细菌后，动物口腔就具有代谢单糖和双糖产酸的能力，并造成磨牙龋病损害。其后又证实了一些产酸的口腔细菌能导致无菌鼠发生龋病。

由无菌鼠的实验研究证实：没有微生物存在就不会发生龋病；龋病损害只在饲以糖类饮食的动物中发生；凡能造成龋病损害的微生物均能代谢蔗糖产酸；但不是所有能产酸的微生物均能致龋。

大量的动物实验研究结果证实：动物口腔中具有天然菌群，外源性细菌定居将很困难；能诱发动物产生龋病的微生物主要是变异链球菌，但某些唾液链球菌、黏性放线菌、发酵乳杆菌和唾液乳杆菌、血链球菌也能诱导日常大鼠产生龋病；这些微生物均能产酸，能与口腔中其他的天然菌群竞争，最后在牙面附着；各菌种诱导龋病形成的能力存在着差异。

第二方面的研究涉及多糖。大量研究注意到人类牙菌斑中胞外多糖的合成，其中 α-1，3 链的不溶性葡聚糖又称变聚糖（mutan），在龋病发病过程中意义最大。龋活跃患者牙菌斑中分离出的不溶性葡聚糖较无龋患者显著增多。变异链球菌、血链球菌、轻链球菌、黏性放线菌、内氏放线菌均能合成胞外不溶性葡聚糖。此外，上述细菌还具有合成细胞内多糖的能力，这类细菌的比例与龋病发病呈正相关。当外源性糖原长期缺乏时，这类细菌能在牙菌斑内维持并继续产酸。

对人类龋病微生物的研究还发现，产碱细菌能减轻牙菌斑中酸的有害影响。如牙菌斑中的韦永菌能利用其他细菌产生的乳酸，将其转变为丙酸或其他弱酸，反应的结果导致酸分子总量降低，减少牙脱矿。

2. 菌斑微生物　龈上牙菌斑中大多为革兰阳性菌兼性厌氧菌，主要为链球菌属。在链球菌中最常见的是血链球菌，约占细菌总量的 10%。此外，几乎所有标本中均能发现黏性放线菌、内氏放线菌和衣氏放线菌。能规律性分离的其他革兰阳性菌株为轻链球菌、变异链球菌、罗氏龋齿菌（Rothia dentocariosa）、消化链球菌和表皮葡萄球菌。革兰阴性菌包括有产碱韦永菌和口腔类杆菌。

菌斑结构和微生物组成受到局部微环境因素影响，平滑面和窝沟内菌斑的微生物组成不尽相同。

3. 致龋微生物　牙菌斑中的微生物与龋病发病密切相关，随着龋病的发生，牙菌斑内细菌比例可不断发生变化，某些菌种数量增加时，另一些细菌数量可能减少（图 4 - 1）。

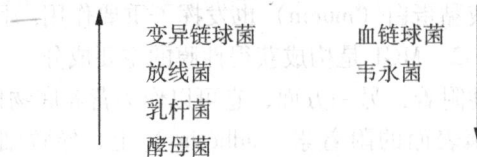

变异链球菌　　　血链球菌

放线菌　　　　　韦永菌

乳杆菌

酵母菌

图 4 - 1　龋病发病期间牙菌斑细菌变化

常见的致龋微生物包括链球菌属、乳杆菌属、放线菌属等。

（1）链球菌属：口腔中所有部位均能分离出链球菌，该菌群多数为革兰阳性菌兼性厌氧菌。在口腔天然菌群中链球菌所占比例很大，链球菌在口腔中各部位所分离的比例不同，在菌斑内占 28%，龈沟中为 29%，舌面占 45%，唾液中达 46%。

1）血链球菌（streptococcus sanguis）：血链球菌是最早在牙面定居的细菌之一，也是口腔中常分离到的链球菌种。目前已证实血链球菌在动物模型中具有致龋性，但人类患龋者口腔中血链球菌的检出率并不增高。

2）变异链球菌（streptococcus mutans）：该菌于 1924 年由 Clarke 首先描述为致龋菌。经反复研究证实，变异链球菌可以造成啮齿类动物和灵长类动物实验性龋病，同时也有证据表明该菌与人类龋病密切相关。变异链球菌的致龋性主要取决于其产酸性和耐酸性。在菌斑中生存的变异链球菌可使局部 pH 下降至 5.5 以下，从而造成局部脱矿，龋病病变过程开始。

3）轻链球菌（streptococcus mitis）：轻链球菌可能是牙菌斑中最常分离到的细菌。轻链球菌能储存多糖，这一特征使菌斑在缺乏糖类的情况下继续产酸。但目前尚无报告证实轻链球菌与龋病的正相关关系。

（2）乳杆菌属（lactooacillus）：乳杆菌属包括一些革兰阳性菌兼性厌氧和专性厌氧杆菌。能将其分为两组：一为同源发酵菌种（homofermentative species），利用葡萄糖发酵后主要产生乳酸，比例超过 65%，这一类乳杆菌的代表为干酪乳杆菌（L. casei）和嗜酸乳杆菌（L. acidophilus），这两种乳杆菌与龋病密切相关；另一类为异源发酵菌种（heterofermentative species），发酵后产生乳酸和较大量的乙酸、乙醇和二氧化碳，该菌种的代表为发酵乳杆菌（L. fermentum）。在唾液样本中最常分离到的菌种为嗜酸乳杆菌，在牙菌斑中最常见者为发酵乳杆菌。

某些乳杆菌在动物实验中具有致龋性，但次于变异链球菌，且仅能导致窝沟龋。乳杆菌对人类的致龋作用较弱，它更多地涉及牙本质龋，在龋病发展过程中作用较大。有些学者认为，乳杆菌数量增加不是导致龋病开始的原因，而是龋病进展的结果。

（3）放线菌属：放线菌是一种革兰阳性菌不具动力、无芽孢形成的微生物，呈杆状或丝状，其长度有显著变化。丝状菌通常较长、较细并可能出现分支。在口腔中发现的放线菌种可分为两类。其一为兼性厌氧菌，包括内氏放线菌（A. naeslundi）和黏性放线菌（A. viscosus），另一类为厌氧菌，包括依氏放线菌（A. israelii）、迈氏放线菌（A. meyeri）和溶牙放线菌（A. odontolyticus）。

所有的放线菌均能发酵葡萄糖产酸，主要产生乳酸，少量乙酸、琥珀酸及痕量甲酸。在悉生动物实验中证实，接种黏性放线菌和内氏放线菌后，可在实验动物中造成根部龋、窝沟龋和牙周组织破坏，因此目前有关放线菌的研究多集中在这两种细菌。黏性放线菌可分为两种血清型，内氏放线菌可分为 4 种血清型。

（4）齲病进程中的微生物组成的变化及影响：新清洁过的牙面最初定植者为高度选择性的口腔微生物，主要是血链球菌，口腔链球菌和轻链球菌。但还有其他种细菌，如放线菌。令人吃惊的是，无论个体的龋活性如何，变异链球菌在最初定植的链球菌中仅占2%或更少。血链球菌、放线菌和其他的草绿色链球菌常被称为"非变异链球菌性链球菌"，以与变异链球菌相区别。釉质出现白垩色病损时，牙菌斑中的变异链球菌比例高于临床上正常的牙面部位。然而，非变异链球菌在白垩色病损中依然是主要微生物。即使在变异链球菌和乳杆菌缺乏的条件下，早期定植的微生物群也可导致釉质溶解。在牙本质龋病损中，包括猖獗龋（猛性龋），变异链球菌约占整个菌群的30%，提示变异链球菌与龋病的进展密切相关。乳杆菌、普氏菌和双歧杆菌也较常见。

牙菌斑微生物的菌斑形成和成熟过程中不断发生变化，从非变异链球菌和放线菌为主，到以变异链球菌和产酸性非变异链球菌、乳杆菌和双歧杆菌为主。

（五）物质代谢

菌斑中的物质代谢，包括糖代谢、蛋白质代谢和无机物代谢。这些代谢活动可能对牙的各种成分造成影响。其中最重要的是糖代谢。

菌斑细菌致龋的基础是糖代谢。变异链球菌等致龋菌以糖作为能源，通过分解代谢和合成代谢两条途径致龋。

1. 糖的分解代谢　口腔及牙菌斑是口腔细菌生长代谢的外环境，饮食中的糖类是其能量代谢的底物。细菌通过酶的作用如 α - 淀粉酶、糖苷酶等切断多糖链上各单糖之间的糖苷键，将多糖转变为单糖。多糖降解成单糖或双糖后才能被菌体利用。此外，胞外蔗糖酶（又称转换酶，invertase）也可将胞外的蔗糖直接转化为葡萄糖和果糖，以利于菌体细胞提取能源。

口腔细菌通过透性酶（permease）转运系统和磷酸转移酶系统（phosphotransferase，PTS）完成糖的主动转运过程，实现糖的吸收，将糖由胞外转入胞内。

口腔链球菌细胞内糖代谢途径包括有氧氧化和无氧酵解，两种途径有一共同过程是产生丙酮酸。在有氧的条件下，丙酮酸完全氧化生成 CO_2 和 H_2O，并产生大量能量。在无氧条件下，丙酮酸则通过酵解方式最终生成有机酸。牙菌斑中生成的有机酸可为乳酸、乙酸、甲酸、丙酸等，细菌种类不同，发酵的最终产物也不同。

2. 糖的合成代谢

（1）胞内聚合物：口腔细菌通过分解代谢获得能量的同时，还进行合成代谢，形成细胞内聚合物储存能源。在外源性能源缺乏时，细胞内聚合物便发挥作用，维持细菌细胞生存。口腔细菌的胞内聚合物包括细胞内多糖（糖原）、聚 - β 羟丁酸、聚磷酸盐等。胞内多糖是变异链球菌的毒力因素之一。缺乏胞内多糖的变异链球菌突变株在定菌鼠的沟裂及平滑面的致龋力明显减弱。

（2）胞外聚合物：口腔细菌胞外聚合物主要是胞外多糖，包括葡聚糖、果聚糖和杂多糖。葡聚糖和果聚糖是由变异链球菌和其他少数口腔细菌结构酶（constitutive enzyme）如葡糖基转移酶（glucosyl transferase，GTF）和果糖基转移酶（fructosyl transferase，FTF），利用蔗糖合成的胞外多糖。

（六）致龋性

牙菌斑的致龋作用可以概括为菌斑中的细菌代谢糖类产酸，但由于菌斑基质的屏障作用，这些酸不易扩散，因而导致局部 pH 下降，造成牙体硬组织脱矿，最终形成龋齿。

1. 釉质溶解的化学反应过程　菌斑中的细菌产生的有机酸包括乳酸、乙酸、丙酸等，这些有机酸在菌斑内形成一种浓度梯度，导致氢离子和半解离的酸扩散至釉质表面。电镜观察，釉质与酸接触后在其表面出现一些直径为 $0.1 \sim 1.0\mu m$ 的微孔，称之为焦孔（focal holes）。釉质结构的病理通道表现为被扩大了的釉柱连接处和柱鞘。酸可以通过这些病理通道到达釉质晶体表面，并与蛋白质和脂质竞争晶体表面的活性部位，然后使晶体脱矿。

2. 细菌的作用　虽然细菌与龋病发生的密切关系已获公认，但有关菌斑细菌的作用，仍有两种不同的理论，即非特异性菌斑学说和特异性菌斑学说。非特异性菌斑学说认为龋病不是由某些特异性致龋菌引起，而是由所有菌斑细菌产生的毒性物质所致。理由是菌斑中很多微生物均能产酸，能在菌斑中释放乳酸等有机酸和其他毒性产物。推测宿主有一个承受这些毒性产物的阈值或称临界值（threshold），若刺激在阈值以下则可被宿主的防御机制如唾液缓冲、免疫反应等抑制，不造成龋病。若刺激超过了宿主防御能力，则会导致龋病发生。与此理论相反，特异性菌斑学说认为只有特异性的致病菌才能引起龋病。特别是变异链球菌具有重要作用。变异链球菌组细菌能较恒定地引起鼠磨牙的点隙沟裂龋、平滑面龋和根面龋，放线菌主要引起根面龋，而血链球菌、唾液链球菌、乳杆菌、肠球菌等仅偶尔引起点隙沟裂龋。大量流行病学调查发现口腔中的变异链球菌组细菌与龋病发生关系密切。目前大多数学者认同特异性菌斑学说。

二、饮食

饮食对龋病的影响一直受到关注。但是食物和饮食结构复杂，不同人群，不同进食方式下的观察可以得出完全相反的结论。营养素是人们从饮食中必须获取的物质，七大营养素包括：糖类、蛋白质、脂类、维生素、无机盐、膳食纤维和水。

（一）糖类

1. 糖类的种类　糖类是具有多羟基醛或多羟基酮及其缩聚物和某些衍生物的总称。由于大部分糖类都能为人体提供可以直接使用的热量，人们每天摄入的 50% ~60% 的热量来自糖类。糖类与龋病发生有着密切关系。糖类由多种组成，其生物性状和在口腔内被细菌所利用的能力不同，因此，其对龋病的影响也不同，甚至截然相反。根据分子组成的复杂程度，糖类可分为单糖、多糖和糖衍生物。口内主要致龋菌变异链球菌就可以通过 3 条途径代谢蔗糖：①将蔗糖转变为胞外多糖。②经糖酵解途径产生乳酸，并为细菌活动提供能量。③合成糖原作为胞内多糖贮藏。变异链球菌对蔗糖的代谢活动产生乳酸，其终末 pH 可达到 4.5 以下，此时，只有变异链球菌和乳杆菌可以耐受。蔗糖的致龋作用主要是通过一些细菌酶的代谢作用所致，其中最主要的是 GTF，GTF 对蔗糖具有高度特异性。

2. 糖类的摄入量和摄入频率　糖类的种类和生物性状不同对致龋能力有影响，其摄入量和摄取频率也对龋病发病有举足轻重的作用。限制糖类的摄取可以减少龋病的发生。进食频率能够促进龋病活跃性。高进食频率可恒定地为口腔微生物提供营养，并持续维持口腔内较低的 pH，使牙长时间处于脱矿状态。

（二）蛋白质

蛋白质对牙的影响，主要体现在牙萌出前的生长发育期。在此期间缺乏蛋白质即可影响到牙的形态和萌出模式，使其对龋病的敏感性增加。动物实验表明，用胃管喂以蛋白质缺乏的大鼠，其子代牙的釉质基质缺陷，萌出模式发生改变，使抗龋能力下降。这些改变一旦形成，即使以后再饲以富含蛋白质的食物也不能逆转。牙发育期蛋白质的缺乏也可造成涎腺发育异常而使牙失去唾液的保护作用而易患龋。

牙一旦萌出后，蛋白质对牙面的局部作用是否会促进龋病，目前尚缺乏足够的研究。

（三）脂类

在动物的饮食中补充脂肪可减少龋病发生。中链脂肪酸及其盐类在低 pH 条件下具有抗龋性质，如壬酸。动物实验表明月桂酸、亚油酸与油酸能抑制牙面生物膜的形成，亚油酸和棕榈油酸能抑制变异链球菌产酸。在饲料中加入甘油月桂酸酯有明显抑制鼠患龋的作用。

（四）维生素

维生素是生物的生长和代谢所必需的微量有机物。维生素 D 与体内钙化组织和器官的发育、代谢密切相关。缺乏维生素 D 会使牙钙化发生障碍。此外，缺乏维生素 A 会影响发育中釉质的角蛋白样物质的代谢，缺乏维生素 C 则会影响牙本质中的胶原代谢。所有这些都会降低牙萌出后的抗龋力，但这些物质的缺乏所造成的影响只在牙发育时期。

动物实验表明：缺乏维生素 A 的田鼠患龋率比不缺乏维生素 A 者高 3 倍多。当维生素 A 缺乏时，田鼠涎腺有萎缩性变化。

（五）无机盐

1. 钙磷盐　无机盐即无机化合物中的盐类，旧称矿物质。对骨和牙齿发育最重要的矿物质是磷与钙，它们是钙化组织的重要组成部分。磷酸盐之所以可以控制龋病，一方面它可以缓冲菌斑内的 pH，另一方面它可以促进牙面的再矿化，从而增强牙的抗龋能力。

2. 氟　除了每日膳食需要量在 100mg 以上的常量元素如钙、磷、钾、钠外，在重要的微量元素中，与龋病关系最密切的是氟元素。其抗龋机制主要是在牙表面形成氟磷灰石，具有更强的抗酸能力。在牙萌出后，局部用氟也有助于已经存在的龋病釉质的再矿化，降低牙对致龋菌的敏感性，并干扰细菌代谢，从而抑制龋病。

3. 其他无机物　硒、锂、钡、钒、硼、铁、锶、铝等元素也与龋病发病有关，它们能降低机体对龋病的敏感性，另一些元素如锰、镁、铜、镉、钠则有增加机体对龋病敏感性的作用。

三、宿主

影响龋病发病的宿主因素主要包括牙和唾液。发育良好的牙，即使其他致龋因素很强也不会发病。唾液对维持口腔正常 pH，保持牙面完整性，促进已脱矿牙的再矿化等方面具有重要影响，涎腺因各种因素遭到破坏后，很容易发生慢性龋或急性龋（如放射性龋）。

（一）牙

牙和牙弓形态在龋病发病过程中有重要影响，没有缺陷或缺陷很少的牙，一般不发生龋齿。临床观察证实，后牙窝沟对龋病高度敏感。牙对龋病的敏感性与窝沟深度呈正相关。

牙各表面对龋的敏感性不尽相同，某些表面易患龋，另一些表面则很少波及。凡有滞留区形成的部位则易造成龋病损害。牙排列不整齐、拥挤和牙重叠均有助于龋病发生。

牙的理化性质、钙化程度、微量元素含量等因素也影响龋病的发生发展。矿化良好的牙不易患龋。釉质中氟、锌含量较高时，患龋的概率亦转低。

釉质表面层较表面下层更具抗龋能力。初期龋损部位的显微放射摄片经常发现釉质表层下已显著脱矿，而其表层仅轻度受累。有些理论将这种现象解释为：在龋病发病过程中内层釉质脱矿的矿物质被转运至表层，一旦菌斑液中的酸为唾液中的碱性缓冲体系中和，表层所处的液相环境中 pH 上升，矿物质就会发生再矿化，故而表层显得相对完整。另外，由于表层釉质具有更多矿物质和有机物，水含量相对少，一些元素包括氟、氯、锌、铅和铁也多聚集在釉质表面，而其他成分如碳、镁则相对稀少，这些因素也增强了釉质表层的抗龋能力。釉质在人的一生中可不断发生变化，随年龄增长，釉质密度和渗透性降低，氮和氟含量增加。这些变化是牙萌出后的"成熟"过程。随着年龄增长或时间推移，牙对龋病抵抗力随之增加，成年后龋病发病可处于相对稳定状态。此外，饮用氟化水使釉质表层的氟浓度增加，釉质抗酸能力亦随之增强。

（二）唾液

唾液是人体最重要的体液之一，是由口腔附近各类大、小涎腺分泌液、龈沟液及混悬其中的食物碎片、微生物和口腔上皮脱落细胞等所构成的混合性液体。唾液本身的理化性质及成分在不同个体间存在差异，同一个体不同腺体的分泌液在质和量方面均有很大差别。在维持口腔正常生理方面，唾液的质与量的改变、缓冲能力的大小及抗菌系统的变化都与龋病发生过程有着密切关系。

1. 唾液流速　在唾液的抗龋作用中最重要的是唾液的清洁和缓冲作用，可用"唾液清除率（sallvary clearance）"或"口腔清除率（oral clearance capacity）"来表示，唾液的流速越大，缓冲能力越强，清除效力越高。

唾液的流速和缓冲能力与龋敏感性呈负相关。老年人由于涎腺细胞萎缩，唾液流量减少，缓冲能力下降，使老年人对牙釉质龋及根面龋的敏感性增加。进食后咀嚼口香糖和龋病发生率关系的临床试验证实，由咀嚼口香糖引起的唾液流速增加能减少龋病的发生率。

2. 缓冲体系　唾液中存在各种缓冲体系使唾液的 pH 处于中性，其中主要有 3 个缓冲系统：重碳酸盐、磷酸盐和蛋白缓冲系统，这 3 个系统对 pH 变化有不同的缓冲能力。重碳酸盐缓冲系统和磷酸缓冲系统的 pH 分别为 6.1~6.3 和 6.8~7.0，在咀嚼和进食时唾液的缓冲能力主要依靠重碳酸盐缓冲系统，其缓冲能力占唾液缓冲能力的 64%~90%。在非刺激状态，唾液中重碳酸盐的浓度很低，唾液的缓冲力弱；若刺激唾液分泌，重碳酸盐的含量增多，唾液 pH 上升，当唾液流速增加到每分钟 1ml 时，重碳酸盐的浓度上升到 30~60mmol/L，此时，重碳酸盐就能有效地发挥缓冲作用。唾液中的重碳酸盐还可扩散入菌斑，中和细菌产生的酸。磷酸盐缓冲系统的作用原理相似于重碳酸盐缓冲系统，但与唾液分泌率的关系不明显。对非刺激性唾液缓冲能力的研究较少。蛋白缓冲系统能力较弱。

唾液的缓冲能力明显受到性别、个体的健康状况、激素水平以及新陈代谢的影响，男性唾液的缓冲能力强于女性。在妇女孕期，其唾液缓冲力下降，生产后又逐渐恢复，其变化与唾液的流速、流量无关。在绝经期的女性应用激素替代或口服小剂量避孕药可在一定程度上增加这些女性的唾液缓冲能力。

3. 碳酸酐酶　碳酸酐酶（carbonic anhydrase，CA）通过催化可逆的二氧化碳水合反应参与维持人体各种组织液和体液 pH 的稳定，现已在哺乳动物的消化道鉴定出 11 种 CA 的同工酶，已证实其中至少 2 种参与了唾液的生理活动。其中 CAVI 的浓度与 DMFT 值呈负相关，与唾液的流速、流量呈正相关。研究还发现，CAVI 对唾液 pH 及缓冲力无调节作用，唾液 CAVI 浓度与唾液中变异链球菌和乳酸杆菌的水平无关。

4. 唾液有机成分　唾液主要成分是水，占 99.0%~99.5%，固体成分不足 0.7%，其中有机物为 0.3%~0.5%。唾液中的有机成分主要包括各种蛋白质、少量脂肪和痕量糖类，其中蛋白质是唾液中最有意义的成分，与龋病发病有密切关系。

不同龋易感性人群唾液蛋白的种类和数量存在差异，不同个体甚至同一个体口腔的不同部位唾液蛋白也存在质和量的差异。唾液蛋白在口腔中可以合成、降解和相互结合。其千变万化的功能状态决定着口腔内细菌的定植，从而影响个体龋病的发生发展。

（1）唾液中黏附、凝集相关蛋白与龋易感性：细菌的黏附和凝聚的过程受到某些唾液蛋白的影响。这些与黏附和凝集相关的蛋白主要有：凝集素、黏蛋白、α-淀粉酶、酸性富脯蛋白和唾液免疫球蛋白等。它们不但参与获得性膜的形成，具有修复和保护釉质、降低釉质溶解度、降低细菌酸性产物的脱矿能力等作用，同时具有调节细菌与牙面附着和促进唾液中细菌凝聚以利于细菌排出口腔的作用。唾液蛋白在调节细菌黏附和促进细菌凝聚的能力存在明显个体差异，推测如果唾液蛋白具有较强的促进细菌凝集能力和较低的促进细菌与牙面黏附能力的个体对变异链球菌的防御能力较强，反之则龋易感性较强。

（2）唾液抗菌蛋白和多肽与龋易感性：口腔变异链球菌是目前公认的最主要致龋菌。因此，能抑制或杀灭口腔变异链球菌的因素均有可能影响龋病的发生。唾液中的抗菌蛋白和多肽主要包括上皮来源的 α-防御素（HNPs）、β-防御素（HBDs）和唯一的人组织蛋白酶抑制素（Cathelicidins，hCAP-18，LL-37）等成分，及涎腺来源的富组蛋白（histatins，HRPs）、分泌型免疫球蛋白 A（SIgA）、黏蛋白（mucin）、溶菌酶（lysozyme）、乳铁蛋白（lactoferrin，Lf）、过氧化物酶等。这些抗菌蛋白和多肽与口腔黏膜上皮、中性多核白细胞及唾液相互配合共同维护着口腔健康。

口腔溶菌酶来源于大、小涎腺和吞噬细胞、龈沟液，是一种水解酶，它能水解细菌细胞壁肽聚糖中 N-乙酰胞壁酸与 N-乙酰葡糖胺之间的 β-1，4-糖苷键，使细胞膜变脆，易于破裂。

口腔乳铁蛋白是中性粒细胞和浆液性腺上皮细胞合成的一种与铁结合的糖蛋白，它广泛存在于人类外分泌液中。乳铁蛋白可通过与铁形成螯合物夺取细菌生长必需的铁离子而起到抑制细菌生长的作用。乳铁蛋白亦能直接杀灭部分细菌包括变异链球菌。

（3）脂类与龋易感性：研究发现，在致龋性食物中补充脂肪可减少龋病发生，中链脂肪酸及其盐类在 pH 小于 5 条件下具有抗菌性质，但机制尚不清楚。

5. 唾液无机成分　唾液的无机成分仅占 0.2%，主要是钾、钠、钙、氯化物、重碳酸盐和无机磷酸盐。由于这些无机成分的存在，使唾液能维持牙体组织的完整性；促进萌出后釉质成熟；富含钙和磷酸盐的环境也促进早期龋损害和脱矿釉质的再矿化。

（三）免疫

口腔免疫可分为特异性免疫和非特异性免疫两类。特异免疫性包括体液免疫和细胞免疫，不能遗传。口腔非特异性免疫成分除黏膜屏障外，主要是唾液中的一些抗菌蛋白。

目前已经公认，变异链球菌是龋病的主要致病菌，与人类龋病相关的细菌还有黏性放线菌和乳杆菌。由于致病菌明确，免疫防龋已成为可能。人类自身的免疫状态，以及人工主动免疫和被动免疫都将影响龋病的发生和发展。

1. 变异链球菌抗原　目前已鉴定出大量抗原，包括细胞壁表面抗原和一些蛋白质，如葡糖基转移酶等。

以变异链球菌各种抗原成分作为疫苗主动免疫防龋，在这一领域已进行了大量研究。经历了全菌疫苗、亚单位疫苗，如变异链球菌主要表面蛋白抗原（Ag I / II 或 PAc、SpaA 等）及葡糖基转移酶等。进一步发展为多肽疫苗、基因重组疫苗及核酸疫苗。

为了避免疫苗可能产生的不良反应，也有大量被动免疫防龋的研究报告。

2. 人体抗龋免疫反应　人体自身的免疫状态对龋病发病有重要影响。通过人工免疫方法增强机体免疫防御能力，亦可影响龋病发病。

（1）唾液抗体：高龋人群全唾液中 IgA 浓度显著低于低龋或无龋人群。然而也有报道提出，低龋患者唾液中抗变异链球菌 IgA 抗体水平并非稳定地升高，而是随着过去龋齿损害数量的增加而升高，因此认为 sIgA 水平仅能反映积累的龋病经历。

以编码 GTF 和 PAC 基因构建的 DNA 疫苗，经鼻腔或全身途径免疫后，实验动物唾液中特异性 SIgA 抗体升高，并能达到预防龋病的效果。相关的临床研究效果尚待证实。

（2）血清抗体：与变异链球菌细胞、细胞壁、抗原 I / II 和 GTF 相关的血清抗体为 IgG、IgM 和 IgA。血清抗体的免疫学研究结果报道不一，但已有一些证据表明无龋成人或经过治疗的龋病患者，其血清抗体水平与龋病指数呈负相关，而患龋者为正相关。龋病发生时血清 IgG 和 IgM 有轻度然而是显著性增加。

3. 细胞免疫反应　有关细胞免疫反应与龋病关系的报道尚不多见，但变异链球菌可以刺激人类淋巴细胞增殖并释放细胞因子（cytokine），如巨噬细胞移动抑制因子（macrophage migration inhibition factor），说明细胞免疫在龋病过程中具有一定作用。

四、其他影响因素

（一）年龄

龋病在儿童中甚为流行，牙萌出后很快即可能患龋。一些因素可能导致变异链球菌在牙面聚集，聚集的时间越早，引起龋病发病的危险性越大。虽然在婴幼儿和儿童时期均可通过不同途径产生免疫保护，但保护力度甚微，因此儿童时期患龋率一直很高。

第一恒磨牙萌出后，由于有较深的窝沟，因此患龋病的概率很高。在一些地区第一磨牙患龋率可达50%。10 岁时第二磨牙亦开始患龋，年龄在 11 ~ 15 岁时，龋病活性急剧增加，DMF 记录随年龄增长而上升，直到 24 岁时趋于稳定。

进入青年后，随着年龄增长，牙龈逐渐退缩，牙根面外露，菌斑易于聚集，常造成根面龋，因此老年人龋病发病率又趋回升。

（二）性别

一般报道认为，女性患龋率略高于男性，但对这一观点也有不同意见。一般情况下，女性牙萌出时间早于男性，由于牙萌出较早，牙与口腔环境接触时间相对延长，感染龋病概率随之增加。

（三）种族

对种族与龋病的关系进行过较多研究，但这些研究存在着一定的困难，如怎样排除环境因素的影响。目前多数学者认为，龋病的种族差异是存在的，但不能排除环境因素，特别是饮食习惯的影响。同时指出即使这种差异存在，但与社会因素和文化因素相比较，种族差异仅属次要因素。

（四）家族与遗传

目前广泛认为，在同一家族中龋病以相类似的模式流行，然而很难区分造成这种相同模式的原因是遗传因素还是早期就具有相同的生活习惯，或对口腔保健持有相同的态度所致。

（五）地理因素

目前的流行病学研究已经证实，在国家与国家之间，以及一个国家内的各不同地区之间，其龋病流行情况有很大差异，这反映出地理变化的影响。但是由于地理因素中包含了大量的其他因素，因此，研究地理因素与龋病发病的关系存在着一定困难。

（县顺兰）

第二节　病理特点

龋病是牙对牙菌斑生物膜及其代谢产物的动态反应的结果。这种反应过程，形态学上表现为初期超微结构水平的脱矿和再矿化及晚期的龋洞形成。研究龋病病变过程的方法主要有：普通光镜、偏光显微镜、显微放射照像、扫描电镜、氩离子减薄技术、高分辨电镜、u-CT 等。初期牙釉质龋的脱矿和再矿化主要表现为牙釉质内微孔的改变，偏光显微镜是有效的研究手段。人牙釉质由紧密排列的羟磷灰石晶体构成，其中含有一定数量的微孔，具有使平面偏光分解为两束光的特性。正常牙釉质呈负性内在双折射（negative intrinsic birefringence）。

龋病过程中，矿物质移出形成溶解性间隙，牙釉质晶体破坏使组织中微孔容积增大，牙釉质的双折射由负性转变为正性。当使用不同折射指数的浸渍物浸渍这些微孔时，能产生另一种类型的双折射，这种类型的双折射称为"形成双折射"（form birefringence）。

一、牙釉质龋

（一）牙釉质龋分区

牙釉质是全身最硬的矿化组织。龋病早期阶段，牙釉质的表面层损害极少，在表面层下方表现为脱矿。从损害进展的前沿开始，分为以下 4 个区。

（1）透明带，是损害进展的前沿。

（2）暗带，位于透明带与损害体部之间。

（3）损害体部。

（4）相对完整的牙釉质表面层。

（二）龋病病理过程

龋病病损区不是独立的，而是龋病发展的连续性改变。整个龋病的发生发展过程可分为以下 6 期。

（1）龋齿脱矿最早的表现是表层下出现透明带，此时临床和 X 线均不能发现。

（2）透明带扩大，部分区域有再矿化现象，其中心部出现暗带。

（3）随着脱钙病变的发展，暗带中心出现病损体部，病损体部相对透明，芮氏线、釉柱横纹明显。临床上表现为龋白斑。

（4）病损体部被食物、烟和细胞产物等外源性色素着色，临床上表现为棕色龋斑。

（5）龋病进展到釉牙本质界时，病损呈侧向扩展，发生潜行性破坏，临床上表现为蓝白色。侧向扩展与釉牙本质界有机成分多、含氟量低有关。

（6）牙表面的龋坏，龋洞形成。

二、牙本质龋

牙髓和牙本质组织可视为一独立的生理性复合体，当龋损到达牙本质后也会累及牙髓组织。龋损潜行性破坏牙釉质后，沿牙本质小管方向侵入牙本质，沿着釉牙本质界向侧方扩散，在牙本质中形成锥形损害，其基底在釉牙本质界处，尖指向牙髓。

牙本质龋损在光镜下可看到若干区域，包括坏死区、细菌侵犯区（感染层）、牙本质脱矿区、高度矿化区即硬化区及修复性牙本质层。

活动性龋病损害时，坏死区由结构遭破坏的牙本质小管、混合性口腔微生物群及被降解的无结构基质所构成。坏死区下方为感染层，该层中微生物已渗透至牙本质小管。靠近感染层的是脱矿区，该区矿物盐已被溶解，留下相对完整的牙本质小管。在脱矿区表层可发现少量细菌，但深层的大部分组织无菌。这一部分组织，由于其硬度的原因亦称为革样牙本质（leathery dentin）。牙本质龋的前沿有脱矿区，但相对完整的硬化层的存在具有重要的临床意义。当牙本质深龋进展较慢时，在脱矿区的下方可形成一硬化层。该层的管腔比正常牙本质管腔狭小，可能是由于被晶体堵塞之故。硬化层的牙本质小管可因管内钙化而完全闭合，使该层的渗透性降低，矿化水平增高且超过正常牙本质。硬化层的下方，成牙本质细胞继续形成一层修复性牙本质，不仅增加了牙本质的厚度，也使成牙本质细胞退到牙髓腔中远离损害区的部位。

三、牙骨质龋

牙骨质的龋损过程与牙本质龋相同。临床上牙骨质龋呈浅碟形，常发生在牙龈严重退缩，根面自洁作用较差的部位。初期牙骨质龋的显微放射摄影表明，在牙骨质中也发生表面下脱矿，伴有致密的矿化表面。表明这种再矿化过程类似于硬化牙本质的再矿化过程。

初期损害，光学显微镜和显微放射摄影可看到牙骨质中出现裂缝，有时表现为"分层损害"（delamination）。损害可能沿穿通纤维（perforating fibers）的走向进展，与牙根面垂直。浑浊的外表面层覆盖着下方脱矿的牙骨质。

在根部牙本质发生进行性损害时，牙本质小管被细菌感染，其主管和侧支均被累及，与冠部牙本质龋一样，可能有硬化性反应，矿物质晶体部分或全部封闭牙本质小管。

四、脱矿和再矿化

在酸的作用下，牙矿物质发生溶解，钙和磷酸盐等无机离子由牙中脱出称为脱矿。蛋白质、脂肪和水构成了牙釉质扩散通道，在牙釉质脱矿和再矿化过程中，化学物质经该通道扩散。随着钙和磷酸盐向外扩散，牙釉质表层可出现再矿化，导致牙釉质外层似有完整外观，厚度为 $20\sim40\mu m$，此处的矿物质含量高于损害体部。若菌斑微生物不断产酸，则牙釉质表面下脱矿仍继续进行，修复过程不能与之同步，脱矿大于再矿化，导致晶体结构广泛损伤、崩溃，形成龋洞。

人牙龋损的形成不是一个简单的持续性脱矿过程，而是脱矿与再矿化的连续性动力学反应。下列因素有利于阻止龋病发展，促进再矿化过程。

除去致龋底物，减少有机酸形成和酸向牙釉质扩散。通过减少糖类的摄入频率也可避免或减少菌斑产酸，从而减轻脱矿程度。

仔细刷牙，牙表面不形成厚的菌斑，在菌斑液体-获得性膜-牙釉质界面维持钙和磷酸盐的一定浓度，有利于保护牙。

牙发育和再矿化期间，经常规律性地使用含低水平氟的饮水，含氟牙膏和/或含氟漱口液，能增强唾液源性再矿化作用。

（县顺兰）

第三节　临床表现与诊断

一、临床表现

龋病是一种慢性破坏性疾病，并不累及所有牙面，对牙的不同解剖部位具有某种倾向性。根据龋病的临床损害模式，从动力学角度，可以根据龋病发病情况和进展速度分类；从形态学角度，可以根据按损害的解剖部位分类；也可以按照病变程度进行分类。

（一）按发病情况和进展速度分类

1. 急性龋（acute caries）　多见于儿童或青年人。病变进展较快，病变组织颜色较浅，呈浅棕色，质地较软而且湿润，很容易用挖器剔除，又称湿性龋。急性龋因病变进展较快，牙髓组织容易受到感染，产生牙髓病变。

猖獗龋（猛性龋，rampant caries）是急性龋的一种类型，病程进展很快，多数牙在短期内同时患龋，常见于颌面及颈部接受放射治疗的患者，又称放射性龋。舍格伦综合征或干燥综合征（Sjogren syndrome）患者及一些有严重全身性疾病的患者，由于唾液分泌量减少或未注意口腔卫生，亦可能发生猖獗龋。

2. 慢性龋（chronic caries）　进展慢，龋坏组织染色深，呈黑褐色，病变组织较干硬，又称干性龋。一般龋病都属此种类型。

龋病发展到某一阶段时，由于病变环境发生变化，隐蔽部位变得开放，原有致病条件发生了改变，龋病不再继续进行，损害仍保持原状，这种特殊龋损害称为静止龋（arrested caries），也是一种慢性龋。

3. 继发龋（secondary caries）　龋病治疗后，由于充填物边缘或窝洞周围牙体组织破裂，形成菌斑滞留区，或修复材料与牙体组织不密合，留有小的缝隙，这些都可能成为致病条件，产生龋病，称继发龋。

（二）按损害的解剖部位分类

1. 𬌗面（窝沟）龋和平滑面龋　牙面窝沟是牙釉质的深通道，个体之间的形态差异很大，常影响龋病发生。窝沟类型分型如下。

（1）V 型：顶部较宽，底部逐渐狭窄，该型占34%。

（2）U 型：从顶到底部宽度几乎相同，约占14%。

（3）I 型：呈一非常狭窄的裂缝，占19%。

（4）IK 型：非常狭窄的裂缝但底部带有宽的间隙，占26%。

（5）其他类型：占7%。

有的窝沟龋损呈锥形，底部朝牙本质，尖向牙釉质表面，狭而深的窝沟处损害更为严重，龋病早期，牙釉质表面无明显破坏。具有这类临床特征的龋损又称潜行性龋。

除窝沟外的牙面发生的龋病损害均为Ⅱ型，称平滑面龋。平滑面龋损可进一步分为2个亚类：发生于近远中触点处的损害称邻面龋；发生于牙颊或舌面，靠近釉牙骨质界处为颈部龋。

2. 根面龋　龋病过程大多从牙釉质表面开始，但亦有从牙骨质或直接从牙本质表面进入，如牙根面龋。在根部牙骨质发生的龋病损害被称作根面龋。这种类型的龋病损害主要发生于牙龈退缩、根面外露的老年人牙列。在50～59岁年龄组中约60%以上的受检者有根面龋损。根面龋始于牙骨质或牙本质表面，这两种牙体组织的有机成分多于牙釉质，基于这一原因，引起根面龋的菌群可能有别于产生牙釉质龋的菌群。在现代人群中的根面龋，最常发生于牙根的颊面和舌面，而在古代人群中，根面龋损害主要在邻面。

3. 线形牙釉质龋（linear enamel caries）　线形牙釉质龋是一种非典型性龋病损害，主要发生于上颌前牙唇面的新生线处（neonatal line），或更确切地说是新生带（neonatal zone）。新生带代表出生前和出生后牙釉质的界限，是乳牙具有的组织学特征。乳上颌前牙釉质表面的新生带部位产生的龋病损害呈新月形，其后续牙对龋病的易感性也较强。

4. 隐匿性龋　牙釉质脱矿常从其表面下层开始，有时可能在看似完整的牙釉质下方形成龋洞，因其具有隐匿性，临床检查常易漏诊。隐匿性龋好发于磨牙沟裂下方和邻面。仔细检查可发现病变区色泽较暗，有时用探针尖可以探入洞中。X线摄片可以确诊。

（三）按病变深度分类

根据病变深度可分为浅龋、中龋和深龋。

二、诊断

（一）龋病的诊断

1. 视诊　观察牙面有无黑褐色改变和失去光泽的白垩色的斑点，有无腔洞形成。当怀疑有邻面龋时，可从咬殆面观察邻近的边缘嵴有无变暗的黑晕出现。

2. 探诊　利用尖头探针探测龋损部位有无粗糙、勾拉或插入的感觉。探测洞底或牙颈部的龋洞是否变软、酸痛或过敏，有无剧烈探痛。还可探测龋洞部位、深度、大小、有无穿髓孔等。

邻面的早期龋损，探针不易进入，可用牙线自咬殆面滑向牙间隙，然后自颈部拉出，检查牙线有无变毛或撕断的情况。

3. 温度刺激试验　当龋洞深达牙本质时，患者即可能述说对冷、热或酸、甜刺激发生敏感甚至难忍的酸痛，医师可用冷热等刺激进行检查，亦可使用电活力测定。

4. X线检查　邻面龋、继发龋或隐匿龋不易用探针查出，此时可用X线片进行检查。龋病在X线片上显示透射影像。也可借助于X线检查龋洞的深度及其与牙髓腔的关系。

5. 透照用光导纤维装置进行　对检查前牙邻面龋洞甚为有效，可直接看出龋损部位和病变深度、范围。

6. 激光荧光法　激光龋齿诊断仪利用正常和龋坏牙体组织激发的荧光有着明显的区别诊断恒牙和乳牙的早期龋，特别是窝沟隐匿龋。目前对激光荧光诊断龋齿的研究得出的特异度范围变化很大，多数学者建议激光荧光诊断可作为可疑龋的辅助诊断而非首选诊断。

（二）龋病的诊断标准

临床上最常使用的诊断标准系按病变程度分类进行，现介绍如下：

1. 浅龋　浅龋位于牙冠部时，一般均为牙釉质龋或早期牙釉质龋，但若发生于牙颈部时，则是牙骨质龋和/或牙本质龋，亦有一开始就是牙本质龋者。

位于牙冠的浅龋又可分为窝沟龋和平滑面龋。前者的早期表现为龋损部位色泽变黑，进一步仔细观察可发现黑色色素沉着区下方为龋白斑，呈白垩色改变。用探针检查时有粗糙感或能钩住探针尖端。

平滑牙面上的早期浅龋一般呈白垩色点或斑，随着时间延长和龋损继续发展，可变为黄褐色或褐色斑点。邻面的平滑面龋早期不易察觉，用探针或牙线仔细检查，配合X线片可能做出早期诊断。

浅龋位于牙釉质内，患者一般无主观症状，遭受外界的物理或化学刺激如冷、热、酸、甜刺激时亦无明显反应。

浅龋诊断应与牙釉质钙化不全、牙釉质发育不全和氟牙症相鉴别。

牙釉质钙化不全亦表现有白垩状损害，表面光洁，同时白垩状损害可出现在牙面任何部位，浅龋有一定的好发部位。

牙釉质发育不全是牙发育过程中，成釉器的某一部分受到损害所致，可造成牙釉质表面不同程度的实质性缺陷，甚至牙冠缺损。牙釉质发育不全时也有变黄或变褐的情况，但探诊时损害局部硬而光滑，病变呈对称性，这些特征均有别于浅龋。

氟牙症又称斑釉症（mottled enamel），受损牙面呈白垩色至深褐色，患牙为对称性分布，地区流行情况是与浅龋相鉴别的重要参考因素。

2. 中龋 当龋病进展到牙本质时，由于牙本质中所含无机物较釉质少，有机物较多，构造上又有很多小管，有利于细菌入侵，龋病进展较快，容易形成龋洞。牙本质因脱矿而软化，随色素侵入而变色，呈黄褐或深褐色，同时出现主观症状。

中龋时患者对酸甜饮食敏感，过冷、过热饮食也能产生酸痛感觉，冷刺激尤为显著，刺激去除后症状立即消失。龋洞中除有病变的牙本质外，还有食物残渣、细菌等。

由于个体反应的差异，有的患者可完全没有主观症状。颈部牙本质龋的症状较为明显，这是由于该部位距牙髓较近之故。中龋时牙髓组织受到激惹，可产生保护性反应，形成修复性牙本质，它能在一定程度上阻止病变发展。

3. 深龋 龋病进展到牙本质深层时为深龋，临床上可见很深的龋洞，易于探查到。但位于邻面的深龋洞及有些隐匿性龋洞，外观仅略有色泽改变，洞口很小而病变进展很深，临床检查较难发现，应结合患者主观症状，仔细探查。必要时需在处理过程中除去无基釉质然后再进行诊断。

若深龋洞洞口开放，则常有食物嵌入洞中，食物压迫使牙髓内部压力增加，产生疼痛。遇冷、热和化学刺激时，产生的疼痛较中龋时更加剧烈。

深龋时一般均能引起牙髓组织的修复性反应，包括修复性牙本质形成，轻度的慢性炎症反应，或血管扩张、成牙本质细胞层紊乱等。

根据患者主观症状、体征，结合 X 线片易于确诊，但应注意与可复性牙髓炎和慢性牙髓炎相鉴别。

（张　宏）

第四节　龋病的非手术治疗

龋病的非手术治疗（non‐operative treatments），是通过采用药物或再矿化等技术终止或消除龋病。方法包括药物治疗、再矿化治疗、预防性树脂充填术。

其适应范围有限，主要适用于：①釉质早期龋，未出现牙体组织缺损者。②釉质早期龋，形成较浅的龋洞，损害表面不承受咀嚼压力，也不在邻面触点内。③静止龋，致龋的环境已经消失，如𬌗面的点隙内的龋损害，由于𬌗面磨损，已将点隙磨掉；邻面龋由于邻接牙已被拔除，龋损面容易清洁，不再有牙菌斑堆积。④龋病已经造成实质性损害，牙形态的完整性被破坏，但在口腔内保留的时间不长，如将在 1 年内被恒牙替换的乳牙。⑤患龋牙破坏明显，但属于无功能的牙，如正畸治疗必须拔除的牙，无咬𬌗功能的第三磨牙。

一、药物治疗

（一）常用药物

1. 氟化物 常用的有 75% 氟化钠甘油糊剂、8% 氟化亚锡溶液、酸性磷酸氟化钠（APF）溶液、含氟凝胶（如 1.5% APF 凝胶）及含氟涂料等。

氟化物对软组织无腐蚀性，不使牙变色，安全有效，前、后牙均可使用。

氟化物的作用主要在于：①降低釉质的脱矿和促进釉质的再矿化。②氟对微生物的作用。

2. 硝酸银 常用制剂有 10% 硝酸银和氨硝酸银。硝酸银对软组织具有较强的腐蚀性，也可造成牙变色，只用于乳牙和后牙，不用于牙颈部龋。

（二）适应证

（1）釉质早期龋：位于平滑面尚未形成龋洞者。

（2）乳前牙邻面浅龋和乳磨牙𬌗面广泛性浅龋：1 年内将被恒牙替换。

（3）静止龋：龋损面容易清洁，不再有牙菌斑堆积。

（三）治疗方法

（1）用石尖磨除牙表面浅龋，暴露病变部位。大面积浅碟状龋损可磨除边缘脆弱釉质，以消除食物滞留的环境。

（2）清洁牙面，去除牙石和菌斑。

（3）隔湿，吹干牙面。

（4）涂布药物

1）氟化物：将氟化物涂于患区，用橡皮杯或棉球反复涂搽牙面 1~2min。如用涂料则不必反复涂搽。

2）硝酸银：用棉球蘸药液涂布患区，热空气吹干后，再涂还原剂，如此重复数次，直至出现黑色或灰白色沉淀。硝酸银有高度腐蚀性，使用时应严密隔湿，避免与软组织接触。

二、再矿化治疗

（一）概述

再矿化治疗（remineralizative therapy）是在药物治疗的基础上发展起来的一种治疗早期龋的方法，即采用人工方法使脱矿釉质或牙骨质再次矿化，恢复其硬度，终止或消除早期龋损。

人们很早就注意到了龋病过程中的再矿化现象。1912 年 Head 首先发现龋病病变中的再矿化，并证明这种再矿化是由于唾液的作用。同年，Pickerill 用硝酸银处理牙，发现刚萌出的牙容易被硝酸银浸入，而萌出已久者则不易浸入。

再矿化治疗已受到国内外医师的认可，并在临床应用中取得了较好的疗效。

（二）再矿化液的组成

再矿化液的配方较多，主要为含有不同比例的钙、磷和氟。为加强再矿化液的稳定性，常在再矿化中加入钠和氯。酸性环境可减弱再矿化液对釉质的再矿化作用，再矿化液的 pH 一般为 7。

（三）适应证

（1）光滑面早期龋，白垩斑或褐斑。

（2）龋易感者可作预防用：如进行头颈部放疗的患者，在放疗前、中、后行再矿化治疗，可预防放射龋；佩戴固定矫治器的正畸患者，在矫正前、中、后行再矿化治疗，可有效地预防龋齿的发生。

（3）急性龋、猖獗龋充填修复治疗时的辅助药物。

（四）治疗方法

1. 含漱　配制成漱口液，每日含漱。

2. 局部应用　适用于个别牙的再矿化。清洁、干燥牙面，将浸有药液的棉球置于患处，每次放置数分钟，反复 3~4 次。

三、预防性树脂充填术

（一）概述

预防性树脂充填术（preventive resin restoration）是窝沟龋的有效防治方法，该方法仅去除窝沟处的病变釉质或牙本质，根据龋损的大小，采用酸蚀技术和树脂材料充填龋洞并在牙面上涂一层封闭剂，是一种窝沟封闭与窝沟龋充填相结合的预防性措施。

1977 年 Simonsen 提出对小的窝沟龋和窝沟可疑龋进行预防性树脂充填术，为窝沟龋的治疗提供了一种新方法。预防性树脂充填是处理局限于窝沟的早期龋的一种临床技术。

（二）适应证

（1）拾面窝沟和点隙有龋损能卡住探针。

（2）深的点隙窝沟有患龋倾向，可能发生龋坏。

（3）窝沟有早期龋迹象，釉质脱矿或呈白垩色。

（三）治疗方法

除了去除龋坏组织和使用黏结剂外，其操作步骤与窝沟封闭相同。

（1）用手机去除点隙窝沟龋坏组织，不做预防性扩展。

（2）清洁牙面，彻底冲洗、干燥、隔湿。

（3）酸蚀殆面及窝洞。

（4）用封闭剂涂布殆面窝沟及窝洞。

（5）术后检查充填及固化情况，有无漏涂、咬殆是否过高等。

（张　宏）

第五节　深龋与根面龋处理

一、深龋处理

（一）治疗原则

1. 停止龋病发展，促进牙髓的防御性反应　去净龋坏组织，消除感染源是终止龋病发展的关键步骤。原则上应去净龋坏组织，尽量不穿通牙髓。

2. 保护牙髓　术中必须保护牙髓，减少对牙髓的刺激。

3. 正确判断牙髓状况　正确判断牙髓状况是深龋治疗成功的基础。要对牙髓状况做出正确判断，才能制订出正确的治疗方案。

影响牙髓反应的因素有很多。不仅与牙本质厚度和病变进程有关，还与细菌种类和数量及致病性、牙本质钙化程度、牙髓细胞和微循环状况、患者年龄等因素有关。临床上可通过询问病史，了解患牙有无自发痛、激发痛、刺激去除后有无延缓痛。结合临床检查，包括视诊、探诊、叩诊等，必要时做牙髓温度测试、电活力测试及 X 线检查。

（二）治疗方法

1. 垫底充填

（1）适应证：适用于无自发痛、激发痛不严重、刺激去除后无延缓痛、能去净龋坏牙本质的牙髓基本正常的患牙。

（2）窝洞预备要点：①开扩洞口，去除洞缘的无基釉和龋坏组织，暴露龋损。②用挖器或球钻仔细去除深层龋坏组织。③侧壁磨平直，不平的洞底可用垫底材料垫平。如需做倒凹固位形，应在垫底后做。④若患牙承受较大咬殆力，适当降低咬殆，磨低脆弱的牙尖和嵴。

（3）充填治疗：①垫底：第一层垫氧化锌丁香油酚黏固剂或氢氧化钙，如用复合树脂修复则不能使用氧化锌丁香油酚黏固剂垫底，第二层垫磷酸锌黏固剂。若用聚羧酸锌黏固剂或玻璃离子黏固剂垫底则可只垫一层。如需做倒凹，垫底后做。②充填：用适宜的充填材料充填，恢复牙的外形和功能。

2. 安抚治疗

（1）适应证：对于无自发痛，但有明显的激发痛的深龋患者，备洞过程中极其敏感。应先做安抚治疗，待症状消除后再做进一步处理。

（2）治疗方法：①安抚观察：清洁窝洞，放置丁香油酚棉球或抗生素小棉球，用氧化锌丁香油酚黏固剂封洞，观察 1～2 周。②充填：复诊时，如无症状，牙髓活力正常，无叩痛，则取出棉球，做双层垫底永久充填，或做间接盖髓术。如有症状，则应进一步行牙髓治疗。

如果软化牙本质可去净，可直接用氧化锌丁香油酚黏固剂封洞观察。第二次复诊时，如无症状，牙髓活力正常。可在隔湿情况下去除部分黏固剂，留一薄层做垫底用，上面用磷酸锌黏固剂垫底，做永久充填。

3. 间接盖髓术

（1）概念：间接盖髓术（indirect pulp capping，IPC）是指用具有消炎和促进牙髓牙本质修复反应的盖髓制剂覆盖于洞底，促进软化牙本质再矿化和修复性牙本质形成，保存全部健康牙髓的方法。常用的盖髓剂有氢氧化钙制剂。

（2）适应证：用于软化牙本质不能一次去净，牙髓－牙本质反应能力下降，无明显主观症状的深龋患牙。

（3）治疗方法：因慢性龋和急性龋细菌侵入深度不同，故在治疗方法上不尽相同。

二、根面龋处理

根面龋是指因牙龈退缩导致牙根表面暴露而引起牙根发生的龋病。一旦牙周组织萎缩、牙根面暴露，则为患根面龋提供了可能性。

（一）临床特点

1. 好发部位　常发生在牙龈退缩的牙骨质面，也可由楔状缺损继发而来。

2. 临床特征　早期，牙骨质表层下无机物脱矿，有机物分解，牙骨质结构和完整性遭到破坏，龋病进展缓慢、病变较浅，呈浅棕色或褐色边界不清晰的浅碟状。龋损进一步发展，沿颈缘根面呈环形扩散；病变发展时，向根尖方向发展，一般不向冠方发展侵入釉质；严重者破坏牙本质深层，在咬𬌗压力下可使牙折断。

根面龋多为浅而广的龋损，早期深度为 0.5～1.0mm 时不影响牙髓，疼痛反应轻，患者可无自觉症状。病变加深，接近牙髓时，患者对酸、甜、冷、热刺激产生激发痛。

（二）治疗原则

可采用非手术治疗和充填治疗两种方法。

1. 非手术治疗

（1）适应证：①根龋的深度限于牙骨质或牙本质浅层，呈平坦而浅的龋洞。②龋坏部位易于清洁或自洁。③龋洞洞壁质地较硬，颜色较深，呈慢性或静止状态时。

（2）治疗方法：先用器械去除菌斑及软垢，再用砂石尖磨光后用药物处理患处。

注意不要选择硝酸银药物，因为该药对口腔软组织有较强的腐蚀性并使牙变黑。

2. 充填治疗　根面龋治疗原则与龋病治疗原则相同，但应注意以下几点。

（1）去除龋坏组织，消除细菌感染：根部牙骨质和牙本质均较薄，去净龋坏组织消除细菌感染，保护牙髓更为重要。使用慢速球钻沿洞壁轻轻地、间断地钻磨，并用冷水装置，避免产热，避免对牙髓造成激惹。也可使用挖器去除软化牙本质。

（2）制备洞形：重点在制备固位形。

当龋病沿根面环形发展形成环状龋时，去除龋坏组织充填修复后，应做全冠修复。如果根面组织破坏较多，此时虽无明显的牙髓炎症状，也应做根管治疗，利用根管桩、钉插入根管，充填修复后增加牙体的抗力。

根面龋发展至龈下，牙龈组织会有不同程度的炎症。为改善牙龈组织的炎症，可先用器械或刮匙做根面洁治和刮治，并去除龋坏区软化牙本质，清洗干燥根面后用氧化锌丁香油黏固粉封闭，1 周后再进行下一步的治疗。

（3）窝洞消毒和垫底：①消毒药物：75% 乙醇，木馏油，25% 麝香草酚液。选用牙色材料充填时应用 75% 乙醇消毒。②垫底：若选用对牙髓无刺激的充填材料如玻璃离子体黏固剂，可不垫底。用复合树脂充填时，垫底材料可选择氢氧化钙。

（4）窝洞充填：①严密隔湿。②使用银汞合金充填材料时，要注意层层压紧，以免造成微渗漏。双面洞时应使用成形片或楔子，以保证材料与根部贴合，避免悬突。

（张　宏）

第六节 龋病治疗并发症及处理

充填术是龋病治疗的有效方法，在治疗过程中，根据患牙龋坏程度，做出正确的诊断和相应的治疗方案，按照规范程序进行治疗，如果诊断不正确或操作不当，可造成治疗失败。认识可能出现的意外，分析原因，减少并发症的发生是十分必要的。

一、意外穿髓

在窝洞的制备过程中，出现健康牙髓的意外暴露，常见原因如下。

1. 对髓腔解剖不熟悉　操作中应了解髓腔解剖形态，髓腔的大小、髓角高低与患者年龄和龋病类型有关。如乳牙及年轻恒牙的髓腔大、髓角高，急性龋软化牙本质多，修复性牙本质薄等情况。若不了解这些情况则易造成意外穿髓。

2. 髓腔解剖结构的变异　个别牙的髓角特别高，如有的第一磨牙的近颊髓角非常高，不易防范。术前 X 线片可帮助了解髓腔的情况。

3. 操作不当　窝洞预备过程中，去除病变组织时操作和器械使用不当都可导致穿髓。特别是急性龋时，软化牙本质多，修复性牙本质薄，更易发生意外穿髓。扩展洞形时，以与洞底平齐的深度向牙尖扩展，可造成髓角穿通。深部龋坏组织应用挖器挖除或低速球钻磨除，切忌用高速涡轮机去除。预备洞形时，深窝洞洞底不能磨平，而应通过垫底完成。

意外穿髓时的牙髓多为正常牙髓，处理应视患者年龄、患牙部位和穿髓孔大小而选择不同的牙髓治疗方法。

二、充填后疼痛

充填治疗后出现疼痛，根据引起疼痛的病因和疼痛性质可以分为牙髓性疼痛和牙周性疼痛。

（一）牙髓性疼痛

1. 激发痛　充填修复后出现冷、热刺激痛，但无明显延缓痛或仅有短暂的延缓痛，常见原因包括：备洞过程中对牙髓的物理刺激，如过冷的水冲洗窝洞、连续钻磨产热及钻牙的负压均可激惹牙髓，致牙髓充血；中龋、深龋未垫底直接银汞合金充填可传导冷、热刺激；复合树脂直接充填或深龋直接用磷酸锌黏固剂垫底可造成对牙髓的化学刺激而激惹牙髓。

症状轻者，可观察，如症状逐渐缓解可不予处理。如症状未缓解，甚至加重者则应去除充填物，经安抚治疗无症状后再重新充填。

2. 与对颌牙接触时疼痛　应用银汞合金充填的牙，在与对颌牙接触时出现短暂的疼痛，脱离接触或反复咬𬌗多次后疼痛消失。这种情况多见于与对颌牙相应的牙有不同的金属修复体，上、下牙接触时，两种具有不同电位的金属连在一起，形成电位差，产生电流而引起疼痛。

应去除银汞合金充填物，改用非导体类材料，如复合树脂充填，或改做同类金属的嵌体修复。

3. 自发痛　充填后出现阵发性、自发性疼痛，疼痛不能定位，温度刺激可诱发或加重疼痛，此种情况应考虑有牙髓炎的可能。近期出现的原因包括：对牙髓状况判断错误，小的穿髓孔未被发现；上述引起激发痛的各种因素严重或持续时间长。

远期出现的原因可能是充填材料对牙髓的慢性刺激，导致牙髓逐渐发炎，甚至坏死；洞底留有较多的龋坏组织，致病变继续发展，累及牙髓。此时，应根据患者年龄和牙髓情况选择适当的牙髓治疗方法。

（二）牙周性疼痛

1. 咬𬌗痛　充填修复后出现咀嚼疼痛，与温度刺激无关，多因充填物过高，咬𬌗时出现早接触所致。检查时会发现银汞合金充填物有亮点，复合树脂充填物可用咬𬌗纸检查出高点。确定早接触部位，磨除高点，症状即可消除。

2. 自发痛　持续性自发性疼痛，可定位，与温度刺激无关，咀嚼可加重疼痛。主要原因有：术中器械伤及牙龈，甚至牙周膜，或酸蚀剂溢至牙龈而致牙龈发炎。充填物在龈缘形成悬突，压迫牙龈，造成牙龈发炎、出血，时间长后可引起牙龈萎缩，甚至牙槽骨吸收。接触点恢复不良，造成食物嵌塞，引起牙龈炎症，牙龈萎缩及牙槽骨吸收。

可针对不同原因做不同处理。操作时轻柔、谨慎，尽量避免牙周组织的损伤。轻度牙龈炎者，局部冲洗上药。接触点恢复不良者应重新充填，必要时需要做嵌体或全冠，以恢复正常接触关系。

三、充填体折断、脱落

充填体在口腔内经过一段时间后发生折断或松动脱落，常见的原因如下。

1. 窝洞预备缺陷　抗力形和/或固位形不佳，如窝洞过浅或垫底过厚，导致充填材料过薄；邻面洞的鸠尾与邻面洞的大小不平衡，鸠尾峡过宽、过窄；轴髓线角过钝、过锐；洞底不平、龈壁深度不够等原因可致充填物易于脱落或折裂。

2. 充填材料调制不当　充填修复材料调制比例不当、调制时间过长或过短、材料被唾液或血污染等均可使充填材料的性能下降。

3. 充填方法不当　未严格隔湿，充填压力不够，材料未填入点线角、倒凹等微小区域，酸蚀黏结不充分等。

4. 过早承担咬𬌗力　材料未完全固化前，其机械强度差，如过早受力，易折断。

5. 充填物存在高点　咬𬌗关系异常者应去除原残存充填体，针对存在问题，按照备洞原则修整洞形，按正规操作调制材料和完成窝洞充填。

四、牙折裂

充填后牙折裂包括部分折裂和完全折裂两种情况。主要由于牙体组织本身的抗力不足所致。常见原因包括：窝洞制备时存在无基釉，薄壁弱尖未降低咬𬌗，特别是在承受咬𬌗力大的部位；磨除过多牙体组织，削弱了牙体组织的抗力；窝洞的点、线角太锐，导致应力集中；充填体过高、过陡、引起𬌗创伤；充填材料过度膨胀，如银汞合金在固化过程中与水接触所造成的延缓性膨胀。

对部分折裂者可去除部分充填物后，修整洞形，重新充填。如固位和抗力不够，可行黏结修复术、附加固位钉修复术、嵌体或冠修复。完全折裂至髓底者应给予拔除。

五、继发龋

继发龋多发生在洞缘、洞底或邻面牙颈部等部位。主要原因如下。

1. 备洞时未去净龋坏组织　残留的龋损或邻近的可疑龋未做处理，致使充填后龋损继续发展。

2. 洞缘未在自洁区　洞的边缘在滞留区内，或在深的窝沟处，不便于清洁和维护，易产生继发龋。

3. 微渗漏　无基釉受力时易破碎，在洞缘处存在缝隙，菌斑沉积，不易清除。充填材料硬固时，本身的体积收缩小于牙体硬组织的热膨胀系数、充填压力不足及洞缘的垫底黏固剂溶解、材料自身被腐蚀等原因都可造成洞壁与充填材料之间出现微渗漏。充填体的羽毛状边缘和承受咬𬌗力部位洞缘短斜面上的充填体，可在受力时破碎、折裂，而使充填体边缘出现缝隙。

一经诊断继发龋，应去除充填物，清除腐质，修整洞形，重新充填。

洞漆和黏结剂的使用可增加充填材料与洞壁间的密合度，从而降低微渗漏的发生率。最近的研究表明，黏结剂不仅能降低复合树脂充填的微渗漏，也可减少银汞合金充填的微渗漏。在银汞合金充填中，虽然洞漆有一定减少微渗漏的作用，但其作用是对修复体与牙体组织间微间隙的机械封闭，随着修复时间的延长，这种封闭可因温差、老化等因素而逐渐降低。而具有黏结性的各种黏结剂在银汞合金与牙体组织界面间的作用则不同，黏结剂既可起到机械封闭作用，又可与釉质、牙本质、银汞合金形成一定形式的黏结。

（张　宏）

第五章

牙体牙髓病

第一节　牙髓病学

一、概述

（一）病因

1. 微生物感染　微生物尤其是细菌感染是使牙髓病发生发展的主要因素。能够引发牙髓组织感染的细菌毒力因子相当广泛和复杂，目前被研究得较多的包括胞壁成分、可溶性因子以及毒素等。

（1）脂多糖（Lipopolys - accharides. LPS）：LPS 的生物活性相当广泛，它所引起的细胞信号级联反应多样而复杂，有关 LPS 的研究已经持续了数十年，但仍在被广泛研究。目前所知，LPS 的信号转导首先通过与其受体（如 CD14、巨噬细胞清道夫受体、β 整合素等）结合，将信号转导致细胞内。LPS 结合蛋白（LPS）参与 LPS 与受体的结合及其在细胞膜的分子锚定，BPI（杀菌性/渗透性增加蛋白）、RSLA（降解脱酰的 R. shpaeroides Lipid A）则调节着 LPS 信号的细胞内转导。在细胞内，LPS 不仅调节着多个细胞因子（ILs、TNFst 等）的生物学活性，也通过激活细胞内重要的转录因子（NF - κB、Cbf - α 等）参与广泛的细胞活动。

（2）细菌胞外膜泡（Extracellular vesicles, ECV）：ECV 是细菌外膜向外膨出呈芽状，在形成独立成分游离进入周围微环境的一种泡状膜结构，它是许多革兰阴性菌的一种适应性或功能生物学特征。ECV 作为毒力成分的载体，有完整的膜结构，在毒理学和免疫学特征上与细菌本身相似，所以在某程度上具有细胞样特性。然而它体积小（30～300nm），可透过微小间隙、解剖屏障，故又具有大分子样作用，它在形成过程中包容并浓缩了许多细菌固有的成分，游离出来以后，扩展了细菌毒力作用的范围和强度，如 PgECV 能到达深层组织造成远层破坏作用。

（3）细菌及其毒力因子的感染途径

1）经牙体缺损处感染：①深龋：近髓或已达牙髓的龋洞是最常见的途径。根据研究，当覆盖牙髓的牙本质厚度小于 0.2mm 时，髓腔内就可能找到细菌，有时细菌未进入髓腔，但其细菌毒素可通过牙本质小管进入髓腔引起牙髓炎症。正常的牙髓对龋病的反应是在相应的髓腔壁上沉积修复性牙本质，以阻止病变波及牙髓，但当龋病进展快于修复性牙本质沉积速度时，易致露髓，细菌可直接感染牙髓；②近髓或已达到牙髓的楔状缺损，多发生在尖牙或前磨牙。③畸形中央尖折断或被磨损露髓，多发生在下颌前磨牙。④畸形舌侧沟和畸形舌侧窝。⑤隐裂深达髓腔。⑥重度磨损已近髓或露髓。⑦外伤性牙折露髓和钻磨牙体时意外露髓。

2）通过牙周袋：微生物及其毒素可通过根分叉处和根旁侧的侧根管、根尖孔管处，侵入牙髓，这种感染，临床上常称为逆行性感染，因其牙髓病变一般从根髓开始，继而上升至冠髓及至整个牙髓组织。

3）血源感染：经过血液而侵入牙髓，但这种途径十分罕见。在其他脏器患急病性感染时，可产生菌血症或败血症，微生物及其毒素有可能经过血液侵入牙髓，引起牙髓炎症，这种感染称为血源性牙髓炎。临床发现健康人血液循环中有菌血症的占10%。牙体、牙髓手术及其他手术如拔牙等占百分率更高，所以，相当多的人带有短暂的菌血症。

2. 化学刺激

（1）药物刺激：在进行牙体修复时，如果选用的消毒物不当，可以对牙髓组织造成严重损伤。硝酸银、酚类、醛类药物对牙髓组织都有很强的刺激性。

（2）修复性刺激：如深洞直接用磷酸锌水门汀热垫底；残留牙本质较薄的洞形和复合树脂修复；酸蚀剂使用不当等。

3. 物理刺激

（1）温度刺激：制洞时如使用气涡轮机必须喷水降温，否则导致牙髓充血引起炎症。

（2）电流刺激：口腔内如有两种不同金属的修复物接触，通过唾液可产生电位差，对牙髓有一定刺激。

（3）气压变化的影响：在高空飞行或深水潜泳时，气压变化可导致牙髓病变急性发作。

（4）创伤：包括咬殆创伤、外伤等。

（5）全身因素：有报道糖尿病等可引起牙髓退变，但血源性感染引起的牙髓病极少见。

（二）分类与转归

1. 组织病理学分类　牙髓在组织学上变异很大，所谓"正常牙髓"和各种不同类型的"病变牙髓"常存在着移行阶段和重叠现象。因此，即使采用组织病理学的方法，要将牙髓状况的各阶段准确地进行分类有时也是困难的。临床医师可以根据患者提供的症状及各种临床检查结果来推测患牙牙髓的病理损伤特点。从临床治疗的角度来看，对于那些需做摘除牙髓的病理学表现的诊断实际上只对选择治疗方法起一个参考作用，因而无需准确做出牙髓疾病的组织学诊断。而对那些需要保存活髓的患牙，却需对牙髓的病理状态及恢复能力做出正确的估计。

在组织病理学上，一般将牙髓分为正常牙髓和病变牙髓两种。对于病变牙髓一直沿用如下分类：

（1）牙髓充血：生理性牙髓充血；病理性牙髓充血。

（2）急性牙髓炎

1）急性浆液性牙髓炎：急性局部性浆液性牙髓炎；急性全部性浆液性牙髓炎。

2）急性化脓性牙髓炎：急性局部性化脓性牙髓炎；急性全部性化脓性牙髓炎。

（3）慢性牙髓炎

1）慢性闭锁型牙髓炎。

2）慢性溃疡型牙髓炎。

3）慢性增生型牙髓炎。

（4）牙髓坏死与坏疽。

（5）牙髓退变：空泡性变、纤维变性、网状萎缩、钙化。

（6）牙内吸收：但是，Seltzer从人牙组织学连续切片检查结果中发现，不可能将所见到的牙髓病变按上述分类法划分。他提出如下的分类：①完整无炎症牙髓。②萎缩性牙髓（包括各种退行性变）。③完整牙髓，但有散在的慢性炎症细胞（称为移行阶段）。④慢性局部性牙髓炎（包括部分液化性坏死或部分凝固性坏死）。⑤慢性全部性牙髓炎（包括局部液化性坏死或局部凝固性坏死）。⑥全部牙髓坏死。无炎症牙髓出现的萎缩性变化可能与既往的治疗或龋病史有关。对临床医师来说，重要的是需要判断患牙的牙髓是否可通过实施一些临床保护措施而得以保留其生活状态且不出现临床症状。因此，在临床上需要一套更为实用的分类和诊断标准。

2. 临床分类　根据牙髓病的临床表现和治疗预后可分为：

（1）可复性牙髓炎。

（2）不可复性牙髓炎：①急性牙髓炎（包括慢性牙髓炎急性发作）。②慢性牙髓炎（包括残髓炎）。③逆行性牙髓炎。

（3）牙髓坏死。

（4）牙髓钙化：①髓石。②弥漫性钙化。

（5）牙内吸收。

3. 转归　牙髓为疏松结缔组织，被包裹在四周皆为坚硬的牙本质壁内，一旦发生炎症，其组织解剖特点决定了髓腔内的炎性渗出物无法得到彻底引流，局部组织压增高，使感染容易很快扩散到全部牙髓，并压迫神经产生剧烈疼痛。因为牙髓与机体的联系主要是借助于狭窄的根尖孔与根尖周围组织相通连，所以，在发生炎症时组织几乎不能建立侧支循环，严重地限制了其恢复能力，使其易于走向坏死。牙髓炎病变过程随着外界刺激物及机体抵抗力的变化，可有3种趋向：①当外界刺激因素被消除后，牙髓的炎症受到控制，机体修复能力得以充分发挥，牙髓组织逐渐恢复正常。此种情况多见于患牙根尖孔较为粗大，牙髓炎症较轻微，全身健康状况良好时。②当外界刺激长期存在，刺激强度并不很强或刺激减弱，或牙髓炎症渗出物得到某种程度的引流时，牙髓病变则呈现慢性炎症表现，或成为局限性化脓灶。③外界刺激较强且持续存在，致使牙髓的炎症进一步发展，局部组织发生严重缺氧、化脓、坏死，以至全部牙髓均失去生活能力。

二、临床表现及诊断

（一）可复性牙髓炎

可复性牙髓炎（reversible pulpitis）是牙髓组织以血管扩张、充血为主要病理变化的初期炎症表现，它相当于牙髓病的组织病理学分类中的"牙髓充血"。由于"充血"是炎症全过程中自始至终的一种病理表现，因而，严格地讲"牙髓充血"既不能构成一种组织学诊断，也更谈不上作为临床诊断用语了。在临床实际工作中，若能彻底去除作用于患牙上的病源刺激因素，同时给予患牙适当的治疗，患牙牙髓是可以恢复到原有的状态。基于这一临床特点，将其称为"可复性牙髓炎"更符合实际。但若外界刺激持续存在，则牙髓的炎症继续发展，患牙转成不可复性牙髓炎。

1. 临床表现

（1）症状：当患牙受到冷、热温度刺激或甜、酸化学刺激时，立即出现瞬间的疼痛反应，尤其对冷刺激更敏感，刺激一去除，疼痛随即消失。无自发性疼痛。

（2）检查：①患牙常见有接近髓腔的牙体硬组织病损，如深龋、深楔状缺损，或可查及患牙有深牙周袋，也可受累于咬𬌗创伤。②患牙对温度测验表现为一过性敏感，且反应迅速，尤其对冷测反应较强烈。当去除刺激后，症状仅持续数秒即缓解。进行牙髓活力电测验时，患牙亦呈一过性敏感反应。③叩诊反应同正常对照牙，即为阴性。

2. 诊断要点

（1）主诉对温度刺激一过性敏感，但无自发痛的病史。

（2）可找到能引起牙髓病变的牙体病损或牙周组织损害等病因。

（3）对牙髓活力测验的反应阈值降低，相同的刺激，患牙常可出现一过性敏感。

3. 鉴别诊断

（1）深龋：患有深龋的患牙对温度刺激也敏感，但往往是当冷、热刺激进入深龋洞内才出现疼痛反应，且其刺激去除后症状并不持续。在实际临床检查时，深龋与可复性牙髓炎有时很难区别，此时可按可复性牙髓炎的治疗进行处理。

（2）不可复性牙髓炎：可复性牙髓炎与不可复性牙髓炎的区别关键在于前者绝无自发痛病史，后者一般有自发痛史，且温度刺激去除后，不可复性牙髓炎的疼痛反应持续时间较长久，有时可出现轻度叩痛。在临床上，若可复性牙髓炎与无典型自发痛症状的慢性牙髓炎一时难以区分时，可先采用诊断性治疗的方法即用氧化锌丁香油酚粘固剂进行安抚治疗，在观察期内视是否出现自发痛症状再明确诊断。

（3）牙本质过敏症：患有牙本质过敏症的患牙往往对探、触等机械刺激和酸、甜等化学刺激更敏感。而可复性牙髓炎主要是对冷、热温度刺激一过性敏感。

（二）不可复性牙髓炎

不可复性牙髓炎（irreversible pulpitis）是一类病变较为严重的牙髓炎症，可发生于牙髓的某一局部，也可能涉及全部牙髓，甚至在炎症中心部位已发生不同程度的坏死。上述发生在牙髓组织中的炎症的范围和性质在临床上很难得以准确区分，而且此类牙髓炎症自然发展的最终结局均为全部牙髓坏死，几乎没有恢复正常的可能，临床治疗上只能选择摘除牙髓以去除病变的方法。所以，将这一类牙髓炎、症统称为不可复性牙髓炎。但按其临床发病和病程经过的特点，又可分为急性牙髓炎（包括慢性牙髓炎急性发作）、慢性牙髓炎、残髓炎和逆行性牙髓炎。

1. 急性牙髓炎　急性牙髓炎（acute pulpitis）的临床特点是发病急，疼痛剧烈。临床上绝大多数属于慢性牙髓炎急性发作的表现，龋源性者尤为显著。无慢性过程的急性牙髓炎多出现在牙髓受到急性的物理损伤、化学刺激以及感染等情况下，如手术切割牙体组织等导致的过度产热、充填材料的化学刺激等。

必须加以说明的是应该对临床上表现出来的急性症状与组织病理学上的急性炎症区分开来。真正意义上的急性牙髓炎很少引起疼痛，因为从组织病理学的角度来看，所谓的急性炎症过程是短暂的，很快就会转为慢性炎症或因得到引流而使急性炎症消退。但是，由炎症引起的急性症状却可持续较长时间，给患者造成巨大痛苦。出现疼痛的牙髓炎症多数为慢性炎症，而且炎症常已存在了相当长的时间。如在深龋的进展过程中，牙髓早已有了慢性炎症，而此时，在临床上可能还未出现典型的急性症状。疼痛症状的出现常与作为渗出物引流通道的冠部开口被堵塞有关。因此，在临床诊断时，可将有急性疼痛症状出现者视为慢性炎症的急性发作。

（1）临床表现

1）症状：急性牙髓炎（包括慢性牙髓炎急性发作）的主要症状是剧烈疼痛，疼痛性质具有下列特点：①自发性阵发性痛：在未受到任何外界刺激的情况下，突然发生剧烈的自发性尖锐疼痛，疼痛可分为持续过程和缓解过程，即所谓的阵发性发作或阵发性加重。在炎症的早期，疼痛持续的时间较短，而缓解的时间较长，可能在一天之内发作二三次，每次持续数分钟。到炎症晚期，则疼痛的持续时间延长，可持续数小时甚至一整天，而缓解时间缩短或根本就没有疼痛间歇期。炎症牙髓出现化脓时，患者可主诉患牙有搏动性跳痛。②夜间痛：疼痛往往在夜间发作，或夜间疼痛较白天剧烈。患者常因牙痛而难以入眠或从睡眠中痛醒。③温度刺激加剧疼痛：冷、热刺激可激发患牙的剧烈疼痛。若患牙正处于疼痛发作期内，温度刺激可使疼痛更为加剧。如果牙髓已有化脓或部分坏死，则患牙可表现为所谓的"热痛冷缓解"。这可能是因为牙髓的病变产物中有气体，受热后使其膨胀，致使髓腔内压力进一步增高，遂产生剧痛。反之，冷空气或凉水可使气体体积收缩，减小压力而缓解疼痛。临床上常见到患者携带凉水瓶就诊，随时含漱冷水进行暂时止痛。④疼痛不能自行定位：疼痛发作时，患者大多不能明确指出患牙。疼痛呈放散性或牵涉性，常常是沿三叉神经第二支或第三支分布区域放射至患牙同侧的上、下颌牙或头、颞、面部。但这种放散痛绝不会放散到患牙的对侧区域。

2）检查：①患牙可查及极近髓腔的深龋或其他牙体硬组织疾患，有时也可见牙冠有充填体存在或可查到患牙有深牙周袋。②探诊常可引起剧烈疼痛，有时可探及微小穿髓孔，并可见有少许脓血自穿髓孔流出。③温度测验时，患牙的反应极其敏感或表现为激发痛。刺激去除后，疼痛症状要持续一段时间。也可表现为热测激发痛，冷测则缓解。进行牙髓活力电测验时，患牙的牙髓若处于早期炎症阶段，其反应性增强；若处于晚期炎症，则表现为迟钝。④牙髓的炎症处于早期阶段时，患牙对叩诊无明显不适；处于晚期炎症的患牙，因牙髓炎症的外围区已波及根尖部的牙周膜，因此可出现垂直方向的轻度叩痛。

（2）诊断要点

1）典型的疼痛症状：自发痛、夜间痛、冷热激发痛、放散痛。

2）患牙可被查到有引起牙髓病变的牙体损害或其他病因。

3）牙髓活力测验，尤其温度测验结果以及叩诊反应可帮助定位患牙。对患牙的确定是诊断急性牙髓炎的关键。

（3）鉴别诊断：急性牙髓炎的主要症状为剧烈的牙痛。因此，在临床上遇到因牙痛主诉就诊的患者，应注意与那些可引起牙痛症状的其他疾病进行鉴别。

1）三叉神经痛：三叉神经痛的发作一般有疼痛"扳机点"，患者每触及该点即诱发疼痛。患者在诉说病史时，往往忽略此点，应特别加以详细询问。再者三叉神经痛很少在夜间发作，且冷、热温度刺激并不引发疼痛。

2）龈乳头炎：龈乳头炎也可出现剧烈的自发性疼痛，但疼痛性质为持续性胀痛，对温度测验的反应为敏感，一般不会导致激发痛，患者对疼痛多可定位。检查时可发现患者所指示的部位龈乳头有充血、水肿现象，触痛极为明显。患处两邻牙间可见有食物嵌塞的痕迹或可问及食物嵌塞史。一般不能查及可引起牙髓炎的牙体硬组织损害及其他疾患。

3）急性上颌窦炎：患有急性上颌窦炎时，患侧的上颌后牙可出现类似牙髓炎的疼痛症状。这是因为上颌后牙根尖区的解剖部位恰与上颌窦底相邻接，且分布于该区域牙髓的神经是先经过上颌窦侧壁或窦底后再进入根尖孔内的。因此，上颌窦内的急性炎症可牵涉到相应上颌后牙的牙髓神经而引发"牙痛"，此时疼痛也可放散至头面部而易被误诊。但通过仔细检查，可发现在急性上颌窦炎时所出现的疼痛为持续性胀痛，患侧的上颌前磨牙和磨牙可同时受累而致二三颗牙均有叩痛，但无引起牙髓炎的牙体组织疾患。上颌窦前壁可出现压痛，同时，患者还可能伴有头痛、鼻塞、脓涕等上呼吸道感染的症状。

2. 慢性牙髓炎　慢性牙髓炎（chronic pulpitis）是临床上最为常见的一型牙髓炎，有时临床症状很不典型，容易误诊而延误治疗。

（1）临床表现：慢性牙髓炎一般不发生剧烈的自发性疼痛，但有时可出现不甚明显的阵发性隐痛或者每日出现定时钝痛。慢性牙髓炎的病程较长，患者可诉有长期的冷、热刺激痛病史。因此，炎症容易波及全部牙髓及根尖部的牙周膜，致使患牙常表现有咬𬌗不适或轻度的叩痛。患者一般多可定位患牙。

根据组织病理学的检查结果，视髓腔是否已被穿通而将慢性牙髓炎分为慢性闭锁型牙髓炎和慢性开放型牙髓炎。前者患牙的牙髓尚未暴露，而后者髓腔已与外界相通。由于牙髓的血液供应等条件的不同，髓腔呈暴露状的牙髓所表现出来的组织反应也不同，因而又有了溃疡型和增生型之分。在临床上，这3型慢性牙髓炎除了具有慢性牙髓炎共同的表现之外，无论是患者主诉的症状还是临床检查的体征又各自有其特点，现分述如下：

1）慢性闭锁型牙髓炎

a. 症状：无明显的自发痛。但曾有过急性发作的病例或由急性牙髓炎转化而来的病例则可诉及有剧烈自发痛的病史，也有无自发痛症状者。几乎所有患者都有长期的冷、热刺激痛病史。

b. 检查：①查及深龋洞、冠部充填体或其他近髓的牙体硬组织疾患。②洞内探诊患牙感觉较为迟钝，去净腐质后无肉眼可见的露髓孔。③患牙对温度测验和电测验的反应多为迟缓性反应，或表现为迟钝。④多有轻度叩痛（＋）或叩诊不适感（－）。

2）慢性溃疡型牙髓炎

a. 症状：多无自发痛，但患者常诉有当食物嵌入患牙洞内即出现剧烈的疼痛。另一典型症状是当冷、热刺激激惹患牙时，会产生剧痛。

b. 检查：①查及深龋洞或其他近髓的牙体损害：患者由于怕痛而长期废用患牙，以至可见患牙有大量软垢、牙石堆积，洞内食物残渣嵌入较多。②去除腐质，可见有穿髓孔。用尖锐探针探查穿髓孔时，浅探不痛，深探剧痛且见有少量暗色血液渗出。③温度测验表现为敏感。④一般没有叩痛，或仅有极轻微的叩诊不适。

3）慢性增生性牙髓炎：此型牙髓炎的发生条件是患牙根尖孔粗大，血运丰富以及穿髓孔较大，足以允许炎症牙髓增生呈息肉状并自髓腔突出。因此，慢性增生性牙髓炎多见于青少年患者。

a. 症状：一般无自发痛，有时可有患者诉说进食时患牙疼痛或有进食出血现象。因此长期不敢用患侧咀嚼食物。

b. 检查：患牙大而深的龋洞中有红色的肉芽组织，即牙髓息肉，它可充满整个洞内并达𬌗面，探之无痛但极易出血。由于长期的废用，常可见患牙及其邻牙有大量牙石堆积。

当查及患牙深洞处有息肉时，临床上要注意与牙龈息肉和牙周膜息肉相鉴别。牙龈息肉多是在患牙邻殆面出现龋洞时，由于食物长期嵌塞加之患牙龋损处粗糙边缘的刺激，牙龈乳头向龋洞增生所形成的息肉样物体。牙周膜息肉系于多根牙的龋损发展过程中，不但髓腔被穿通，而且髓室底亦遭到破坏，外界刺激使根分叉处的牙周膜反应性增生，息肉状肉芽组织穿过髓底穿孔处进入髓室，外观极像牙髓息肉。在临床上进行鉴别时，可用探针探查息肉的蒂部以判断息肉的来源。当怀疑为牙龈息肉时，还可自蒂部将其切除，见出血部位位于患牙邻面龋洞龈壁外侧的龈乳头位置即可证实判断。对牙髓息肉和牙周膜息肉进行鉴别时，应仔细探查髓室底的完整性，摄 X 线片可辅助诊断。

（2）诊断要点

1）可以定位患牙，有长期冷、热刺激痛病史和/或自发痛史。

2）可查到引起牙髓炎的牙体硬组织疾患或其他病因。

3）患牙对温度测验的异常表现。

4）叩诊反应可作为很重要的参考指标。

在临床上诊断慢性牙髓炎可以不再细分为闭锁型、溃疡型及增生型。这是因为临床对洞底是否与髓腔穿通的检查结果与实际的组织学表现常有出入，再者从治疗方法的选择上这 3 种类型也无区别。因此，临床仅对患牙明确诊断出"慢性牙髓炎"即可。还有一点需要注意的是当无典型临床表现的深龋患牙，在去净腐质时发现有露髓孔，甚或在去腐未净时已经露髓，亦即诊断为"慢性牙髓炎"。

（3）鉴别诊断

1）深龋：无典型自发痛症状的慢性牙髓炎有时与深龋不易鉴别。可参考温度测验结果进行判断。深龋患牙往往是当温度刺激进入洞内才出现敏感症状，刺激去除后症状立即消失；而慢性牙髓炎对温度刺激引起的疼痛反应会持续较长时间。另外，慢性牙髓炎可出现轻叩痛，而深龋患者对叩诊的反应与正常对照牙相同，即为阴性。

2）可复性牙髓炎：见本节可复性牙髓炎鉴别诊断。

3）干槽症：患侧近期有拔牙史。检查可见牙槽窝空虚，骨面暴露，出现臭味。

拔牙窝邻牙虽也可有冷、热刺激敏感及叩痛，但无明确的牙髓疾患指征。

3. 残髓炎 残髓炎（residual pulpitis）属于慢性牙髓炎，因其发生在经牙髓治疗后由于残留了少量炎症根髓或多根牙遗漏了未做处理的根管，所以命名为残髓炎。由于残髓炎在临床表现及诊断上有一定特点，所以将它单列叙述。

（1）临床表现

1）症状：残髓炎的临床症状与慢性牙髓炎的疼痛特点相似，常表现为自发性钝痛、放散性痛、温度刺激痛。因炎症发生于近根尖孔处的根髓组织，所以患牙多有咬殆不适感或轻微咬殆痛。患牙均有牙髓治疗的病史。

2）检查：①患牙牙冠有作过牙髓治疗的充填体。②对患牙施以强冷或强热刺激进行温度测验，其反应可为迟缓性痛或稍有感觉。③叩诊轻度疼痛（＋）或不适感（±）。④去除患牙充填物，用根管器械探查病患根管深部时有感觉或疼痛。

（2）诊断要点

1）有牙髓治疗史。

2）有牙髓炎症状表现。

3）强温度刺激患牙有迟缓性痛以及叩诊疼痛。

4）探查根管有疼痛感觉即可确诊。

4. 逆行性牙髓炎 逆行性牙髓炎（retrograde pulpitis）的感染来源于患牙牙周病所致的深牙周袋。袋内的细菌及毒素通过根尖孔或侧、副根管逆行进入牙髓，引起根部牙髓的慢性炎症，也可由局限的慢性牙髓炎急性发作。因为此型牙髓炎的感染走向与通常由冠部牙髓开始、逐渐向根部牙髓进展的牙髓炎方向相反，故名逆行性牙髓炎。感染通过近牙颈部和根分叉部侧支根管引起的牙髓发炎多为局限性牙髓炎，疼痛并不非常剧烈。而由根尖方向引起的逆行性牙髓炎对牙髓血运影响极大，临床上可以急性牙髓炎表现出来。逆行性牙髓炎是牙周牙髓联合征的一型。

（1）临床表现

1）症状：患牙可表现为自发痛，阵发痛，冷、热刺激痛，放散痛，夜间痛等典型的急性牙髓炎症状。也可呈现为慢性牙髓炎的表现，即冷、热刺激敏感或激发痛以及不典型的自发钝痛或胀痛。患牙均有长时间的牙周炎病史，可诉有口臭、牙齿松动、咬𬌗无力或咬𬌗疼痛等不适症状。

2）检查：①患牙有深达根尖区的牙周袋或较为严重的根分叉病变。牙龈水肿、充血、牙周袋溢脓。牙可有不同程度的松动。②无引发牙髓炎的深龋或其他牙体硬组织疾病。③对多根患牙牙冠的不同部位进行温度测验，其反应可为激发痛、迟钝或无反应。这是由于同一牙不同根管内的牙髓病理状态不同所致。④患牙对叩诊的反应为轻度疼痛（＋）至中度疼痛（＋＋）。⑤X线片显示患牙有广泛的牙周组织破坏或根分叉病变。

（2）诊断要点

1）患者有长期的牙周炎病史。

2）近期出现牙髓炎症状。

3）患牙未查及引发牙髓病变的牙体硬组织疾病。

4）患牙有严重的牙周炎表现。

（张　宏）

第二节　根管治疗

一、概述

根管治疗（root canal therapy，RCT）是一种治疗牙髓病、根尖周病的有效方法，其核心是去除感染源，杜绝再感染的途径。它是通过机械和化学的方法预备根管，将存在于牙髓腔内已发生不可复性损害的牙髓组织和作为根尖周病的病源刺激物全部清除，以消除感染源；在清洁根管的同时，将根管预备成一定形状，以方便大量冲洗髓腔和充填根管，通过严密地堵塞空腔从而达到防止再感染的目的。经过根管治疗，可防止根尖周炎的发生或促进原有根尖周病变的愈合，最终使患牙被保存下来，维护牙列的完整和咀嚼器官的功能。

二、适应证

（1）各型牙髓炎、牙髓坏死和各型根尖周炎。

（2）外伤牙：牙根已发育完成，牙冠折断牙髓暴露者；或牙冠折断虽未露髓，但修复设计需进行全冠或桩核冠修复者；或根折患牙断根尚可保留用于修复者。

（3）某些非龋牙体硬组织疾病

1）重度的釉质发育不全、氟牙症、四环素牙等牙发育异常患牙需行全冠或桩核冠修复者。

2）重度磨损患牙出现严重的牙本质敏感症状又无法用脱敏治疗缓解者。

3）微裂牙需行全冠修复者。

4）牙根纵裂患牙需行截根手术的非裂根管。

（4）牙周 – 牙髓联合病变患牙。

（5）因义齿修复需要，如错位、扭转或过长而无其他牙体牙髓病损的牙齿，或牙冠大面积缺损、残根而需行全冠、桩核冠修复的患牙。

（6）因颌面外科需要，如某些颌骨手术所涉及的牙齿。

（7）移植牙、再植牙。

三、根管治疗的基本器械

1. 光滑髓针　光滑髓针（smooth probe）由柄和探针两部分组成。柄分长、短两种。短柄适用于后牙，长柄者用于前部牙齿。探针细长，横断面为圆形或三角形，用于探查根管情况、卷面捻擦干根管或根管封药，也可用于充填根管糊剂（图5－1）。

2. 拔髓针　拔髓针（barbed broach）的大小和形状与光滑髓针相似，但针侧有许多倒刺，用于拔除牙髓组织及取出根管内棉捻和纸尖。

光滑髓针或拔髓针按直径由粗到细的顺序分型为0、00和000号（图5－1）。

3. 髓针柄　髓针柄（broach handle）是用于安放光滑髓针和拔髓针的杆状金属手柄，一端有螺旋帽和三瓣簧以夹持髓针，便于操作。

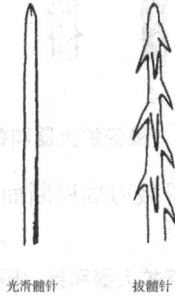

光滑髓针　　　　拔髓针

图5－1　光滑髓针和拔髓针

4. 根管扩大器和根管锉　ISO标准的根管扩大器（reamer）和根管锉（file）均由柄和工作端构成。工作端为不锈钢制成，其标准长度有21mm、25mm、28mm和31mm四种。工作端的刃部长度均为16mm（图5－2），锥度为恒定的0.02，即从工作刃尖端向柄部每移动1mm，其横断面的直径增大0.02mm。因此，其刃尖端横断面直径（D_1）与刃末端横断面直径（D_2）的差值是恒定的（$D_2 - D_1 = 0.32$mm）。主要用于根管的机械预备。器械工作端带有一个小的橡皮止动片，为标记工作长度（workinglength）所用（图5－3）。

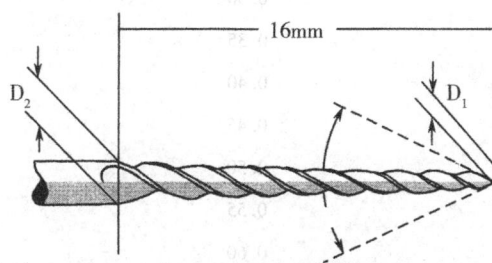

图5－2　标准规格的根管扩大器

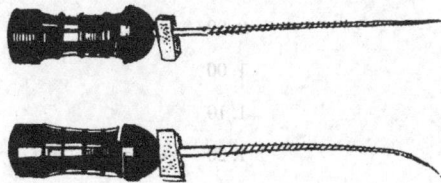

图5－3　装有橡皮止动片的根管锉

根管扩大器刃端为螺旋状，每1mm有1/2～1个螺纹，横断面为三角形。在根管内顺时针方向旋动时，有穿透缝隙和切割侧壁的能力，弹性较大，带出腐屑的能力较差。

根管锉的刃端有三种形状：K型、H型和鼠尾锉（图5－4）。K型锉刃端是由横断面为三角形、四方形或菱形的不锈钢丝控制而成，为螺旋状，螺纹密，菱形截面的锉针控制出的螺刃呈高低交错。根管锉侧壁切割能力强，能使根管壁光滑，且带出碎屑能力强，但穿透能力较差。粗的K型锉和H型锉的切割刃为切削旋制所成，非拧制而成。H型锉的横断面为逗号形，在根管壁上提拉时，侧壁切割能力强，但旋转穿透力不强，且易折断。鼠尾锉刃端如倒钩髓针，每一圆周有8个尖刺，用以侧壁切割效率高，带腐屑能力甚强，但根管壁光滑度较差。

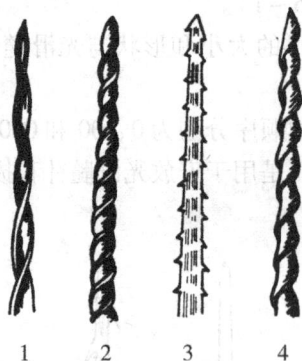

图 5 - 4 根管扩大器和各型锉

根管扩大器和根管锉的国际标准型号按器械刃端横断面直径的大小分型，并以固定的颜色在器械的塑料柄上标定（表 5 - 1）。

表 5 - 1 根管扩大器和锉的国际标准型号

国际标准型号	刃尖端横断面尖径（mm）	器械塑料柄颜色
6	0.06	粉
8	0.08	灰
10	0.10	紫
15	0.15	白
20	0.20	黄
25	0.25	红
30	0.30	蓝
35	0.35	绿
40	0.40	黑
45	0.45	白
50	0.50	黄
55	0.55	红
60	0.60	蓝
70	0.70	绿
80	0.80	黑
90	0.90	白
100	1.00	黄
110	1.10	红
120	1.20	蓝
130	1.30	绿
140	1.40	黑

5. 扩孔钻 扩孔钻（G、P、B - 1、D……type burs or reamers）种类很多，其柄端同钻针类似，分为手用与机用两种。颈部细长，刃部为棱锥形、枣核形，其尖可进入根管口，刃可切割根管口的外缘与侧壁，随着尖刃的探入，根管可逐渐变大成为漏斗状（图 5 - 5）。

6. 螺旋充填器 螺旋充填器（paste carrier）的柄同钻针类，可安装在慢速弯机头上使用。工作端为富有弹性的螺旋状不锈钢丝制成（图 5 - 6）。顺时针方向旋转时，可将根管糊剂推入根管。

7. 根管充填加压器 有侧方加压器（spreader）和垂直加压器（condenser）两种（图 5 - 7），又分别含指持（finger instrument）和手持（hand instrument）两类。长柄手持器械结构和形状与手用充填器相似，但其工作端细长；短柄指持器械结构、形状、型号大小和柄颜色与根管锉相似。侧方加压器的工作端长而尖细，尖端直径与 ISO 标准的根管锉相符，并以相同颜色标记器械柄，锥度也为 0.02。在根管冷侧压充填时，用于展牙胶尖与根管侧壁间的缝隙，以利牙胶尖成为根管中充填物的主体，并达到三维致密充实的状态。垂直加压器的工作端长而细，前端平，用于垂直向压紧根管内的牙胶。

8. 测量根管工作长度的标尺　为一段 4～5cm 长的不锈钢制的米突尺，便于消毒（图 5-8）。

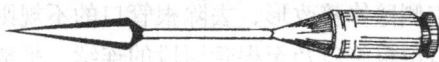

A

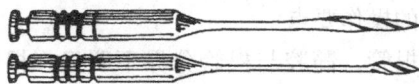

B

图 5-5　扩孔钻

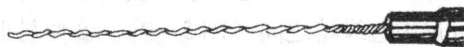

图 5-6　螺旋充填器

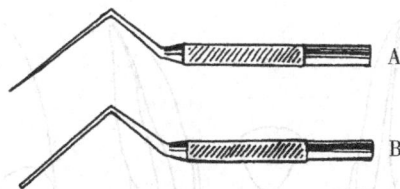

A

B

图 5-7　根管充填加压器

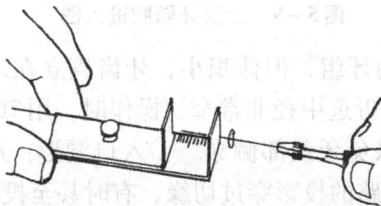

图 5-8　测量根管工作长度的标尺

四、临床操作

根管治疗由根管预备、根管消毒和根管充填三大步骤组成，现代的观念更强调将根管清理、成形、消毒合为一体，强调机械预备和化学冲洗在实现去除感染目标中的作用；通过严密堵塞根管实现杜绝再感染。高质量地完成根管预备和根管充填是根管治疗成功的关键，而不合格的根管充填往往是由于根管预备不合格造成的。

根管治疗的临床操作应该严格遵循无痛和无菌的原则。

（一）髓腔进入和初预备

髓腔进入（access）是根管治疗的首要步骤，其目的是获得无阻力进入根管根尖部的流畅的直线通道，以利对根管进行彻底的清洁和成形。髓腔进入和初预备包含两层含义，一是由牙冠外部进入髓室，要求能够直接到达、进入根管口；二是髓腔的冠部预备，通过对髓室的初步预备、改形，使清洁、成形根管的器械能够顺畅进入根管。髓腔的冠部预备又称为初预备。

髓腔进入和冠部预备的关键是入口洞形的设计和便易形的制备。入口洞形（outline form）的设计依据是髓腔的解剖形态，不同的牙齿应设计不同的入口洞形。洞形轮廓是髓腔外形在冠面的投影，确定各髓角或各根管口在拟进入的牙冠表面（通常是前牙舌面，后牙咬合面）的投影位置，其圆滑的连线即为进入洞口的外形。便易形（convinience form）是为使所有根管口能够直接暴露在直视的入口视野中、根管器械能够无阻挡直线进入根管深部而设计的髓腔入路形态。进入根管的直线通路是指当器械进入到根管时，只有根管壁与器械相接触，入路的其他部分（如髓室侧壁，入口洞缘）均不应阻碍器械的进入。因此，应将洞口敞开，将髓室侧壁修整改形，去除根管口的不规则钙化物，使冠部洞口和根管口形成漏斗形状，入路应预备成自洞口至根管口乃至根管冠段的连续、平滑、流畅的锥体形态，以引导器械顺利进入根管。在制备便易形的过程中，有时需要切割掉一些健康的牙体组织，此时一定要兼顾剩余牙体组织的抗力强度，努力使丧失的牙体组织量达到最小。

1. 各组牙齿入口洞形和便易形的操作要点

（1）上前牙组：一般只有一个根管，髓腔与根管分界不明显，根管较粗大。除侧切牙根尖部向远中或舌侧弯曲外，其余根管大多无明显弯曲。髓角包含在发育叶内。根管的横断面为钝三角形，髓腔膨大部分在牙颈部近舌隆凸处。操作时，从舌面窝中央近舌隆凸处，垂直于舌面的方向钻入，穿通髓腔后，改成平行于牙长轴方向扩展。①入口洞形：形态：切牙为底朝切缘、尖朝牙颈部的圆三角形，尖牙为椭圆形；部位：舌面窝中央，近远中边缘嵴之间（图5-9）。②便易形：直线进入的阻挡在舌隆突和切缘，操作时可于局部洞缘切槽以适应直线进入。必须仔细去净所有髓腔内容物，包括：冠髓、着色牙本质和预备残渣，否则会引起牙齿变色。髓角处组织不能去净是最常见的问题。

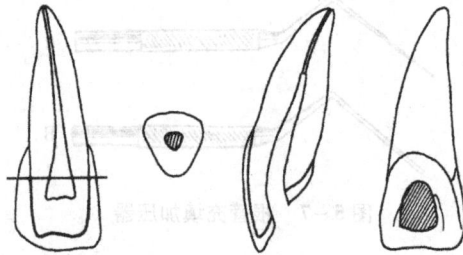

图5-9 上前牙髓腔进入图

（2）下前牙组：冠根形状同上前牙组，但体积小，牙齿直立在牙槽窝内，多为单根管，少数下前牙有两个根管。牙颈部的根管横断面近远中径非常窄。操作时，用700号细裂钻从舌面中央平行于牙长轴方向钻入，切勿近远中向偏斜，以免牙颈部侧穿。①入口洞形：形态：椭圆形；部位：舌面窝正中（图5-10）。②便易形：髓腔直线入路的投影穿过切缘，有时甚至投影在切缘的唇侧。所以，入口的唇舌向需有足够的扩展，以形成直线入路，预备时对切缘局部的损伤，可用牙色材料给予修复。

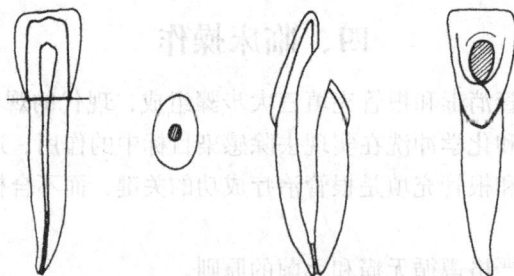

图5-10 下前牙髓腔进入图

（3）上前磨牙组：牙冠的近远中径于颈部缩窄，牙根颈部横断面呈椭圆形，颊舌径明显大于近远中径。牙根为扁根。上第一前磨牙多为颊舌二根，根分叉位置接近根尖部。上第二前磨牙为一个扁根管。操作时，用细裂钻（700号）从𬌗面中央钻入，达牙本质后沿颊舌方向移动，从一侧髓角穿入髓腔，再扩向另一侧，注意钻针方向与牙长轴一致。①入口洞形：形态：长椭圆形；部位：颊舌三角嵴中点之间，咬合面近远中向的中 1/3（图 5-11）。②便易形：髓腔扁长，入口的颊舌方向注意开够。牙冠颈部缩窄，近远中向宽度仅为牙冠接触区处宽度的 2/3，尤其是近中颈部牙本质壁较薄，应警惕该部位的穿孔。髓顶应去净，不要将 2 个髓角处的穿髓孔误认为根管口。

（4）下前磨牙组：下前磨牙的牙冠向舌侧倾斜，多为 1 个根管，少部分牙有 2 个根管。操作时，从𬌗面中央窝偏颊侧处钻入，以平行于牙长轴的方向颊舌向扩展。①入口洞形：形态：颊舌径略长的椭圆形或卵圆形；部位：咬合面颊尖至中央沟（图 5-12）。②便易形：注意钻针钻入的位置要偏颊侧，避免从舌侧穿孔。

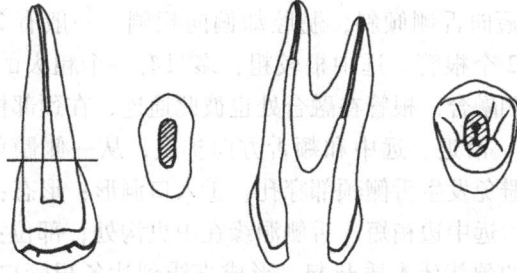

图 5-11 上前磨牙髓腔进入图

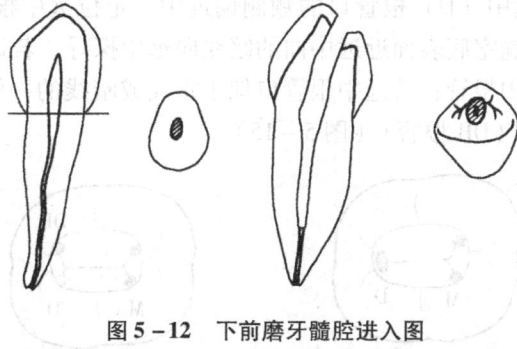

图 5-12 下前磨牙髓腔进入图

（5）上磨牙组：上磨牙略向近中倾斜，牙冠颈部的近、远中径缩窄，尤其是远中面向颈部收缩更为明显。有 3 个根，一般在每个牙根中有 1 个根管，但近中颊根较扁，有时出现 2 个根管。颊侧根管较细弯，腭侧根管较粗直。从牙颈部的横断面可见 3~4 个根管口，排列成三角形或斜方形。操作时，由中央窝钻入，到牙本质后，钻针向颊侧和近中舌尖方向移动，从近中舌髓角进入髓腔，沿各髓角扩展。注意钻针勿向近、远中方向倾斜，避免牙颈部侧穿。①入口洞形：形态：钝圆的三角形；部位：顶位于腭侧，底边位于颊侧，一腰在斜嵴的近中侧，与斜嵴平行，另一腰在近中边缘嵴内侧，与之平行（图 5-13）。②便易形：去除髓室内的颈部牙本质凸起，形成直线到达各根管口的入路是改组牙初预备的重点。定位近中颊根的第二根管口（MB2）是该组牙入路预备的一个难点，MB2 根管口通常位于近中颊根管口（MB）舌侧 1.82mm 之处，可将圆三角形顶增宽呈梯形入口使器械更易于查找、发现 MB2 根管口。定位 MB2 的方法：在 MB 根管口和腭根管口（P）的连线上，由远中颊根管口（DB）向 MB-P 连线引一条垂线，两线交点的近中即为 MB2 根管口的位置区域（图 5-14）。

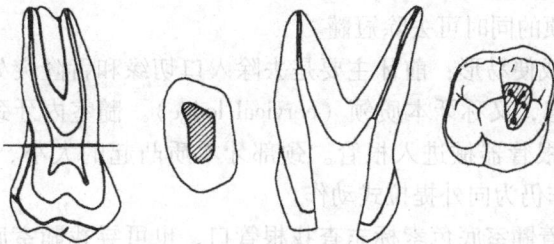

图 5-13 上磨牙髓腔进入图

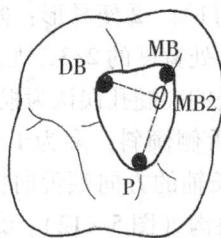

图 5 - 14　上颌磨牙 MB2 根管口定位

（6）下磨牙组：下磨牙牙冠向舌侧倾斜，髓腔却偏向颊侧。一般有 2 个根，即近中根与远中根。近中根较扁，往往含有颊、舌 2 个根管。远中根较粗，多只有一个粗大的根管，少数病例也有 2 个根管。下第二磨牙牙根有时在颊侧融合，根管在融合处也彼此通连，在颈部横断面根管呈 "C" 字形。操作时，由殆面中央偏颊侧钻入，沿近、远中和颊舌方向扩展，从一侧髓角进入髓腔，沿各髓角扩展。注意钻入的位置不要偏舌侧，避免发生舌侧颈部穿孔。①入口洞形：形态：近远中径长，颊舌径短的钝圆角的梯形，其中近中边稍长，远中边稍短，舌侧洞缘在中央沟处；部位：咬合面近远中向中 1/3，偏颊侧。②便易形：去除髓室内的颈部牙本质凸起，形成直线到达各根管口的入路是该组牙初预备的重点。在初始入口完成后，应根据根管口的位置再作便易形的修整。如远中有 2 个根管，常易遗漏远中颊（DB）根管，DB 根管口位于远中（D）根管口的颊侧偏近中。定位远中根管口时，可在近中两根管的连线中点向远中做垂线或顺着髓室底表面近远中向的暗线向远中探寻，若远中根管口恰好位于垂线之上或暗线的尽头，多数为一个远中根管；若远中根管口偏于垂线或暗线的一侧（多为舌侧），则还应在其对侧（颊侧）找到第四根管口（DB 根管）（图 5 - 15）。

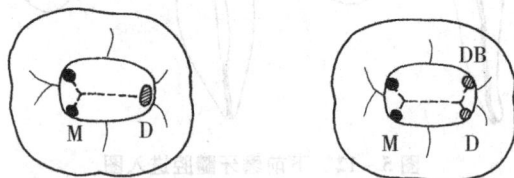

下颌磨牙远中1个根管口　　　　　下颌磨牙远中2个根管口

图 5 - 15　下颌磨牙远中根管口的定位

2. 髓腔进入和初预备的操作步骤

（1）确定患牙冠、根、髓腔的解剖位置：通过观察牙冠与牙槽骨的关系和与之相交的角度，确定牙齿的位置。在附着龈上进行扣诊有助于确定牙根的走行。仔细研读术前 X 线片，可估计髓腔的位置、大小、钙化的程度，根管的大概长度和近 - 远中向的弯曲度。术者通过对上述信息的了解和掌握，用以决定操作时钻针进入的长轴方向和深度。

（2）去除龋坏组织和修复体。

（3）设计入口洞形，穿通髓腔，揭净髓室顶：预备牙本质深洞，一般情况下最好选择在高耸的髓角处穿髓；若遇髓室较小、顶底相近甚至相接，可考虑从对应于最粗的根管口处穿入。穿通髓腔后，可沿各髓角相连的髓室顶线角将髓室顶完整揭除。操作要领是应用钻针侧刃向外提拉式切割牙本质，而非向根尖方向钻磨。揭除髓室顶的同时可去除冠髓。

（4）修整髓室侧壁，形成便易形：前牙主要是去除入口切缘和舌隆突处的阻挡，后牙主要是去除髓室侧壁牙颈部的牙本质凸起，又称牙本质领（cervical ledge）。髓室内牙颈部的牙本质凸起常常会遮挡住根管口的位置，也妨碍根管器械进入根管。颈部牙本质凸起的大小、厚度通常不会超过 4# 圆钻（直径 1.4mm）的大小。操作仍为向外提拉式动作。

（5）定位根管口：可循着髓室底色素标志查找根管口，也可寻找髓室底颜色有改变或牙本质不规则的迹象，根据这些线索在髓室底根管口的解剖部位稍用力探查能卡住 DG - 16 探针针尖的位点，以此确定根管口的位置和分布，通过观察探针进入的角度了解根管的走行方向。当髓腔钙化较重时，定位根管口发生困难时，应加强照明，辅助放大系统，如使用光纤照射仪、放大镜和显微镜，也可通过亚甲蓝染色髓室底，以发现那些未完全钙化的缝隙。

（6）去除根髓：选择与根管粗细相适应的拔髓针，斜插拔髓针至近根尖区（离根尖狭窄部 2~3mm 处），作 90°旋转，完整地一次拔除成形牙髓。如果冠髓已经坏死，先将 1.00%~5.25% 次氯酸钠溶液或 2.5% 氯亚明置入髓腔，然后再拔髓，从根管口开始分段渐进地去除净牙髓，不要一次到达根尖区。根管较细较弯曲时，拔髓针难以到达根尖 1/3 区，可用根管锉插入根管，轻微旋转搅碎牙髓，然后冲洗，反复数次可去净牙髓。

（7）探查、通畅根管，建立根管通路：选用小号 K 锉（08 号、10 号、15 号）在距锉针尖端 2~3mm 处预弯，在冲洗液的伴随下自根管口向根管内以 90°~180°轻微往返旋转进入，不要向根尖方向施压，预弯的器械尖端在不断地往返转动进入过程中可以绕过或避开根管壁上的不规则钙化物及台阶，顺利地到达根尖部，建立起根管的通路（patency），为根管预备作好准备。这种用于探查根管的小号 K 锉又称作根管通畅锉（patency file）。在建立根管通路的操作期间，可伴随使用 EDTA 凝胶或溶液，还要以大量的冲洗液冲洗、充盈髓腔，冲洗液推荐用次氯酸钠溶液。

（二）根管预备

根管预备是采用机械和化学的方法尽可能地清除根管系统内的感染物质，包括：牙髓腔内所有的残髓、微生物及其产物以及感染的管壁牙本质，达到清理、成形根管的目的。

对牙髓已遭受不可复性损害的活髓患牙进行根管治疗又称为牙髓摘除术（pulpectomy）。由于该类患牙的根管深部尚未被感染，预备根管的主要任务是去除根管内的牙髓组织并成形根管，以利根管充填。因此，在临床操作过程中应特别注意避免医源性地将感染带入根管深部。

根尖周病患牙的牙髓多已坏死，根管存在着严重的感染。对这类死髓患牙进行根管治疗，不仅要去除坏死牙髓的残渣，更重要的任务是要去净根管内的感染刺激源，即细菌及其毒性产物。彻底清洁根管系统后，再对根管进行严密的充填，将根管内已减少到很微量的残余细菌封闭在无营养来源的根管中，使之丧失生长繁殖的条件，杜绝再感染发生的机会，从而为血运丰富的根尖周组织行使其修复再生功能提供有利条件，最终达到防治根尖周病的目的。

1. 根管预备的原则和标准

（1）应在无痛、无菌的条件下操作，避免医源性的根管内感染或将感染推出根尖孔。

（2）根管预备应局限在根尖狭窄部（即牙本质–牙骨质交界处）以内的根管空间，所有操作必须在准确掌握工作长度（working length，WL）的基础上进行，工作长度是指根管器械进入根管后从牙冠部的参考标志点到达根尖狭窄处的距离。

（3）机械预备前，一定要让化学冲洗液先行进入根管；机械预备过程中，必须伴有大量、频繁的化学冲洗液浸泡、冲洗，同时辅助以化学螯合剂的润滑；机械预备结束后的末次根管冲洗，液量应多于 2ml。

（4）根管清理、成形的标准

1）根管管径扩大，根管内及根管壁的绝大部分感染物被机械刮除或化学溶解、冲出，去除根管壁上的玷污层（smear layer）。

2）根管形成从根管口至根尖狭窄部由粗到细的具有一定锥度的形态。根管的冠 1/3 部分应充分扩大，以提供足够的空间，利于根管冲洗和牙胶的加压充填。

3）保持根管原有的解剖位置和走行，避免出现根管改道偏移、过度切割和侧壁穿孔等并发症。

4）保留根尖狭窄部的完整形态，在牙本质–牙骨质界的牙本质侧形成根尖挡（apical stop），以利根管充填时将主牙胶尖的尖端固位并提供一个在根管内压紧充实根充材料的底托，限制超填。

2. 根管预备的操作步骤　根管机械预备的主要技术有步退法（step back）、步进法（step down）和冠下法（crown down），三者对根管分段预备的顺序有所不同（表 5-2），但为了有效地实现根管预备的目标，避免预备并发症和器械断离等操作意外的发生，现代的观念更强调将髓室和根管冠部充分预敞，在完全消除来自冠方对器械的阻力后，再行根管根尖部的预备。因此，在临床实际操作中上述各方法的运用也不是截然分开的。

表 5 - 2　根管机械预备技术

步退法	步进法	冠下法
髓腔初预备通畅根管	髓腔初预备通畅根管	髓腔初预备通畅根管
确定 WL	根管冠 1/2 逐步深入预备	根管冠部预备
根管根尖部预备	确定 WL	确定 WL
根管中部预备	根管根尖 1/2 逐步后退预备	根管中部预备
根管冠部预备		根管根尖部预备

在实施操作前必须拍摄 X 线片，用以辅助诊断和了解根管解剖情况，还作为估计根管工作长度的依据。在完成髓腔进入并初预备到位后，开始进行根管的预备。

（1）确定根管工作长度（图 5 - 16）：首先测量术前 X 线片上该牙齿的长度（由切端、牙尖或后牙窝洞边缘的某一点至根尖端），将此值减 1mm 作为估计工作长度。然后将 10 号或 15 号根管锉或扩大器插入根管内，用电阻抗型根尖定位仪测定工作长度时，需保持根管内处于潮湿状态，一边向根尖方向推进器械，一边读取仪器指示盘上的显示，当指示到达根尖狭窄区时，用橡皮止动片标记进入器械在牙冠标志点处的位置。从根管中取出器械，量取器械尖端到止动片的距离，并记录为工作长度（WL）。还可在根管内插入按估计工作长度标记的诊断丝（X 线阻射的金属根管器械或牙胶尖）拍摄 X 线片，通过测量诊断丝尖端到患牙根尖顶端的距离（d）来确定根管的工作长度：如果距离（d）不大于 0.5mm，又无根管的 X 线透射影像即诊断丝尖端达根尖狭窄部，则该估计工作长度就是确定的工作长度；如诊断丝尖端未达根尖狭窄部，则确定的工作长度 = 估计工作长度 + d - 1.0mm；如诊断丝超出根尖孔，则确定的工作长度 = 估计工作长度 - d - 1.0mm；如 X 线片显示患牙根尖硬组织有明显吸收，则工作长度 = 估计工作长度 - 0.5 ~ 1.0mm。根尖定位仪测定法和根管内插诊断丝拍 X 线片均可定为常规步骤，以确保后续各步顺利进行。在一些特殊情况下，可用手感法补充其他方法的不足，有经验的医师在器械无阻力进入根管的条件下，凭手指的感觉可判定器械达根尖狭窄区，器械再进一步深入则出现突破感，若手感法测得的长度与估计工作长度的数值相符，则取该数值为工作长度，如两者差异大于 1.5mm，则需拍诊断丝 X 线片。手感法往往是不准确的，不能作为常规步骤。

（2）步退法根管预备（图 5 - 17）

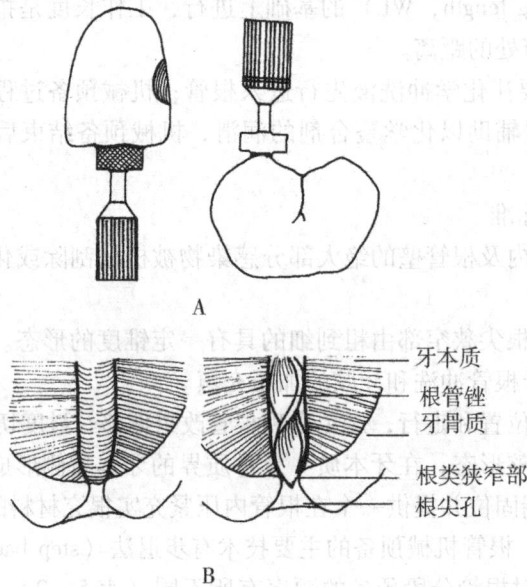

A

B

牙本质
根管锉
牙骨质
根类狭窄部
根尖孔

图 5 - 16　测量工作长度的起止点

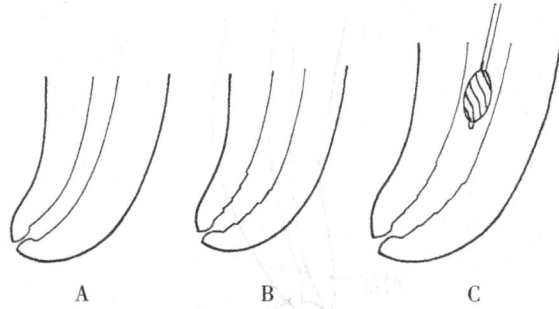

图 5-17 步退法根管预备的操作步骤

1) 形成根尖挡：①根据根管粗细选择第一支根管锉或称初锉（initial apical file，IAF）或扩大器的型号，即能从根管口顺利插至根尖狭窄部而又不能穿透根尖孔的最大型号的根管器械（如：10 号或 15 号）。②向根管内滴入冲洗液（如：5.25% 次氯酸钠），将初锉插入根管，遇有阻力时，往返小于 90° 旋转推进，到器械上的工作长度标记为止，顺时针方向沿根管壁周缘扩锉以除去根管内淤积的腐物和平整根管壁，然后将器械贴紧一侧管壁向外拉（此即为扩锉的过程），沿管壁四周不断变换位置，重复上述动作。当感觉器械在根管内较松弛后，即根管锉或扩大器进出无阻力时，按顺序换大一号根管锉，按上述动作要领继续扩锉，每次均要求到达 WL，即止于根尖狭窄部，直至较初锉的型号大 3 个型号为止，形成宽于根尖狭窄直径的底托状根尖挡。最后那支全 WL 预备的锉被定为主锉（master apical file，MAF），根管充填时的主牙胶的型号即按 MAF 的大小来选定。③扩大过程中，每换一型号器械，都必须用前一号锉或初锉进行全工作长度的回锉（recapitulation），并用大量冲洗液冲洗根管，以去除扩锉下来的牙本质碎屑，疏通根管，避免形成牙本质泥（dentin mud）堵塞或穿出根尖。例如用 15 号锉为初锉（IAF），根管预备时则应依次按 15→20→15→25→20/15→30→25/15 号全 WL 预备，每换一号锉均作冲洗，30 号锉为主锉（MAF），主牙胶尖也应选择 30 号。冲洗时，冲洗针头应尽量插入根管深部，但不要卡紧，以提插动作轻柔推入冲洗液，同时让出液体反流的空间。冲洗液可用 2.5% 氯亚明，若用次氯酸钠溶液则必须用橡皮障防护。也可用超声波仪清洗根管。

2) 步退预备：主锉预备完成后，每加大一个型号时，WL 减少 1mm，以形成根管根尖部的较大锥度。按这一方法再扩锉 3～4 个型号，即步退 3～4mm。每增加一号扩锉后，仍用主锉全 WL 回锉，以保持根管通畅和使根管壁光滑。

3) 根管冠部的预备：用较根管管径小的扩孔钻开敞根管冠部，只适用于弯曲根管的冠方直线部分的预备。较常使用 2～4 号 GG 钻，以慢速轻巧的提拉方式将根管口和根管的冠 2/3 敞开呈漏斗状。先用 2 号 GG 钻插入根管，深度不超过 2/3 WL；再用 3 号 GG 钻少进入 2～3mm，最后用 4 号 GG 钻仅作根管口的成形。

(3) 弯曲根管的预备：根据 X 线片所示牙根的弯曲程度对所选不锈钢初锉（IAF）进行预弯并将止动片上的标识调整到弯曲内侧位置以指示根管弯曲的方向。根管冠部要作充分的预展，可采用逐步深入的方法，尽量将弯曲拐点冠方的根管预备成直线通路；弯曲下段的扩锉的手法推荐使用反弯锉动法（anticurvature filing motion），即根管内的器械向弯曲的相反方向贴壁施力提拉锉动，最好不要旋转器械切割根管壁，避免造成根尖拉开（zip）和形成肘部（elbow）（图 5-18）。根尖拉开指在预备弯曲根管时，根管锉在根尖处旋转操作，根管根尖 1/3 处的弯曲被拉直，根尖孔变成泪滴状或椭圆形，造成根尖部根管偏移或根管壁穿孔；肘部是指在根尖拉开的冠方人为造成的根管最窄处，根充时充填材料在此终止，导致根尖部拉开区形成空腔。用不锈钢锉预备超过 25° 的弯曲根管，根尖部只扩大到 25 号即可（即 MAF 为 25 号）。

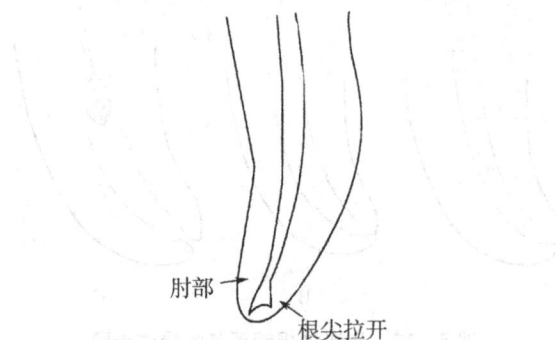

肘部
根尖拉开

图 5-18 根管预备缺陷：根尖拉开和肘部

（4）旋转机用镍钛器械预备根管：旋转机用镍钛器械由于其高柔韧性、高切割效率和良好的生物相容性被越来越多的临床医师所接受。它被设计为从 ISO 标准锥度 0.02 至 0.12 的大锥度，其操作方法是冠下法根管预备技术的最佳体现：由大锥度锉针先行，在顺序减小锥度的过程中使锉针逐步深入根管，直至到达根尖狭窄部。如：先用 30 号 0.06 锥度锉针进入根管，操作长度为 WL - 5mm，预备根管冠 1/2 部分；再用 30 号 0.04 锥度锉针预备根管中下部，操作长度为 WL - 2mm；最后用 30 号 0.02 锥度锉针预备根管根尖部，操作长度为全 WL。目前常见的旋转机用镍钛锉有以下系列：Protaper、HERO、K3 等。术者使用时应按照各系列生产厂家的使用说明进行操作。

旋转机用镍钛器械操作要领如下：①必须先用手用器械通畅根管，至少要预备到 15 号锉。②限定马达的扭矩，保持恒定的低速旋转（300~600rpm）。③切勿根尖向用力施压，保持外拉手力。④遇阻力停转不要松脚闸，反转取出锉针，勿硬性拔出。⑤勿在同一根管深度停留时间过长或反复操作。⑥以手用器械探查、回锉根管，建立根尖挡。⑦频繁、大量冲洗根管。⑧锉针使用前、后必须仔细检查，一旦发现可疑损伤，应立即丢弃、更换；用后应清洁、高温高压消毒，勿超限次使用。

（三）根管消毒

在对活髓牙进行根管治疗时，一般不需要作根管封药，提倡根管预备和根管充填一次完成。

由于大多数感染根管的管壁牙本质小管深处已有细菌侵入，单纯的根管预备有时难以达到彻底清创的效果，因此，有必要在根管中封入有效的抑菌药物，以进一步减少主根管和牙本质小管内的细菌数量。临床上，当根管预备质量较高时，也可对感染根管即刻进行充填，但是，在有严重的肿痛症状或活动性渗出时，则应经过根管封药减轻症状后再行根管充填。

根管封药所用药物必须具备确定的抑菌或杀菌效果。否则，在封药期间，根管预备后留存在根管内的残余细菌可大量增殖，再加之洞口暂封材料微渗漏所造成的口腔细菌再度感染根管，使根管内的细菌数量甚至可超过封药前的水平。目前更提倡使用杀菌力强的糊剂，如氢氧化钙糊剂、抗生素和皮质类固醇为主要成分的糊剂、碘仿糊剂等。根管封药一般为 7~14d。

（四）根管充填

根管充填是根管治疗术的最后一步，也是直接关系到根管治疗成功与否的关键步骤。其最终目标是以生物相容性良好的材料严密充填根管，消除死腔，封闭根尖孔，为防止根尖周病变的发生和促使根尖周病变的愈合创造一个有利的生物学环境。

严密充填根管的目的：一是防止细菌再度进入已完成预备的清洁根管；二是防止根管内的残余细菌穿过根尖孔进入根尖周组织；三是防止根尖周组织的组织液渗入根管内未充填严密的空隙。渗入根管内的组织液可作为根管少量残余细菌的良好培养基，细菌由此获得营养后大量增殖，构成新的感染源，危害根尖周组织。

根管充填的时机：①患牙无自觉症状。②检查患牙无叩痛、肿胀等阳性体征。③根管内干净，管壁光滑，无渗出，无异味。

临床应用的根管充填方法有许多，目前采用较多的是冷侧压技术（cold lateral compaction）。近年新发展了各种热牙胶充填技术，如热牙胶垂直加压技术（thermovertical compaction）、热塑牙胶充填技术（thermoplastisized guttapercha）、Thermafil 载核热牙胶技术（core carrier）等等。

下面介绍冷侧压技术的操作步骤。

（1）用消毒的纸捻或棉捻擦干根管。

（2）按根管预备的情况，选择与主锉（MAF）相同号数或小一号数的消毒侧压器，在 WL－1mm 的位置上用止动片标记，插入空根管时感觉较为宽松，侧压器与根管壁之间有一定的空间。

（3）选择一根与主锉（MAF）相同号数的 ISO 标准锥度牙胶尖作为主尖，标记工作长度，在根管内试主牙胶尖，插入主牙胶尖到达 WL 后有回拉阻力（tug back），即回抽主牙胶尖时有尖部被嘬住的感觉（图 5－19）。选择数根与侧压器相同号数或小一号数的牙胶尖作为辅尖。75% 酒精消毒备用。

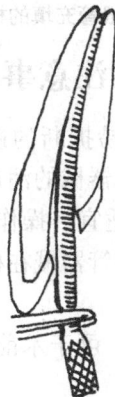

图 5－19　在根管内测量主牙胶尖

（4）在根管充填的器械上（光滑髓针、纸捻或根管螺旋充填器）标记 WL，将其蘸根管封闭剂或自调的半流动状态的氧化锌丁香油糊剂后插入根管，向根尖部顺时针快速旋转推进至 WL，然后轻贴一侧根管壁退出根管，在蘸糊剂按上述动作要领重复 2~3 次。

（5）将主牙胶尖标记以后蘸糊剂插入根管至 WL。

（6）沿主牙胶尖一侧插入侧压器至标记的深度，并将主牙胶尖侧压向根管一侧，保持 15s 后左右捻转，同时离开主牙胶尖贴其对侧根管壁取出侧压器。

（7）在侧压器形成的间隙内插入一根蘸有少许糊剂的辅尖，再行侧压并插入辅尖，直至侧压器只能进入根管口 2~3mm 不能继续插入辅尖为止。

（8）用烤热的充填器在根管口下方约 1mm 处切断牙胶尖，再向根方垂直压实根管内的牙胶。

（9）窝洞封以暂封剂。

（10）拍摄 X 线片，检查根管充填的情况。

五、根管充填的标准判断

根管充填后，常规拍摄 X 线片判断根管充填的情况，有以下 3 种表现（图 5－20）。

1. 恰填　根管内充填物恰好严密填满根尖狭窄部以上的空间。X 线片见充填物距根尖端 0.5~2.0mm，根尖部根管无任何 X 线透射影像。这是所有患牙根管充填应该达到的标准。

2. 超填　X 线片显示根管内充填物不仅致密充盈了上述应该填满的根管，而且超出了根尖孔，充填物进入根尖周膜间隙或根尖周病损区，即所谓的致密超填（overfilling）。一般来说，超填可以引起根管充填术后的并发症，严重者发生急性牙槽脓肿，而且延缓根尖周病变组织的愈合。超填的充填物不能再以非手术的方法由根管取出。但对于仅有少量糊剂的超填，临床是可以接受的。

3. 差填或欠填（underfilling）　X 线片显示根管内充填物距根尖端 2mm 以上，根尖部根管仍遗留有 X 线透射区。还有一种更糟糕的情况是超充差填（overextension），即根管内（尤其是根尖处）充填不致密，有气泡或缝隙，同时又有根充物超填进入根尖周组织。上述根管充填结果均不符合要求，应该取出充填物，重新作根管的预备和充填。

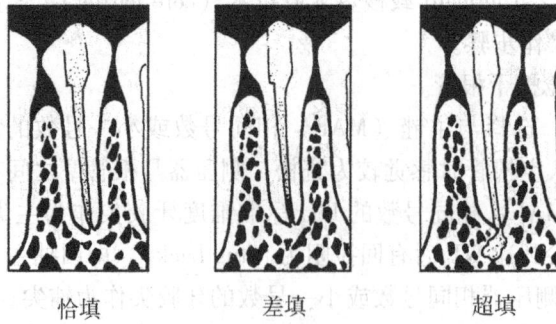

恰填　　　　　差填　　　　　超填

图 5-20　根管充填的标准判断

六、注意事项

1. 根管预备前　应检查根管治疗器械有无易折断的迹象，如工作刃螺纹松解或旋紧、90°角的弯痕、局部闪点、锈蚀等，如有则不能使用。注意器械的消毒。

2. 根管预备时　患者体位应根据牙位调整适宜。操作时应使用橡皮障隔离装置。无条件用橡皮障的初学者，在使用根管器械时必须拴安全丝，根管器械在根管内时，术者的手指切勿离开器械柄，以防器械脱出而误吞、误吸。

3. 较大的根尖囊肿　拟作根尖手术的患牙，可于术前即刻行根管预备及根管充填；如囊液过多难以完善根管充填，可于手术过程中作根管充填。

七、术中或术后并发症及其处理

1. 根管锉或扩大器滑脱　每次使用根管器械时，术者首先要时刻提其防滑脱和误吞。当器械滑脱于口腔中时，术者不要慌张，将手指放入患者口中，务必不要让患者闭嘴，用镊子安全取出即可。如果滑脱在舌体人字缝前后，应立即使患者的头低垂，同时术者的工作手指绝不要离开患者的口腔，用示指轻压患者舌根以利器械自行掉出口外。

2. 根管器械误吸、误吞　器械如掉入呼吸道，患者会感到憋气难忍，应立即送耳鼻喉科急诊，用气管镜取出异物。器械误入消化道时，患者无明显不适，应立即送放射科透视，以确定器械位于消化道内的部位，并住院密切观察。记录患者既往消化道疾病史，查大便潜血，同时大量进食多纤维的蔬菜和滑润食物，如韭菜、芹菜、木耳、海带等，禁忌使用泻剂。每日透视一次，追踪器械在消化道的移动去向。如有大便应仔细查找，必须在粪便中找到误吞的器械并请患者看后为止。应用橡皮障隔离法可预防其发生。

3. 根管内器械断离　一旦发现器械折断，首先应拍摄 X 线片，确定断离器械停留的部位。如断离器械在根管内，未超出根尖孔，如能用较细的根管器械绕过断离器械，形成旁路，根管仍然通畅，可继续完成根管治疗，定期复查；如断离器械卡在根管内并堵塞住根管，可转诊到牙髓专科使用显微超声技术试行掏取；如断离器械位于弯曲根管的根尖部甚或超出根尖孔，很难取出，但若此时根管已经清创较为干净，则可继续于断离器械的冠方完成根管治疗，术后予以观察，必要时可考虑做根尖手术；如折断器械较长而根管又不通畅，根尖无病变者可作氢氧离子或碘离子导入后塑化治疗，定期观察；根尖有病变者可行倒充填术；磨牙个别根管手术如有困难，则可作截根术或半根切除术。

4. 髓腔或根管壁侧穿　穿孔部位于龈下时，可在显微镜下用三氧矿物聚合物（mineral trioxide aggregate，MTA）修补穿孔。前牙也可在根管治疗完成后做翻瓣手术，选用 MTA、氧化锌丁香酚基质的材料（如 IRM、super EBA）、复合树脂或银汞合金等材料修补穿孔。后牙根分叉处穿孔时，如穿孔直径小于 2mm 又不与龈袋相通，也可选用 MTA 修补，或由髓腔内放氢氧化钙制剂后用玻璃离子水门汀封闭穿孔；如穿孔过大，结合牙冠龋坏情况作截根术或半切除术。如在根管中、下部侧穿，则在急性炎症控制后作常规根管充填即可。

5. 根管充填后疼痛　结合病史和 X 线片所见，仔细分析引起疼痛的可能原因，加以不同处理。

（1）若根管充填后有较轻疼痛和叩痛，可不作处理，待其自行恢复。

（2）外伤冠折患牙、根尖完好而有疼痛者，可作理疗。

（3）感染根管或同时有根尖病变患牙根管充填完善或超填者，如出现疼痛，不必取出根管内充填物，可作理疗，同时服用消炎药和止痛药。

（4）个别的超填患牙有较长时期疼痛，上述各种处理后不见缓解者，可考虑作根尖搔刮术。

6. 根管清创充填　均完善而远期疗效不良者，应追查全身疾病背景，检查殆关系。必要时考虑根尖手术；如预后不佳，手术有困难时则应拔除患牙。

八、术后组织反应与疗效判断

拔除活髓时，根髓多在根尖狭窄附近撕断，组织断面出血并有血凝块形成，开始有炎症反应，白细胞渗出并吞噬活动清除撕裂面上的坏死组织。约 3～4d 后，创面的渗出停止，来自周围组织的成纤维细胞和其他细胞移入血块，血块机化变成肉芽组织，再转化为纤维结缔组织，分化出成牙骨质细胞，在根面沉积牙骨质，最终封闭根尖孔。有时纤维组织也可变为瘢痕组织，称为瘢痕愈合。

慢性根尖周炎时，在根尖周形成炎性肉芽组织，但经过完善的根管治疗后，根管内感染已消除，病变区便可以恢复。先是炎症成分被吞噬细胞移去，肉芽组织逐渐纤维化。纤维成分逐渐增加，细胞和血管逐渐减少，并在近牙骨质面分化出造牙骨质细胞，在根面逐渐沉积牙骨质；而在近骨面则分化出成骨细胞，在接近破坏的骨面形成骨质，逐渐将破坏区的骨质修复并形成硬骨板，此为理想的愈合。有时，增宽的牙周膜间隙中为瘢痕结缔组织，这也是根尖周病变愈合的一种形式。

慢性根尖周炎病变区的愈合需要数月至数年之久：年轻人修复能力强，可在数月中见到骨质新生；成年人则需要较长的时间，有时需要 2～5 年才能完全由骨质修复根尖病变的破坏区。

根管治疗后两年复查病例，如患牙无自觉症状，功能良好；临床检查正常，原窦道闭合，X 线片见根尖周组织正常，原病变区消失或是根尖牙周膜间隙增宽，硬骨板白线清楚，均为治疗成功的病例。如果要观察病损愈合的动态变化，可分别于术后 3 个月、6 个月、1 年、2 年复查病例，观察上述各项指标。

（佘小伟）

第三节　牙髓塑化治疗

一、原理

牙髓塑化治疗（resinifying therapy）是将处于液态未聚合的塑化剂导入已基本去除牙髓的根管内，塑化剂渗入侧副根管和根管壁的牙本质小管内，在形成酚醛树脂聚合物的过程中将根管系统内剩留的感染物质及残髓组织包埋，凝聚后变为无害物质并严密封闭根管系统，达到消除病源，防止根尖周炎发生或治愈根尖周病损的目的。

二、适应证

（1）成年人后牙不可复性牙髓炎、残髓炎、牙髓坏死。

（2）后牙急性根尖炎消除急性炎症后；有瘘或无瘘型慢性根尖周炎而根尖孔未吸收破坏的患牙。

（3）根管内器械断离，不能取出而又未出根尖孔的患牙。

（4）老年人已变色而根管又过分细窄的上述患病前牙。

三、塑化剂的配制与理化生物学性质

目前采用的塑化剂为甲醛配制的酚醛树脂。酚醛树脂聚合（凝固）反应的时间受以下因素影响：

①酚和醛的体积比例：醛占比例过大，凝固时间延长。②氢氧化钠（催化剂）体积比例大则凝固快。③温度（室温）高则凝固快，故在小而深的、不易散热的容器中凝固较快，浅碟状易散热的容器中则凝固较慢。④还与配制的总体积有关，体积大，凝固较快。

与牙髓塑化治疗原理有关的酚醛树脂的性质有以下几点：

1. 对组织的塑化作用　酚醛树脂可以渗透到生活组织、坏死组织及组织液中，与组织一起聚合，成为酚醛树脂与组织的整体聚合物。镜下见组织和细胞保持原来的形态，但分不出酚醛与组织的界限。组织液与酚醛树脂混合时，也能聚合，但塑化剂的体积必须超过被塑化物质的体积方能塑化。

2. 抑菌作用　酚醛树脂在凝聚前和凝聚后均有较强的抑菌作用，塑化后数月的牙髓也仍有抑菌作用。

3. 渗透作用　酚醛树脂在未聚合时，渗透性较强，可以渗透到残髓组织中、侧支根管和牙本质小管中（达管壁1/3～全长）。

4. 体积改变　酚醛树脂凝固后在密封的环境中不发生体积改变。但若暴露于空气中则可逐渐失水，从树脂中心部出现裂缝，向根管壁方向收缩。

5. 刺激作用　酚醛树脂凝固前对组织有刺激作用，对软组织也有腐蚀性，因此在塑化治疗的操作过程中要防止塑化剂对黏膜的灼伤，避免将塑化剂压出根尖孔。

6. 无免疫源性　临床条件下，酚醛树脂的应用不会引起系统性免疫反应。

7. 无致癌性　遗传毒理学三种短期致突变筛检试验的结果显示基因突变、DNA损伤和SOS反应均为阴性，初步预测酚醛树脂为非致突变、非致癌物。

四、操作步骤

（1）开髓、去髓室顶、尽量去除牙髓和根管内感染物：牙髓炎患牙可使用失活法，失活剂以金属砷封药两周为宜；也可在局部麻醉下一次拔髓后完成下一步塑化操作，若拔髓后出血较多，应先予以止血或行髓腔封樟脑酚（CP）棉球，3～5d后再次就诊完成塑化。

根尖周炎患牙，如叩诊疼痛，根尖部牙龈扪痛、红肿，或根管内渗出物较多，应先行应急处理，待急性症状消除后经髓腔封甲醛甲酚（FC）棉球再进行下一步骤塑化；慢性根尖周炎患牙也可在髓腔封甲醛甲酚（FC）棉球无症状后再行塑化。

（2）隔湿，在消毒液伴随下通畅根管，但不要扩大根管，对根管的要求仅为能用15号或更小号根管器械通畅到达近根尖处。操作过程中尤忌扩通根尖孔。干燥髓腔，较粗大的根管应擦干根管。原龋洞位于远中邻面牙颈部，龈壁较低者，为了防止塑化剂流失灼伤软组织，需用较硬的氧化锌丁香油糊剂做出临时性的远中壁（假壁）。

（3）用镊子尖端夹取塑化剂送入髓腔，也可用光滑髓针或较细的根管扩大器蘸塑化剂直接送入根管内，伸入至根尖1/3～1/4处，沿管壁旋转和上下揭动，以利根管内的空气排出及塑化剂导入。然后用干棉球吸出髓腔内的塑化剂。重复上述导入过程，如此反复3～4次即可。最后一次不要再吸出塑化剂。

（4）以氧化锌丁香油糊剂封闭根管口，在糊剂上方擦去髓腔内剩余的塑化剂。擦干窝洞壁，用磷酸锌水门汀垫底，作永久充填。如需观察或窝洞充填有困难，可于塑化当日用氧化锌丁香油糊剂暂封，过1～2周就诊，无症状后，除去大部分暂封剂，作磷酸锌水门汀垫底及永久充填。

五、术中和术后并发症及其处理

1. 塑化剂烧伤　塑化剂流失到口腔软组织上或黏膜上，颜色改变、起皱，应即刻用干棉球擦去流失的塑化剂，并用甘油棉球涂敷患处。

2. 根尖周炎　因塑化剂少量出根尖孔引起的化学性根尖周炎常于塑化后近期发生。患者叙述该牙持续性痛，不严重，轻度咀嚼痛。检查有轻度叩痛，但牙龈不红，无扪痛。同时还应检查充填物有无高点，适当地调𬌗观察而不做其他处理；如疼痛较重，可用小剂量超短波处理，同时口服消炎止痛药。

如因治疗时机选择不当，感染未除净或器械操做超出根尖孔所致的急性根尖周炎，则疼痛较重，牙龈红肿、扣痛或已有脓肿形成，应按急性根尖周炎处理。同时应重新打开髓腔，检查各根管的情况，是否有遗漏未做处理或塑化不完善的根管等。待急性炎症消退后，分别情况重作治疗。

3. 残髓炎 塑化治疗后近期或远期均可出现，多为活髓拔髓不充分或遗漏有残余活髓的根管未作处理或塑化不完善。须打开髓腔，仔细找出有痛觉的根髓，拔髓后再作塑化治疗。

4. 远期出现慢性根尖周炎 X 线片出现根尖周 X 线透射区或原有病损区扩大，出现窦道或原有窦道未愈合。除因为遗漏根管未作处理或塑化不完善以外，还可能因原根尖周炎症造成根尖孔有吸收、破坏，致使塑化剂流失，根尖部封闭不严密，感染不能控制。依根尖孔粗细决定再治疗方法：根尖孔粗大的患牙，改作根管治疗，必要时作根尖手术治疗。

六、术后组织反应与疗效判断

根管内残髓组织被塑化，以及塑化剂限制在根尖孔内时，与其邻近处的牙周膜内早期有轻度炎症细胞浸润，并有含酚醛树脂颗粒的吞噬细胞。3 个月后，炎症细胞逐渐消失，原炎症组织被正常的结缔组织代替，根尖孔附近有牙骨质沉积，组织修复过程与成功的根管充填后相似。但若未被塑化的残髓较多，或塑化剂未达到根尖 1/3 部分，则可出现残髓炎或根尖周炎，导致治疗失败。

如果少量塑化剂超出根尖孔，根尖周部分组织被塑化，其外围组织出现局限性的化学性炎症反应。3 ~ 6 个月后炎症逐渐消退，9 ~ 12 个月后开始修复。延缓了根尖周组织的修复过程。

牙髓塑化治疗后两年复查，如果患牙无自觉症状，功能良好；临床检查正常，原有窦道消失；X 线片见根尖周组织正常，原根尖周病损消失，或仅有根尖周牙周膜间隙增宽，硬骨板清晰，根周牙槽骨正常，则为治疗成功病例。

如果要观察根尖周组织病损修复的动态过程，可在术后 3 个月、6 个月、1 年、2 年分别复查患牙。在术后 3 ~ 6 个月时，如果临床无明显症状，但 X 线片却发现根尖周病变较术前似有扩大，这不一定表明病变在发展，可能是根尖周组织对溢出根尖孔的塑化剂的反应。应该继续观察，部分病例的根尖周病损可能以后仍会逐渐缩小，直至消失。

（佘小伟）

第四节 牙髓炎

一、牙髓炎

牙髓位于牙齿内部，周围被矿化程度较高的牙本质所包围，外界刺激不易进入牙髓腔，引起牙髓病变，只有在刺激强度极大时，才可能使牙髓受到损害。牙髓组织通过一或数个窄小的根尖孔与根尖周组织密切联系，牙髓中的病变产物和细菌很容易通过极尖孔向根尖周组织扩散，使根尖周组织发生病变。

在大多数情况下，牙髓的病变是在牙釉质、牙骨质和牙本质被破坏后产生的。牙髓的感染多用由细菌引起，这些细菌都来自口腔，多数是来自深龋洞中，深龋洞是一个相当缺氧的环境，这些地方有利于厌氧菌的生长繁殖，当龋洞接近牙髓或已经空通牙髓时，细菌或其产生的毒素可进入髓腔引起牙髓炎。其他一些近牙髓的牙体硬组织非龋性疾病，如外伤所致的牙折，楔状缺损过深使牙髓暴露，畸形中央尖，磨损后露髓，畸形舌侧窝，隐裂，严重的磨损等也可引起牙髓炎。牙齿患牙周病时，深达根尖的牙周袋可以使感染通过根尖孔或侧支根管进入髓腔，引起逆行性牙髓炎。另外菌血症或脓血症时，细菌可随血液循环进入牙髓，引起牙髓炎。除感染外，一些不当的刺激也会引起牙髓炎，如温度骤然改变，骤冷骤热便会引起牙髓充血，甚至转化为牙髓炎；治疗龋病时，某些充填材料含刺激性物质，会引起牙髓病变；消毒窝洞的药物刺激性过强，牙髓失活剂使用不当，备洞时操作不当产热过多等。

二、牙髓炎的分类及临床表现

牙髓病是临床上常见的口腔疾病，可以表现为急性或慢性的过程，也可以互相转变，牙髓炎是牙髓病中发病率最高的一种疾病。牙髓病是指牙齿受到细菌感染、创伤、温度或电流等外来物理及化学刺激作用时，牙髓组织发生一系列疾病。在组织病理学上一般将牙髓分为正常牙髓和各种不同类型的病变牙髓。由于它们常存在着移行阶段和重叠现象，所以采用组织病理学的方法，有时要将牙髓状况的各段准确地分类也很困难，对于临床医生来说，重要的是需要判断患牙的牙髓是否通过实施一些临床保护措施而得以保留其生活状态且不出现临床症状。因此，根据牙髓的临床表现和治疗预后可分为：可复性牙髓炎、不可复性牙髓炎、牙髓坏死、牙髓钙化和牙内吸收。其中不可复性牙髓炎又分为急性牙髓炎、慢性牙髓炎、残髓炎、逆行性牙髓炎。现将常见的牙髓病表现介绍如下：

可复性牙髓炎是一种病变较轻的牙髓炎，受到温度刺激时，产生快而锐的酸痛或疼痛，但不严重，刺激去除后，疼痛立即消失，每次痛的时间短暂，不拖延。检查可见无穿髓孔。如果致病时刺激因子被消除，牙髓可恢复正常，如果刺激继续存在，炎症继续发展，成为不可复性牙髓炎。

有症状不可复性牙髓炎是有间断或持续的自发痛，骤然的温度可诱发长时间疼痛。患者身体姿势发生改变时也引起疼痛，如弯腰或躺卧，这是由于体位改变使牙髓腔内压力增加所致。疼痛可以是锐痛，也可以是钝痛，但多数人不易指出患牙的确切位置，有时疼痛呈放散性，有时呈反射性。如果炎症渗出物得到引流，炎症可以消退，疼痛缓解。如得不到引流，刺激继续存在，则炎症加重而使牙髓坏死。

逆行性牙髓炎是牙周病患牙当牙周组织破坏后，使根尖孔或侧支根尖孔外露，感染由此进入牙髓，引起牙髓炎症。表现为锐痛，近颈部牙面的破坏和根分歧处外露的孔所引起的炎症，多为局限性，疼痛不很剧烈。牙周袋深达根尖或接近根尖，冷热刺激可引起疼痛。

残髓炎是指经过牙髓治疗后，仍有残存的少量根髓，并发生炎症时。如干髓治疗的牙齿，经常发生残髓炎。常表现为自发性钝痛，放散到头面部，每日发作一二次，疼痛持续时间较短，温度刺激痛明显，有咬合不适感或有轻微咬合痛，有牙髓治疗史。

牙髓坏死是指牙髓组织因缺氧而死亡的病变，经常是由于不可复性牙髓炎继续发展的结果，也可能由于化学药物的刺激产生的，也可能由于牙齿受到外伤或牙周炎破坏达根尖区，根尖周组织和根管内组织发生栓塞而使牙髓坏死，牙冠可变为黄色或暗灰色，冷热刺激时都无反应。如不及时治疗，则病变可向根尖周组织扩展，引起根尖周炎。

三、急性牙髓炎的应急措施

俗话说"牙痛不算病，痛起来真要命"。这是急生牙髓炎的典型写照，急性牙髓炎发病急，疼痛剧烈。在没有受到任何外界刺激的情况下，可突然发生自发性锐痛，阵发性发作或加剧，牙髓化脓时可出现跳痛。夜间疼痛较白天剧烈，患者常因牙痛难以入眠，或从睡眠中痛醒。冷热刺激可激发或加剧疼痛，冷刺激可使之疼痛缓解，这是由于牙髓的病变产物中有气体，热刺激可使其膨胀，髓腔内压力增加，疼痛加重，冷刺激使其体积收缩，压力减少，疼痛缓解。疼痛呈放射性，可沿三叉神经分布区放射至患牙同侧的上下颌牙或头、颊、面部等，患者大多不能明确指出患牙的位置。检查时可发现，患牙有深龋或其他接触牙髓的牙体硬组织疾患，或可见有充填体，或可查到深牙周袋，叩诊可有不适或轻度疼痛。当患有急性牙髓炎，疼痛难忍又不能去医院时，患者可采取些自我救治的方法。口服镇痛剂有一定的镇痛效果，掐按双侧的谷穴或周侧的平安穴（耳屏与口角边线的中点），效果较好，上颌牙可加按太阳穴，清除龋洞内嵌塞的食物，把浸有止痛药物如牙痛水、细辛、花椒等棉球放入洞内，也能收到止痛的效果。患急性牙髓炎时，应当及时到医院就诊，因牙髓急性发炎时，体积膨胀，炎症渗出物积聚，使髓腔压力明显增加，牙髓腔周围都是硬壁，牙髓仅通过狭窄的根尖孔与根尖周组织相通，压力得不到缓解，加上毒素的作用，使牙髓受到强烈刺激，疼痛剧烈。治疗的关键在于迅速止痛，最有效的方法是注射麻药后，在牙齿表面离牙髓最近的地方，用牙钻打一个洞，让炎症渗出物从洞口流出，称为开髓引流。当牙髓已坏死时，还要尽可能消除发炎坏死的牙髓，然后在髓腔内放入消炎镇痛的药物。经过这样治疗后，绝大多数患者可收到立竿见影的效果，此外还可以再给患者口服一些止痛药物。当急性炎症控制以后，再进行彻底的牙髓治疗，如塑化术，根管治疗等，使患牙得以保存。

四、什么是开髓治疗

为了减轻髓腔的压力，消除或减少牙髓组织所受到的刺激，缓解剧烈疼痛，医生常常在龋洞的底部或患牙的咬合面上，用牙钻钻开一个孔通到牙髓腔内，使髓腔内的渗出物或脓液排出，冲洗髓腔后，龋洞内放入樟脑酚棉球，它有安抚镇痛的作用。

人们经常对开髓有恐惧心理，认为开髓十分疼痛，因而牙痛也不肯去医院。开髓时的疼痛程度取决于牙髓的状态。牙髓已经坏死的，牙神经失去了活力，开髓时患者根本就没有疼痛感。当牙髓部分坏死或化脓时，在钻针穿通髓腔的瞬间，患者有疼痛感，但一般都能耐受。在牙髓活力正常而敏感时，患者会感到锐痛难忍，这种情况医生会使用局部麻醉剂，达到抑制痛觉的作用，即使出现疼痛，也很轻微且持续时间短。

开髓时，患者应尽力与医生配合。首先应张大口，按医生要求摆好头部姿势，让医生在最佳视野、体位下操作。其次，开髓时医生一般使用高速涡轮钻磨牙，钻针锋利，转速高达 25 万~50 万 r/min，切割力很强，患者在医生操作时，切忌随便乱动，以免损伤软组织。若想吐口水或有其他不适，可举手或出声示意，待医生把机头从口中取出后再吐口水或说话。如果在磨牙时，患者突然移动头部或推医生手臂是十分危险的。

五、牙髓炎的大致治疗步骤

当牙病发展到牙髓炎时，治疗起来很复杂。首先要备洞开髓引流，牙髓坏死的一次即可清除冠髓和根髓，而牙髓有活力的，开髓引流后，还需牙髓失活，即人们常说的"杀神经"，然后才能清除患病牙髓。经过局部清洗，暂封消炎药等步骤，牙髓炎症清除后，才能最后充填。

患者常常抱怨，治一颗牙，却需多次去医院。有些人误认为牙痛是龋洞引起的，把洞一次补上，牙就不疼了。单纯的龋病一次就可以治疗完毕，但牙髓炎就不同了，如果仅单纯将牙充填只会使牙髓炎症渗出增多，髓腔压力增高，疼痛加重。所以牙髓炎必须经过治疗后才能充填。无论是采用干髓术还是塑化术或根管治疗，都经过牙髓失活或局部麻醉下拔髓，局部消炎、充填等步骤。牙髓失活和消炎封药要经过一定的时间，一次不能完成，所以，发现了龋病，一定要尽早治疗，一旦发展到牙髓炎，到医院就诊的次数就多了，一次治不完。

六、急性牙髓炎开髓后仍然剧烈疼痛的原因

急性牙髓炎疼痛机制可分为外源性和内源性两个方面。急性牙髓炎时，由于血管通透性增加，血管内血浆蛋白和中性粒细胞渗出到组织中引起局部肿胀，从而机械压迫该处的神经纤维引起疼痛。这就是引起疼痛的外源性因素。另一方面渗出物中各种化学介质如 5-羟色胺、组织胺、缓激肽和前列腺素在发炎牙髓中都能被检出。这些炎性介质是引起疼痛的内源性因素。据报道有牙髓炎症状时其牙髓内炎性介质浓度高于无症状患者牙髓内浓度。

急性牙髓炎时行开髓引流术能降低髓腔内压力而缓解疼痛，但不能完全去除炎性介质，加上开髓时物理刺激和开放髓腔后牙髓组织受污染，有些患者术后疼痛加重。本组研究急性牙髓炎开髓引流术疼痛缓解率为 78.2%，术后疼痛加重率为 21.8%。

急性牙髓炎时采用封髓失活法，甲醛甲酚具有止痛作用，并能使血管壁麻痹，血管扩张出血形成血栓引起血运障碍而使牙髓无菌性坏死。暂封剂中丁香油也有安抚止痛作用。154 例急性牙髓炎行封髓失活疗法疼痛缓解率为 92.2%，疼痛加重率为 7.8%，与开髓引流比较有显著差异（P 小于 0.01）。剧烈疼痛患者一般服用镇静止痛药后疼痛缓解。剧痛一般在术后 24h 内出现，持续 2h 左右，其后疼痛逐渐消退。本组研究观察到急性牙髓炎时采用封髓疗法完成牙髓治疗总次数少于开髓引流术组（P 小于 0.01）。该结果与 Weine 结果相近。急性牙髓炎现最好治疗方法是行根管治疗术，但由于受国情所限，对部分有干髓适应证患者行干髓治疗术。

七、常用治疗牙髓炎的方法

1. 牙髓失活术   牙髓失活术即"杀神经"是用化学药物使发炎的牙髓组织（牙神经）失去活力，发生化学性坏死。多用于急、慢性牙髓炎牙齿的治疗。失活药物分为快失活剂和慢失活剂两种。临床上采用亚砷酸、金属砷和多聚甲醛等药物。亚砷酸为快失活剂，封药时间为 24～48h；金属砷为慢失活剂，封药时间为 5～7d；多聚甲醛作用更加缓慢温和，一般封药需 2 周左右。

封失活剂时穿髓孔应足够大，药物应准确放在穿髓孔处，否则起不到失活效果，邻面洞的失活剂必须用暂封物将洞口严密封闭，以防失活剂损伤牙周组织。封药期间，应避免用患牙咀嚼，以防对髓腔产生过大的压力引起疼痛，由于失活剂具有毒性，因此应根据医生嘱咐的时间按时复诊，时间过短，失活不全，给复诊时治疗造成困难，时间过长，药物可能通过根尖孔损伤根尖周组织。封药后可能有暂时的疼痛，但可自行消失，如果疼痛不止且逐渐加重，应及时复诊除去失活剂，敞开窝洞，待症状有所缓解后再行失活。

（1）拔髓通常使用拔髓针：拔髓针有"0"、"00"和"000"之分，根管粗大时选择"0"的拔髓针，根管细小时，选择"000"的拔髓针。根据我们临床经验，选择拔髓针时，应细一号，也就是说，如根管直径应该使用"00"的拔髓针，实际上应使用"000"的拔髓针。这样使用，可防止拔髓针折断在根管内。特别是弯根管更要注意，以防断针。

（2）活髓牙应在局部麻醉下或采用牙髓失活法去髓：为避免拔髓不净，原则上应术前拍片，了解根管的结构，尽量使用新的拔髓针。基本的拔髓操作步骤如下：拔髓针插入根管深约 2/3 处，轻轻旋转使根髓绕在拔髓针上，然后抽出。牙髓颜色和结构，因病变程度而不同，正常牙髓拔出呈条索状，有韧性，色粉红；牙髓坏色者则呈苍白色，或呈淤血的红褐色，如为细菌感染则有恶臭。

（3）对于慢性炎症的牙髓，组织较糟脆，很难完整拔出，未拔净的牙髓可用拔髓针或 10 号 K 形挫插入根管内，轻轻振动，然后用 3% 过氧化氢和生理盐水反复交替冲洗，使炎症物质与新生态氧形成的泡沫一起冲出根管。

（4）正常情况下，对于外伤露髓或意外穿髓的前牙可以将拔髓针插到牙根 2/3 以下，尽量接近根尖孔，旋转 180° 将牙髓拔出。对于根管特别粗大的前牙，还可以考虑双针术拔髓。

双针术：先用 75% 的酒精消毒洞口及根管口，参照牙根实际长度，先用光滑髓针，沿远中根管侧壁，慢慢插入根尖 1/3 部，稍加晃动，使牙髓与根管壁稍有分离，给倒钩髓针造一通路。同法在近中制造通路，然后用两根倒钩髓针在近远中沿通路插至根尖 1/3 部，中途如有阻力，不可勉强深入，两针柄交叉同时旋转 180°，钩住根髓拔除。操作时避免粗暴动作，以免断于根管内，不易取出。双针术在临床实践中能够较好的固定牙髓组织，完整拔除牙髓组织的成功率更高，避免将牙髓组织撕碎造成拔髓不全，不失为值得推广的一种好方法。

（5）后牙根管仅使用拔髓针很难完全拔净牙髓，尤其是后牙处在牙髓炎晚期，牙髓组织朽坏，拔髓后往往容易残留根尖部牙髓组织。这会引起术后疼痛，影响疗效。具体处理方法是：用小号挫（15 到 20 号的，建议不要超过 25 号的），稍加力，反复提拉（注意是提拉）。这样反复几次，如果根管不是很弯（小于 30°），一般都能到达根尖，再用 00 或 000 的拔髓针，插到无法深入处，轻轻旋转，再拉出来，通常能看到拔髓针尖端有很小很小的牙髓组织。

（6）如根管内有残髓，可将干髓液（对苯二酚的乙醇饱和液）棉捻在根管内封 5～7d（根内失活法），再行下一步处置。

（7）拔髓前在根管内滴加少许 EDTA，可起到润滑作用，使牙髓更容易的从根管中完整拔出。这是一种特别有效的方法，应贯穿在所有复杂的拔髓操作中。润滑作用仅仅是 EDTA 的作用之一，EDTA 有许多其他的作用：①与 Ca 螯合使根管内壁的硬组织脱钙软化，有溶解牙本质的作用。既可节省机械预备的时间，又可协助扩大狭窄和阻塞的根管，具有清洁作用，最佳效能时间 15min。②具有明显的抗微生物性能。③对软组织中度刺激，无毒，也可用作根管冲洗。④对器械无腐蚀。⑤使牙本质小管管口开放，增加药物对牙本质的渗透。

EDTA 作用广泛，是近年来比较推崇的一种口内用药。如果临床复诊中不可避免的出现因残髓而致的根管探痛，应在髓腔内注射碧兰麻，然后将残髓彻底拔除干净。最后补充一点就是，拔髓针拔完牙髓后很难将拔髓针清洗干净，有一种很快的方法也很简单，具体操作如下：右手拿一根牙刷左手拿拔髓针，用牙刷从针尖向柄刷，同时用水冲。最多两下就可以洗干净。如果不行，左手就拿针顺时针旋转两下，不会对拔髓针有损坏。

（8）砷剂外漏导致牙龈大面积烧伤的处理方法：在局部麻醉下切除烧伤的组织直至出现新鲜血再用碘仿加牙周塞止血，一般临床普遍用此法，使用碘仿纱条时应注意要多次换药，这样效果才会好一点。

防止封砷剂外漏的方法：止血；尽可能地去净腐质；一定要注意隔湿，吹干；丁氧膏不要太硬；棉球不要太大。注意：尽可能不用砷剂，用砷剂封药后应嘱患者，如出现牙龈瘙痒应尽快复诊以免出现不良的后果。医生应电话随访，以随时了解情况。

2. 盖髓术　盖髓术是保存活髓的方法，即在接近牙髓的牙本质表面或已经露髓的牙髓创面上，覆盖具有使牙髓病变恢复效应的制剂，隔离外界刺激，促使牙髓形成牙本质桥，以保护牙髓，消除病变。盖髓术又分为直接盖髓术和间接盖髓术。常用的盖髓剂有氢氧化钙制剂，氧化锌丁香油糊剂等。

做盖髓术时，注意要把盖髓剂放在即将暴露或已暴露的牙髓的部位，然后用氧化锌丁香油糊剂暂时充填牙洞。作间接盖髓术需要观察两周，如果两周后牙髓无异常，可将氧化锌去除部分后行永久充填；若出现牙髓症状，有加重的激发痛或出现自发痛，应进行牙髓治疗。作直接盖髓术时，术后应每半年复查 1 次，至少观察两年，复诊要了解有无疼痛，牙髓活动情况，叩诊是否疼痛，X 线片表现，若无异常就可以认为治疗成功。

当年轻人的恒牙不慎受到外伤致使牙髓暴露，以及单纯龋洞治疗时意外穿髓（穿髓直径不超过 0.5mm）可将盖髓剂盖在牙髓暴露处再充填，这是直接盖髓术。当外伤深龋去净腐质后接近牙髓时，可将盖髓剂放至近髓处，用氧化锌丁香油黏固剂暂封，观察 1~2 周后若无症状再做永久性充填，这是间接盖髓术。

无明显自发痛，龋洞很深，去净腐质又未见明显穿髓点时，可采取间接盖髓术作为诊断性治疗，若充填后出现疼痛，则可诊断为慢性牙髓炎，进行牙髓治疗，盖髓术成功的病例，表现为无疼痛不适，已恢复咀嚼功能，牙髓活力正常，X 线片示有钙化牙本质桥形成，根尖未完成的牙齿，根尖继续钙化。但应注意的是，老年人的患牙若出现了意外穿髓，不宜行直接盖髓术，可酌情选择塑化治疗或根管治疗。

直接盖髓术的操作步骤如下。

（1）局部麻醉，用橡皮障将治疗牙齿与其他牙齿分隔，用麻醉剂或灭菌生理盐水冲洗暴露的牙髓。

（2）如有出血，用灭菌小棉球压迫，直至出血停止。

（3）用氢氧化钙覆盖暴露的牙髓，可用已经配制好的氢氧化钙，也可用当时调配的氢氧化钙（纯氢氧化钙与灭菌水、盐水或麻醉剂混合）。

（4）轻轻地冲洗。

（5）用树脂改良型玻璃离子保护氢氧化钙，进一步加强封闭作用。

（6）用牙釉质/牙本质黏结系统充填备好的窝洞。

（7）定期检查患者的牙髓活力，并拍摄 X 线片。

3. 活髓切断术　活髓切断术是指在局部麻醉下将牙冠部位的牙髓切断并去除，用盖髓剂覆盖于牙髓断面，保留正常牙髓组织的方法。切除冠髓后，断髓创面覆盖盖髓剂，形成修复性牙本质，可隔绝外界刺激，根髓得以保存正常的功能。根尖尚未发育完成的牙齿，术后仍继续钙化完成根尖发育。较之全部牙髓去除疗法。疗效更为理相，也比直接盖髓术更易成功，但疗效并不持久，一般都在根尖孔形成后，再作根管治疗。

根据盖髓剂的不同，可分为氢氧化钙牙髓切断术和甲醛甲酚牙髓切断术。年轻恒牙的活髓切断术与乳牙活髓切断术有所不同，年轻恒牙是禁止用甲醛甲酚类药物的，术后要定期复查，术后 3 个月，半年，1 年，2 年复查 X 线片。观察牙根继续发育情况，成功标准为无自觉症状，牙髓活力正常，X 线片有牙本质桥形成，根尖继续钙化，无根管内壁吸收或根尖周病变。

活髓切断术适用于感染局限于冠部牙髓，根部无感染的乳牙和年轻恒牙。深龋去腐质时意外露髓，年轻恒牙可疑为慢性牙髓炎，但无临床症状，年轻恒牙外伤露髓，但牙髓健康；畸形中央尖等适合做活髓切断术。病变发生越早，活髓切断术成功率越高。儿童的身体健康情况也影响治疗效果，所以医生选择病例时，不仅要注意患牙情况，还要观察全身状况。

（1）牙髓切断术的操作步骤：牙髓切断术是指切除炎症牙髓组织，以盖髓剂覆盖于牙髓断面，保留正常牙髓组织的方法。其操作步骤为无菌操作、除去龋坏组织、揭髓室顶、髓腔入口的部位、切除冠髓、放盖髓剂、永久充填。在这里重点讲髓腔入口的部位。为了避免破坏过多的牙体组织，应注意各类牙齿进入髓腔的部位：①切牙和尖牙龋多发生于邻面，但要揭开髓顶，应现在舌面备洞。用小球钻或裂钻从舌面中央钻入，方向与舌面垂直，钻过釉质后，可以感到阻力突然减小，此时即改变牙钻方向，使之与牙长轴方向一致，以进入髓腔。用球钻在洞内提拉，扩大和修复洞口，以充分暴露近、远中髓角，使髓室顶全部揭去。②上颌前磨牙的牙冠近、远中径在颈部缩窄，备洞时可由颌面中央钻入，进入牙本质深层后，向颊、舌尖方向扩展，即可暴露颊舌髓角，揭出髓室顶。注意备洞时近远中径不能扩展过宽，以免造成髓腔侧穿。③下颌前磨牙的牙冠向舌侧倾斜，髓室不在颌面正中央下方，而是偏向颊尖处。颊尖大，颊髓线角粗而明显，钻针进入的位置应偏向颊尖。④上颌磨牙近中颊、舌牙尖较大，其下方的髓角也较为突出。牙冠的近远中径在牙颈部缩窄，牙钻在颌面备洞应形成一个颊舌径长，颊侧近、远中径短的类似三角形。揭髓室顶应从近中舌尖处髓角进入，然后扩向颊侧近远中髓角，注意颊侧两根管口位置较为接近。⑤下颌磨牙牙冠向舌侧倾斜，髓室偏向颊侧，颊髓角突出明显，备洞应在合面偏向颊侧近颊尖尖顶处，窝洞的舌侧壁略超过中央窝。揭髓室顶也应先进入近中颊侧髓角，以免造成髓腔舌侧穿孔。

（2）活髓切断术的应用指征和疗效：①临床上根髓的状况可根据断髓面的情况来判断。如断面出血情况，出血是否在短时间内可以止住。另外从龋齿的深度，患儿有没有自发症状等情况辅助判断。②疗效方面，我个人感觉成功率比较高，对乳牙来说，因为要替换所以效果还可以，但是恒牙治疗远期会引起根管钙化，增加日后根管治疗的难度。所以如果根尖发育已经完成的患牙，我建议还是做根管治疗。如果根尖发育未完成，可以先做活切，待根尖发育完成后改做根管治疗，这样可以减轻钙化程度。

乳牙牙髓感染，长处于持续状态，易成为慢性牙髓炎。本来牙髓病的临床与病理诊断符合率差别较大。又因乳牙牙髓神经分布稀疏，神经纤维少，反应不如恒牙敏感，加上患儿主诉不清，使得临床上很难提出较可靠的牙髓病诊断。因此在处理乳牙牙髓病时，不宜采取过于保守的态度。临床明确诊断为深龋的乳牙，其冠髓组织病理学表现和牙髓血常规表示，分别有 82.4% 和 78.4% 的冠髓已有慢性炎症表现，因此也提出采用冠髓切断术治疗乳牙近髓深龋，较有实效。

（3）常用的用于活髓切断术的盖髓剂有：FC，戊二醛和氢氧化钙。①FC 断髓术：FC 法用于乳牙有较高的成功率，虽然与 Ca（OH）$_2$ 断髓法的临床效果基本相似，但在 X 片上相比时，发现 FC 断髓法的成功率超过 Ca（OH）$_2$ 断髓法。采用 Ca（OH）$_2$ 的乳牙牙根吸收是失败的主要原因，而 FC 法可是牙根接近正常吸收而脱落。②戊二醛断髓术：近年来发表了一些甲醛甲酚有危害性的报道，认为 FC 对牙髓组织有刺激性，从生物学的观点看不太适宜。且有报道称成功率只有 40%，内吸收的发生与 Ca（OH）$_2$ 无明显差异。因此提出用戊二醛做活髓切断的盖髓药物。认为它的细胞毒性小，能固定组织不向根尖扩散，且抗原性弱，成功率近 90%。③Ca（OH）$_2$ 断髓术：以往认为有根内吸收的现象，但近年来用 Ca（OH）$_2$ 或 Ca（OH）$_2$ 碘仿做活髓切断术的动物试验和临床观察，都取得了较好的结果，也是应用最广泛的药物。

4. 干髓术 用药物使牙髓失活后，磨掉髓腔上方的牙体组织，除去感染的冠髓，在无感染的根髓表面覆盖干髓剂，使牙髓无菌干化成为无害物质，作为天然的根充材料隔离外界的刺激，极尖孔得以闭锁，根尖周组织得以维持正常的功能，患牙得以保留。这种治疗牙髓炎的方法叫干髓术。常用的干髓剂多为含甲醛的制剂，如三聚甲醛，多聚甲醛等。

做干髓术时要注意将干髓剂放在根管口处，切勿放在髓室底处，尤其是乳磨牙，以免药物刺激根分叉的牙周组织。一般干髓术后观察两年，患牙症状及相关阳性体征，X线片未见根尖病变者方可认为成功。

干髓术的远期疗较差，但是操作简便，经济，在我国尤其是在基层仍被广泛应用。干髓术适用于炎症局限于冠髓的牙齿，但临床上不易判断牙髓的病变程度，所以容易失败。成人后牙的早期牙髓炎或意外穿髓的患牙；牙根已形成，尚未发生牙根吸收的乳磨牙牙髓炎患牙；有些牙做根管治疗或塑化治疗时不易操作，如上颌第三磨牙，或老年人张口受限时，可考虑做干髓术。

由于各种原因引起的后牙冠髓未全部坏死的各种牙髓病可行干髓术。干髓术操作简便，便于开展，尤其是在医疗条件落后地区。随着我国口腔事业的发展，干髓术能否作为一种牙髓治疗方法而继续应用存在很大的争议。干髓术后随着时间延长疗效呈下降趋势，因我们对干髓剂严格要求，操作严格，分析原因如下。

（1）严格控制适应证，干髓术后易变色，仅适用于后牙且不伴尖周炎，故对严重的牙周炎、根髓已有病变的患牙、年轻恒牙根尖未发育完成者禁用。

（2）配制有效的干髓剂，用以尽可能保证治疗效果，不随意扩大治疗范围。

（3）严格操作规程，对失活剂用量、时间及干髓剂的用量、放置位置均严格要求。

（4）术后适当降𬤊，严重缺损的可行冠保护。

5. 牙髓息肉　慢性牙髓炎的患牙，穿髓孔大，血运丰富，使炎症呈息肉样增生并自髓腔突出，称之为牙髓息肉（pulp pdyp）。牙髓炎息肉呈红色肉芽状，触之无痛但易出血，是慢性牙髓炎的一种表现，可将息肉切除后按治疗牙髓炎的方法保留患牙。

当查及患牙深洞有息肉时，还要与牙龈息肉和牙周膜息肉相鉴别。牙龈息肉多是牙龈乳头向龋洞增生所致。牙周膜息肉发生于多根牙的龋损发展过程中，不但髓腔被穿通，而且髓室底亦遭到破坏，外界刺激使根分叉处的牙周膜反应性增生，息肉状肉芽组织穿过髓室底穿孔处进入髓腔，外观极像息肉。在临床上进行鉴别时。可用探针探察息肉的蒂部以判断息肉的来源，当怀疑是息肉时，可自蒂部将其切除，见出血部位在患牙邻面龋洞龈壁外侧的龈乳头位置即可证实判断。当怀疑是牙周膜息肉时，应仔细探察髓室底的完整性，摄X线片可辅助诊断，一旦诊断是牙周膜息肉，应拔除患牙。

八、年轻恒牙的治疗特点

乳牙脱落后新萌出的恒牙牙根未发育完成，仍处在继续生长发育阶段，此阶段的恒牙称为年轻恒牙。年轻恒牙髓腔大，根管粗，牙本质薄，牙本质小管粗大，所以外来刺激易波及牙髓；年轻恒牙的牙根在萌出3~5年才能完全形成年轻恒牙的牙髓组织与乳牙相似，因根尖开口较大，髓腔内血液供给丰富，发生炎症时，感染容易扩散，如得到及时控制，也可能恢复。

年轻恒牙牙髓组织不仅具有对牙有营养和感觉的功能，而且与牙齿的发育有密切关系。因此，牙髓炎的治疗以保存生活牙髓为首选治疗。年轻恒牙萌出后2~3年牙根才达到应有的长度，3~5年根尖才发育完成。所以，年轻恒牙牙髓炎应尽力保存活髓组织，如不能保存全部活髓，也应保存根部活髓，如不能保存根部活髓，也应保存患牙。治疗中常常选择盖髓术和活髓切断术，对根尖敞开，牙根未发育完全的死髓牙应采用促使根尖继续形成的治疗方法，即根尖诱导形成术。

九、牙髓炎治疗过程中可能出现的并发症

治疗牙髓炎可采用干髓术、塑化术、根管治疗等方法，治疗过程中可能出现一些并发症。

1. 封入失活剂后疼痛　封入失活剂后一般情况下可出现疼痛，但较轻可以忍受，数小时即可消失。有些患牙因牙髓急性炎症未得缓解，暂封物填压穿髓孔处太紧而出现剧烈疼痛。此时应去除暂封药物，以生理盐水或蒸馏水充分冲洗窝洞，开放安抚后再重新封入失活剂或改用麻醉方法去除牙髓。

2. 失活剂引起牙周坏死　当失活剂放于邻面龋洞时，由于封闭不严，药物渗漏，造成龈乳头及深部组织坏死。

3. 失活剂引起药物性根尖周炎　主要是由于失活剂药时间过长造成的患牙有明显的咬合痛、伸长

感、松动，应立即去除全部牙髓，用生理盐水冲洗，根管内封入碘制剂。因而使用失活剂时，应控制封药时间，交代患者按时复诊。

4. 髓腔穿孔　由于髓腔的形态有变异，术者对髓腔解剖形态不熟悉，或开髓的方向与深度掌握失误，根管扩大操作不当等原因造成的。探入穿孔时出血疼痛，新鲜穿孔可在用生理盐水冲洗、吸干后，用氢氧化钙糊剂或磷酸锌黏固粉充填。

5. 残髓炎　干髓术后数周或数年，又出现牙髓炎的症状，可诊断为残髓炎，这是由于根髓失活不全所致，是干髓术常见的并发症。塑化治疗的患牙也可出现残髓炎，是由于塑化不全，根尖部尚存残髓未被塑化或有遗漏根管未做处理。若出现残髓炎，则应重新治疗。

6. 塑化剂烧伤　牙髓塑化过程中，塑化液不慎滴到黏膜上，可烧伤黏膜，出现糜烂、溃疡，患者感觉局部灼痛。

7. 术后疼痛、肿胀　由于操作过程中器械穿出根尖孔或塑化液等药物刺激所致根尖周炎症反应所致。

8. 器械折断于根管内　在扩大根管时使用器械不当，器械原有损伤或质量不佳；或当医生进行操作时患者突然扭转头等原因，可导致器械折断于根管内。

9. 牙体折裂　经过牙髓治疗后的患牙，牙体硬组织失去了来自牙髓的营养和修复功能，牙体组织相对薄弱，开髓制洞时要磨去髓腔上方的牙齿组织，咀嚼硬物时易致牙折裂，所以在治疗时要注意调整咬合，并防止切割牙体组织过多。必要时要注意洞整咬合，并防止切割牙体组织过多，必要时作全冠保护，并嘱患者不要咬过硬的食物。

十、牙髓－牙周联合病变的治疗

1. 原发性牙髓病变继发牙周感染　由牙髓病变引起牙周病变的患牙，牙髓多已坏死或大部坏死，应尽早进行根管治疗。病程短者，单纯进行根管治疗，牙周病变既可完全愈合。若病程长久，牙周袋已存在当时，则应在根管治疗后，观察3个月，必要时再行常规的牙周治疗。

2. 原发性牙周病变继发牙髓感染　原发性牙周病继发牙髓感染的患牙能否保留，主要取决于该牙周病变的程度和牙周治疗的预后。如果牙周袋能消除或变浅，病变能得到控制，则可做根管治疗，同时开始牙周病的一系列治疗。如果多根牙只有一个牙根有深牙周袋而引起牙髓炎，且患牙不太松动，则可在根管治疗和牙周炎控制后，将患根截除，保留患牙。如牙周病已十分严重则可直接拔除之。

3. 牙髓病变和牙周病变并存　对于根尖周病变与牙周病变并存，X线片显示广泛病变的牙，在进行根管治疗与牙周基础治疗中，应观察半年以上，以待根尖病变修复；若半年后骨质仍未修复，或牙周炎症不能控制，则再行进一步的牙周治疗，如翻瓣术等。总之，应尽量查清病源，以确定治疗的主次；在不能确定的情况下，死髓牙先做根管治疗，配合一般的牙周治疗，活髓牙则先做牙周治疗和调𬌗，若疗效不佳，再视情况行根管治疗。

在牙髓－牙周联合病变的病例中，普遍存在着继发性咬合创伤，纠正咬合创伤在治疗中是一个重要环节，不能期待一个有严重骨质破坏的牙，在功能负担很重的情况下发生骨再生和再附着。

牙髓－牙周联合病变的疗效基本令人满意，尤其是第一类，具有相当高的治愈率，而第二类和第三类，其疗效则远不如前者。

十一、恒牙髓腔解剖特点及开髓方法

1. 上颌前牙　如下所述。

（1）髓腔解剖特点：一般为单根管，髓室与髓腔无明显界限，根管粗大，近远中纵剖面可见近远中髓角突向切方，唇舌向纵剖面可见髓室近舌隆突部膨大，根管在牙颈部横断面呈圆三角形。

（2）开髓方法：在舌面舌隆突上方垂直与舌面钻入，逐层深入，钻针应向四周稍微扩展，以免折断。当有落空感时，调整车针方向与牙体长轴方向一致进入髓腔，改用提拉动作揭去髓室顶，形成一顶向根方的三角形窝洞。

2. 下颌前牙　如下所述。

（1）髓腔解剖特点：与上颌前牙基本相同，只是牙体积小，髓腔细小。

（2）开髓方法：开髓时车针一定要局限于舌隆突处，勿偏向近远中，开髓外形呈椭圆形，进入髓腔方向要与根管长轴一致，避免近远中侧穿。

3. 上颌前磨牙　如下所述。

（1）髓腔解剖特点：髓室呈立方形，颊舌径大于近远中径，有两个细而突的髓角分别伸入。颊舌尖内，分为颊舌两个根管，根分歧部比较接近根尖 1/3 部，从洞口很难看到髓室底，上颌第一前磨牙多为两个根管，上颌第二前磨牙可为一个根管，约 40%，为双根管。

（2）开髓方法：在颌面作成颊舌向的椭圆形窝洞，先穿通颊舌两髓角，不要将刚穿通的两个髓角误认为根管口，插入裂钻向颊舌方向推磨，把颊舌两髓角连通，便可揭开髓室顶。

4. 下颌前磨牙　如下所述。

（1）髓腔解剖特点：单根管，髓室和根管的颊舌径较大，髓室和根管无明显界限，牙冠向舌侧倾斜，髓腔顶偏向颊侧。

（2）开髓方法：在颌面偏颊尖处钻入，切勿磨穿近远中壁和颊舌侧壁，始终保持车针与牙体长轴一致。

5. 上颌磨牙　如下所述。

（1）髓腔解剖特点：髓腔形态与牙体外形相似，颊舌径宽，髓角突入相应牙尖内，其中近中颊髓角最高，颊侧有近远中 2 个根管，根管口距离较近，腭侧有一粗大的根管，上颌第二磨牙可出现 2 个颊根融合为一个较大的颊根。

（2）开髓方法：开髓洞形要和牙根颈部横断面根管口连线一致，作成颊舌径长，近远中径短的圆三角形，三角形的顶在腭侧，底在颊侧，其中一边在斜嵴的近中侧与斜嵴平行，另一边与近中边缘嵴平行。

6. 下颌磨牙　如下所述。

（1）髓腔解剖特点：髓腔呈近远中大于颊舌径的长方体。牙冠向舌侧倾斜，髓室偏向颊侧。髓室在颈缘下 2mm，髓室顶至底的距离为 2mm，一般有近远中两根，下颌第一磨牙有时有 3 根，近中根分为颊舌两根管，远中根可为一粗大的根管，也可分为颊舌两根管。下颌第二磨牙有时近远中两根在颊侧融合，根管也在颊侧融合，根管横断面呈"C"形。

（2）开髓方法：在颌面近远中径的中 1/3 偏颊侧钻入。开髓洞形为近远中边稍长，远中边捎短，颊侧洞缘在颊尖的舌斜面上，舌侧洞缘在中央沟处，开髓洞形的位置应在颊舌向中线的颊侧，可避免造成舌侧颈步部侧穿和髓底台阶。

十二、牙体牙髓病患者的心理护理

1. 治疗前的心理护理　首先为患者提供方便、快捷、舒适的就医环境，以"一切以患者为中心，将患者的利益放在首位"为服务宗旨，热情接待患者，以简洁的语言向患者介绍诊疗环境、手术医师和护士的姓名、资历、治疗过程、术中配合及注意事项，以高度的责任心和同情心与患者交谈，耐心解答患者所担心的问题，通过交谈了解病情及病因，根据患者的病情及要求，讲明治疗的必要性，不同材料的优缺点，治疗全过程所需费用及疗效。对经济条件差的患者，尽量提供经济实用的充填材料。其次美学修复可以改变牙齿的外观，在一定程度上可以改善牙齿的颜色和形态，但无法达到与自然牙一致。因此对美学修复方面要求较高的患者，应注意调整患者对手术的期望值，治疗前向患者讲明手术的相对性、局限性，慎重选择，避免出现治疗后医生满意而患者不满意的情况，提高患者对术后效果的承受力，必要时向他们展示以治疗患者的前后照片，使其增强自信心。这样在治疗前使患者对治疗全过程及所需费用，有了充分的了解和心理准备，以最佳的心理状态接受治疗。

2. 治疗中的心理护理　临床发现 80% 以上的患者均有不同程度的畏惧心理，主要是害怕疼痛。对精神过于紧张，年老体弱、儿童等患者允许家属守护在旁，对于老年人应耐心细致解释治疗中可能出现的情况，由于不同的人疼痛阈值不同，不能横向比较，说伤害患者自尊心的话，对于儿童应在治疗过程中多与儿童有身体接触，给以安全感，但不要帮助儿童下治疗椅，减少其依赖性，树立自信心，不必和儿童解释牙科治疗问题，与儿童讨论一些他们所感兴趣的问题，对患者的配合给予鼓励。无家属者护士守护在旁，减轻对"钻牙"的恐惧，医护人员操作要轻，尽量减少噪音，在钻牙、开髓术中，如患者感到疼痛难忍或有疑问，嘱其先举手示意，以免发生意外，同时应密切观察患者的脉搏、血压，轻声告知治疗进程，随时提醒放松的方法，使医、护、患、配合默契，顺利地实施治疗。根据患者治疗进程，告知患者下次复诊时间，在根备或根充后可能会出现疼痛反应，多数是正常反应。如果疼痛严重、伴有局部肿胀和全身反应，应及时复诊，酌情进一步治疗。

3. 治疗后的心理护理　患者治疗结束后，征求患者意见，交代注意事项，稳定患者情绪。牙髓治疗后的牙齿抗折断能力降低，易劈裂，治疗后嘱患者避免使用患牙咀嚼硬物或遵医嘱及时行全冠或桩核修复。美学修复可以改变牙齿的外观，但不会改变牙齿的抵抗疾病的能力，因此术后更要注重口腔保健的方法和效率。教给患者口腔保健知识，养成良好的口腔卫生习惯，有条件者应定期口腔检查、洁牙，防止龋病和牙周病的发生。以求从根本上解决问题。

十三、看牙要用橡皮障

对于大多数患者来说，橡皮障是个非常陌生的概念。其实在欧美很多发达国家橡皮障已经被广泛使用，甚至在一些口腔治疗过程中，不使用橡皮障是违反医疗相关法规的。在国内，橡皮障也正逐步被一些高档诊所以及口腔医院的特诊科采纳，使得口腔治疗更专业、更无菌、更安全、更舒适。

什么是橡皮障呢？简单地说，橡皮障是在齿科治疗中用来隔离需要治疗的牙齿的软性橡皮片。当然，橡皮障系统还需要有不同类型的夹子以及面弓来固定。橡皮障的优点在于它提供了一个干燥清洁的工作区域，即强力隔湿，同时防止口腔内细菌向牙髓扩散，避免伤害口腔内舌、黏膜等软组织。橡皮障还能减少血液、唾液的飞溅，做好艾滋病、肝炎等相关传染病的普遍防护，减少交叉感染。对于患者，橡皮障可以提供安全、舒适的保障，这样在治疗过程中就不必注意要持续张口或者担心自己的舌头，也不必担心会有碎片或者小的口腔器械掉到食管或者气管里，营造一个更轻松的术野。

从专业角度来讲，橡皮障技术的必要性更毋庸置疑。例如，目前齿科最常见的根管治疗应该像外科手术一样在无菌环境下，如果不采用橡皮障，就不能保证治疗区域处于无菌环境，这样根管感染及再感染的可能性将会大大提高。因此，我们常说有效控制感染是根管治疗成功的关键，而使用橡皮障是最重要的手段之一，它可以有效地避免手术过程中口腔环境对根管系统的再污染。此外，橡皮障技术可以更好地配合大量的根管冲洗，避免冲洗液对口腔黏膜的刺激，节约消毒隔离时间，减少诊间疼痛和提高疗效。正是由于橡皮障在根管治疗中如此的重要性，因此在美国，口腔根管治疗中不采用橡皮障是非法的。其实，橡皮障最早使用应该是在齿科的粘连修复中。国外目前流行的观点是：如果没有橡皮障，最好就不要进行粘连修复。因为在粘连修复中，无论酸蚀前后都需要空气干燥，强力隔湿，这样才能避免水蒸气，唾液等污染。橡皮障的应用明显提高粘连的强度，减少微渗。尽管放置橡皮障不是治疗，但它却是提高治疗效果的有效手段。当然在国内，作为一个较新的技术，牙医们还需要投入一定时间来熟悉新的材料和学习新的操作要求，这样才能达到掌握必要技术来有效率地应用产品。但是，毫无疑问，一旦条件成熟，大多数患者都将享受到橡皮障技术带来的安全舒适。

十四、C 形根管系统的形态、诊断和治疗

1. C 形根管系统的形态与分类　C 形根管系统可出现于人类上、下颌磨牙中，但以下颌第二磨牙多见。下颌第二磨牙 C 形根管系统的发生率在不同人种之间差异较大，在混合人群中为 8%，而在中国人中则高达 31.5%。双侧下颌可能同时出现 C 形根管系统，Sahala 等对 501 例患者的全口曲面断层片进行了回顾性研究，结果显示在下颌第二磨牙出现的 C 形根管中有 73.9% 呈现对称性。

C 形牙根一般表现为在锥形或方形融合牙根的颊侧或舌侧有一深度不一的冠根向纵沟，该纵沟的存在使牙根的横断面呈 C 形。一般认为，上皮根鞘（epithelial root sheath）未能在牙根舌侧融合可导致牙

根舌侧冠根向纵沟的出现。从人类进化的角度讲，下颌骨的退化使牙列位置空间不足，下颌第二磨牙的近远中根趋于融合而形成 C 形牙根；C 形牙根中的根管系统为 C 形根管系统。C 形根管最主要的解剖学特征是存在一个连接近远中根管的峡区，该峡区很不规则，可能连续也可能断开。峡区的存在使整个根管口的形态呈现 180°弧形带状外观。

Melton 基于 C 形牙根横断面的研究，发现 C 形根管系统从根管口到根尖的形态可发生明显变化，同时提出了一种分类模式，将所有 C 形根管分为三型：C1 型表现为连续的 C 形，近舌和远中根管口通常为圆形，而近颊根管口呈连续的条带状连接在它们之间，呈现 180°弧形带状外观或 C 形外观；C2 型表现为分号样，近颊根管与近舌根管相连而呈扁长形，同时牙本质将近颊与远中根管分离，远中根管为独立圆形；C3 型表现为 2 个或 3 个独立的根管。范兵等对具有融合根的下颌第二磨牙根管系统进行研究，结果显示 C 形根管从根管口到根尖的数目和形态可发生明显变化。

2. C 形根管系统的诊断　成功治疗 C 形根管系统的前提是正确诊断 C 形根管系统，即判断 C 形根管系统是否存在及其大致解剖形态。仅仅从临床牙冠的形态很难判断是否存在 C 形根管系统，常规开、拔髓之后可以探清根管口的形态。敞开根管口后，用小号锉进行仔细探查可更准确地了解 C 形根管口的特点。手术显微镜下，增强的光源和放大的视野使 C 形根管口的形态更清晰，诊断更容易、准确。

Cooke 和 Cox 认为通过术前 X 线片很难诊断 C 形根管，所报道的三例 C 形根管的 X 线片均表现为近远中独立的牙根。第一例 C 形根管是在根管治疗失败后进行意向再植时诊断的，第二和第三例则是因为根管预备过程中持续的出血和疼痛类似第一例而诊断。最近的研究表明可以通过下颌第二磨牙术前 X 线表现诊断 C 形根管的存在和了解整个根管系统的大致形态。具有 C 形根管系统的牙根多为从冠方向根方具有连续锥度的锥形或方形融合根。少数情况下由于连接近远中两根的牙本质峡区过于狭窄，C 形根管的 X 线影像表现为近远中分离的两个独立牙根。将锉置于近颊根管内所摄的 X 线片似有根分叉区的穿孔，这种 X 线特征在 C1 型 C 形根管中更多见。

3. C 形根管系统的治疗　C 形根管系统的近舌及远中根管可以进行常规根管预备，峡区的预备则不可超过 25 号，否则会发生带状穿孔。GG 钻也不能用来预备近颊根管及峡区。由于峡区存在大量坏死组织和牙本质碎屑，单纯机械预备很难清理干净，使用小号锉及大量 5.25% 的次氯酸钠结合超声冲洗是彻底清理峡区的关键。在手术显微镜的直视下，医师可以看清根管壁及峡区内残留的软组织和异物，检查根管清理的效果。

C 形根管系统中，近舌及远中根管可以进行常规充填。放置牙胶以前应在根管壁上涂布一层封闭剂，采用超声根管锉输送技术比手工输送技术使封闭剂在根管壁上的分布更均匀。为避免穿孔的发生，C 形根管的峡区在预备时不可能足够敞开，侧方加压针也不易进入到峡区很深的位置，采用侧方加压充填技术往往很难致密充填根管的峡区，用热牙胶进行充填更合适。热牙胶垂直加压充填可以使大量的牙胶进入根管系统，对峡区和不规则区的充填比侧方加压和机械挤压效果好。Liewehr 等采用热侧方加压法充填 C 形根管取得了较好的效果。手术显微镜下，医师可以清楚地观察到加压充填过程中牙胶与根管壁之间的密合度，有利于提高根管充填的质量。因此，要有效治疗 C 形根管系统须采用热牙胶和超声封闭剂输送技术。

C 形根管系统治疗后进行充填修复时，可以将根管口下方的牙胶去除 2~4mm，将银汞充入髓室和根管形成银汞桩核；也可以在充填银汞前在根管壁上涂布黏结剂以增加固位力和减少冠方微渗漏的发生。如果要预备桩腔，最好在根管充填完成后行即刻桩腔预备，以减少根管微渗漏的发生。桩腔预备后，根管壁的厚度应不小于 1mm 以防根折，根尖区至少保留 4~5mm 的牙胶。桩钉应置入呈管状的远中根管，因为桩钉与根管壁之间的适应性以及应力的分布更合理，而在近舌或近颊根管中置入桩钉可能导致根管壁穿孔。所选用桩钉的宽度应尽可能小，以最大限度保存牙本质和增加牙根的强度。

4. C 形根管系统的治疗预后　严格按照生物机械原则进行根管预备、充填和修复，C 形根管的治疗预后与一般磨牙没有差别：随访时除观察患牙的临床症状和进行局部检查外，应摄 X 线片观察根分叉区有无病变发生，因为该区很难充填，而且常常有穿孔的危险。由于 C 形牙根根分叉区形态的特殊性，常规根管治疗失败后无法采用牙半切除术或截根术等外科方法进行治疗。可以视具体情况选择根管再治疗或意向再植术。

十五、髓腔和根管口的解剖规律

（1）髓室底的水平相当于釉牙骨质界的水平，继发牙本质的形成不会改变这个规律，所以，釉牙骨质界可以作为寻找和确认髓室底的固定解剖标志。

（2）在釉牙骨质界水平的牙齿横截面上，髓腔形状与牙齿断面形状相同，并且位于断面的中央，就是说，髓室底的各个边界距离牙齿外表面是等距离的。

（3）继发性牙本质形成有固定的位置和模式，在髓腔的近远中颊舌四个侧壁，髓室顶和髓室底表面成球面状形成。

（4）颜色规律：①髓室底的颜色比髓腔壁的颜色深，即髓室底的颜色发黑，髓腔壁的颜色发白，黑白交界处就是髓室底的边界。②继发性牙本质比原发性牙本质颜色浅，即继发性牙本质是白色的，原发性牙本质是黑色的。

（5）沟裂标志：根管口之间有深色地沟裂相连，沟裂内有时会有牙髓组织。当根管口被重重地钙化物覆盖时，沿着沟裂的走向去除钙化物，在沟裂的尽头就能找到根管，这是相当快速而安全的技巧。

（6）根管口一定位于髓腔侧壁与髓室底交界处。

（7）根管口一定位于髓室底的拐角处。

（8）根管口分布对称性规律：除了上颌磨牙之外的多根牙，在髓室底画一条近远中方向的中央线，根管口即分布在颊舌两侧，并且对称性排列。就是说，颊舌根管口距离中央线的距离相等，如果只有一个根管口，则该根管口一定位于中线上或其附近不会偏离很大。根据这个规律可以快速的判断下磨牙是否存在远中舌根管。

十六、寻找根管口的几种方法

（1）多根管牙常因增龄性变化或修复性牙本质的沉积，或髓石，或髓腔钙化，或根管形态变异等情况，而使根管口不易查找时，可借助于牙齿的三维立体解剖形态，从各个方向和位置来理解和看牙髓腔的解剖形态；并采用多种角度投照法所拍摄的 X 线片来了解和指出牙根和根管的数目、形状、位置、方向和弯曲情况；牙根对牙冠的关系；牙根及根管解剖形态的各种可能的变异情况等。

（2）除去磨牙髓腔内牙颈部位的遮拦根管口的牙本质领圈，以便充分暴露髓室底的根管口。

（3）采用能溶解和除去髓腔内坏死组织的根管冲洗剂，以彻底清理髓室后，根管口就很可能被察觉出来。

（4）探测根管口时，应注意选择髓室底较暗处的覆盖在牙骨质上方的牙本质和修复性牙本质上作彻底地探查。并且还应注意按照根管的方向进行探查。

（5）髓室底有几条发育沟，都与根管的开口方向有关，即沿髓室底的发育沟移行到根管口。所以应用非常锐利的根管探针沿着发育沟搔刮，可望打开较紧的根管口。

（6）当已经指出一个根管时，可估计其余根管的可能位置，必要时可用小球钻在其根管可能或预期所存的发育沟部位除去少量牙本质，然后使用锐利探针试图刺穿钙化区，以找出根管口，除去牙颈部的牙本质领圈以暴露根管口的位置：注意钻磨发育沟时不要过分地加深或磨平发育沟，以免失去这些自然标志而向侧方磨削或穿刺根分叉区。

（7）在髓室底涂碘酊，然后用稍干的酒精棉球擦过髓底以去碘，着色较深的地方常为根管口或发育沟。

（8）透照法：使用光导纤维诊断仪的光源透照颊舌侧牙冠部之硬组织，光线通过牙釉质和牙本质进入髓腔，可以看到根管口是个黑点；而将光源从软组织靠近牙根突出处进行透照，光线通过软组织、牙骨质和牙本质进入髓腔，则显示出根管口比附近之髓底部要亮些。

（佘小伟）

第五节　牙体牙髓病科常用药物

一、氟化物制剂

氟化物制剂的应用是口腔医学领域的重大进展，它在防龋、脱敏等方面应用极广。氟化物的作用包括：①抑制致龋菌生长。②减少牙菌斑内酸的形成。③降低釉质的溶解度。④促进脱钙釉质的再矿化。氟化物控制在一定浓度和剂量时对防龋有效。如果剂量或浓度过大，则可吸引起氟中毒。氟为细胞原浆性毒物，当使用剂量过大、浓度过高或使用不慎时，将给机体造成严重后果。6～8mg/kg（体重）的氟，即可致人死亡。曾有报告，一次口服100mg，即导致急性氟中毒。儿童急性氟中毒剂量为2mg/kg（体重），婴儿期用量达1g的氟化钠，可危及生命安全。长期摄入过量的氟，可致机体发生慢性氟中毒。

急性氟中毒极少见，可引起急性肠胃道刺激症状；氟与血清钙结合可形成不溶性的氟化钙，其结果是造成肌肉痉挛、虚脱和呼吸困难等；慢性中毒可影响牙齿、骨或其他组织。饮水中加氟含量为2～4mg/L，时可能引起氟牙症；4～14mg/L时可引起氟骨症、佝偻病、贫血和关节病变等。所有这些都说明在饮水中加适量氟化物或用氟化物通过其他途径来防龋，只要应用得当，是不会引起多大不良反应的。一种方法是氟化物的联合使用，既可降低局部氟的使用量，又可提高防龋效果，是值得提倡的防龋手段。

二、脱敏制剂

1. 极固宁　阿尔法韦士曼制药公司产品，包装：2×7ml 瓶/盒。

（1）主要成分：绿瓶内为液体1（无色）：含磷酸钾、碳酸钾、羟苯甲酯钠、无离子水；橙瓶内为液体2（无色）：含氯化钙、氯化锶、苯甲酸钠、无离子水。极固宁™具有双重脱敏作用：①深度封闭牙本质小管。②抑制牙神经纤维的去极化作用，阻止刺激的传播。

（2）适应证：①深龋的洞衬患者。②桩核预备时牙本质暴露患者。③嵌体预备时牙本质暴露患者。④牙颈部缺损或酸蚀患者。⑤牙龈退缩和釉质－牙骨质界暴露或牙颈部根面外露。⑥口腔保健前后使用（如刷牙、漂白牙齿等）。

（3）使用方法：①用消毒剂清洁治疗面，用气枪仔细吹干约10s。②用小刷子或小海绵将1液涂擦于干燥面上约10s。③立即用同种方法涂擦2液。④对于非常敏感的患者续重复治疗2次。

（4）注意事项：不要将两种液体混合，这将使材料失效。目前尚无明显禁忌证和不良反应，但仅供专业使用。室温下保存（24℃），保存时盖紧瓶盖。

2. Gluma 脱敏剂　1×5ml/瓶，为贺利氏古莎公司生产。主要成分：1 000mg GLUMA 脱敏剂含361mg 2－羟乙基甲基丙烯酸酯；51mg 戊二醛；无离子水。

（1）适应证：消除暴露的牙颈部的过敏症状；减轻和预防因牙本质预备而引起的牙齿过敏症状。

（2）方法：①清洁牙齿，冲洗干燥，有效隔离。②蘸少量 GLUMA 脱敏剂涂布于过敏牙齿表面，然后保持60s。③用气枪轻轻吹干牙面，使液体薄膜消失，牙齿表面不再发亮，水冲洗。④可重复做2次。

3. Seal & Protect　1×45ml/瓶，为 Dentsply 公司生产，主要成分：二甲基或三甲基丙酸酯、PENTA、功能性无定型硅、光引发剂、稳定剂、十六胺氢氟酸、三氯苯氧氯酚、醋酮酸。

（1）适应证：牙齿过敏患者；洞衬。

（2）使用方法：①清洁牙齿，冲洗干燥，有效隔离。②蘸足量 Seal & Protect 液，涂布于过敏牙面20s。③气枪吹去溶剂。④光固化10s，⑤再次涂布 Seal&Protect 液，即刻用气枪吹干。⑥光固化10s。

（3）禁忌证：对脱敏剂中任何一种成分过敏的患者、牙髓炎患者。

三、水门汀类制剂

1. 氢氧化钙　如下所述。

（1）种类：氢氧化钙的通常有粉液剂型和双糊剂型两种。组成中的氢氧化钙是材料的活性成分，为碱性，具有杀菌和促进牙本质中钙沉积作用，氧化锌具有弱收效和消毒作用，二氧化钛是惰性填料，硬脂酸锌是固化反应加速剂，钨酸钙具有X线阻射能力。

（2）凝固原理：粉剂与液剂或A糊剂与B糊剂调拌后发生螯合反应，最后形成水杨酸 β-丁醇酯与 Ca^{2+} 的螯合物，并包裹过量未反应的氢氧化钙，及其他物质。此反应速度极慢，加入微量硬脂锌或水分能使其在数分钟内凝固。

（3）性能：①强度：氢氧化钙水门汀凝固后的强度较低，其抗压强度为 6~30MPa，直径抗拉强度为 10~31MPa，因此，用它垫底时，需做二次垫底。②凝固时间：在室温下及80%湿度下，凝固时间为 3~5min，调拌好后，在口腔潮湿环境中能加速其凝固。粉液剂型的材料极易受空气湿度影响，湿度大凝固速度快，湿度小凝固速度慢。双糊剂型受影响较小。③溶解性：可溶于水、唾液中，在水中可逐渐崩解。接触37%磷酸溶液60s，溶解值为 2%~3%。将该材料浸入水中1个月，溶解值为 28%~35%，浸入水中3个月，溶解值为 32%~48%。④抗菌性：氢氧化钙水门汀具有强碱性，对龋坏牙本质的细菌有一定的杀菌及抑菌作用。可杀死及抑制龋洞中或根管中残留的细菌。⑤对牙髓的影响：由于该水门汀的强碱性，用它进行深洞垫底时，初期水门汀对牙髓产生中等程度的炎症反应，以后逐渐减轻，并有修复性牙本质的形成。用该材料盖髓时，最初使与材料接触的牙髓组织发生凝固性坏死，坏死区域下有胶原屏障形成。以后胶原矿化，有骨样组织和前期牙本质样的组织形成，最终形成修复性牙本质。实验证明，氢氧化钙具有促进牙本质和牙髓的修复反应，可诱导龋坏牙本质再矿化，促进牙本质桥的形成。

（4）临床应用：①盖髓剂：包括间接盖髓或直接盖髓剂。②根管消毒剂：可作为根管消毒剂，通常使用粉液剂型，成稀糊剂状，易取出。③根管充填剂：用氢氧化钙水门汀充填根管，可以早期诱导根尖封闭，在根尖孔形成骨样组织及钙化区域，而且根尖周的炎症也较轻。④牙本质脱敏：可用于牙颈部及根面的脱敏，其可能的原理有3个。它可以阻塞牙本质小管；它具有矿化作用；它可以刺激继发性牙本质的形成。应用时，将调和好的氢氧化钙水门汀黏附于过敏处，任其自然脱落。

2. 氧化锌丁香油水门汀（ZOE）　如下所述。

（1）组成：氧化锌丁香油水门汀由粉、液两部分组成。

（2）凝固机制：粉剂与液剂混合后发生螯合反应，最后生成无定形的丁香酚锌的螯合物，反应极缓慢，约12h左右，加入微量醋酸盐能使其在数分钟内初步结固。已结固的水门汀中，含有未反应的氧化锌、松香等，它们被螯合物形成的基质所包埋。

（3）性能：①强度：强度比较低，普通型的抗压强度在 25~35MPa 范围内，不足承受咀嚼力，故用其作基底时，尚需在其上垫一层磷酸锌水门汀。增强型的抗压强度较高，在 45~55MPa 范围内。我国医药行业标准规定，氧化锌丁香油水门汀的抗压强度应不低于25MPa。②凝固时间：凝固时间为 3~10min，调和后在口腔潮湿环境中能加速其凝固。③溶解性：可溶于水、唾液中，在水中的溶解性较高，仅次于氢氧化钙水门汀，主要是由于丁香油的析出。但是，氧化锌丁香油水门汀在凝固过程中体积收缩小（0.1%），短期内与洞壁的密合度是基底料中最好的，故常用它作为暂封材料使用。④对牙髓的影响：在基底材料中，对牙髓刺激性最小，并具有按抚、抗炎、抑菌作用，能保护牙髓免受磷酸锌类水门汀及热、电的刺激，因此，常用作接近牙髓的深洞基底料以及根管充填材料。氧化锌丁香油水门汀还可用于小穿髓点的盖髓。

（4）适应证：主要用于接近牙髓的深洞基底料、意外穿髓的盖髓剂、暂封材料、根管充填材料及牙周术后的牙周敷料，也用做暂时冠、桥的封固材料。

3. 玻璃离子体水门汀（GIC）　GIC 是20世纪70年代初问世的一种新型水门汀类材料，它是在聚羧酸锌水门汀的基础上发展起来的。由于其独特的美观性能和黏接性能，一经问世便引起广泛注意，在随后的近 30 年间得到迅速的发展。目前临床上可选择的玻璃离子体水门汀种类较多，应用范围也较最初有了很大的扩大。

（1）分类：①国际标准化组织（ISO）根据用途将 GIC 分为 3 型，Ⅰ型用于冠、桥、嵌体等固定修复体的黏固，Ⅱ型用于牙体缺损的修复，Ⅲ型用于洞衬及垫基底。②根据剂型可分为粉液型、粉液胶囊型、单粉水硬型和单糊剂型。③根据固化方式可分为一般酸碱反应固化型和光固化与酸碱反应固化双重固化型。④根据树脂改性情况可分为一般玻璃离子水门汀（即粉液型酸碱反应固化玻璃离子水门汀）、粉液型光固化玻璃离子水门汀（光固化与酸碱反应双重固化型，又称为树脂增强玻璃离子水门汀）和复合体（单糊剂型光固化玻璃离子水门汀，又称为聚酸改性复合树脂）。

（2）组成：传统的玻璃离子体水门汀为粉液剂型。粉剂为氟铝硅酸钙玻璃粉，液剂为聚丙烯酸或聚丙烯酸与依康酸共聚物的水溶液，其浓度一般不超过 50%，此外，液体中还加有少量的酒石酸，以改善其操作性能和凝固性能。与聚羧酸锌水门汀相似，聚丙烯酸可做成粉状，与铝硅酸钙玻璃粉混合，使用时与水混合即可，此为单粉剂型玻璃离子体水门汀。

光固化玻璃离子体水门汀是一种树脂改性产品，可以是粉液型，也可以是单糊剂型。粉液型产品的粉剂主要是氟铝硅酸钙玻璃粉，并含有聚合反应促进剂（有机叔胺）。液剂主要是具有多个羟基的甲基丙烯酸酯、甲基丙烯酸 β－羟乙酯、光引发剂和水。这类产品既具有复合树脂的一些特点，又具有玻璃离子水门汀的一些特性，被称为聚酸改性复合树脂，又称为复合体。

（3）性能：①色泽：与聚羧酸锌水门汀相比，由于选用了玻璃粉，玻璃离子体水门汀凝固后具有半透明性，色泽也与牙齿相似，可以作为前牙牙体缺损修复。光固化玻璃离子水门汀可提供多种不同颜色的材料供选择，可使修复体颜色与牙齿颜色更加匹配，达到美观修复的目的。一般的粉液型玻璃离子体水门汀凝固后，材料中含有较多的气泡，不易抛光，容易黏附色素，影响美观。单糊剂型材料含气泡较少，抛光性明显改善，尽管如此，这类材料仍易受咖啡、茶等染色。②黏接性：一般的玻璃离子体水门汀与釉质的黏接强度为 30 ~ 50MPa，与牙本质的黏接强度为 20 ~ 40Mpa。光固化玻璃离子水门汀与釉质的黏接强度可达 60MPa，与牙本质的黏接强度可达 55Mpa，使用表面处理剂后，与釉质的黏接强度可达 100MPa，与牙本质的黏接强度可达 75Mpa。由于材料中加入了带有羧基的树脂单体成分，黏接时又使用底涂剂及黏接剂，单糊剂型光固化玻璃离子水门汀（复合体）与牙釉质的黏接强度可达 10 ~ 17MPa，与牙本质的黏接强度可达 7 ~ 12MPa。③吸水性及溶出性：一般玻璃离子水门汀在凝固过程中有较强的吸水性，吸水后材料呈白色垩状，溶解性增加，容易被侵蚀。只有在凝固后才具有良好的强度和低溶出率，所以，临床上充填牙齿后，一般需在材料表面涂一层保护剂，以防凝固过程接触水分。一般的玻璃离子体水门汀水中吸水率（6 个月）为 5% ~ 9%，溶出率为 0.07% ~ 0.35%。粉液型光固化玻璃离子水门汀在浸水后早期吸水率较大，7d 吸水率可达 89%，6 个月吸水率为 93%。单糊剂型光固化玻璃离子水门汀吸水率较小，6 个月吸水率为 30%。玻璃离子水门汀吸水后体积膨胀，能补偿固化过程中的体积收缩，提高修复体的边缘密封性能。④强度：一般的玻璃离子水门汀在凝固后 1h，抗压强度可达 100 ~ 140MPa，24h 后可达 140 ~ 200MPa，完全凝固（数日）后强度达到最大。光固化玻璃离子水门汀 24h 抗压强度可达 200 ~ 300MPa，尤其是单糊剂型强度最好。复合体的力学性能处于玻璃离子水门汀和复合树脂之间。⑤凝固特性：一般初步凝固时间为 25 ~ 60min，24h 后初步完全固化，7d 后达到完全固化。由于引入了光固化树脂成分，光固化玻璃离子水门汀早期固化程度高，强度好，不怕水。⑥边缘封闭性：由于玻璃离子体水门汀吸水后有一定的膨胀以及对牙齿有一定的化学黏接性，该材料的边缘闭性较好，优于磷酸锌水门汀，其中光固化玻璃离子水门汀优于一般的玻璃离子体水门汀，尤其以单糊剂型玻璃离子水门汀边缘封闭性能最好。⑦牙髓刺激性：与聚羧酸锌水门汀相似，玻璃离子体水门汀的牙髓刺激性很小。在保留牙本质厚度不小于 0.1mm 时，该材料对牙髓几乎无刺激作用。⑧防龋作用：现在的玻璃离子体水门汀大多含有氟化物，在口腔唾液中能缓慢释放氟离子，这也是该材料的优点之一。所释放的氟离子可与紧邻的牙齿硬组织中的羟基磷灰石中的羟基进行交换，提高牙齿硬组织中的氟含量，从而提高牙齿的抗龋能力。

（4）应用：Ⅰ型玻璃离子体水门汀主要用于冠、桥、嵌体等固定修复体的黏固，Ⅱ型主要用于牙体缺损的修复，如乳牙的充填修复、恒牙颈部楔状缺损的修复及Ⅴ、Ⅳ类洞的充填修复，Ⅲ型主要用于洞衬及垫基底。用玻璃离子体水门汀垫底，一般只需垫一层即可。光固化玻璃离子水门汀可用于楔状缺损、Ⅲ类洞、Ⅴ类洞的Ⅰ、Ⅱ类洞及桩核修复。单糊剂型光固化玻璃离子水门汀可用于楔状缺损、Ⅲ类洞、Ⅴ类洞、小Ⅰ类洞、儿童的Ⅰ、Ⅱ类洞修复，不能用于恒牙咬合面较大面积缺损修复。在玻璃离子水门汀中混入银合金粉可以显著增强玻璃离子水门汀的强度，可用于后牙咬合面小缺损及桩核修复，由于呈银灰色，该材料的应用范围受到限制。

四、酚制剂

1. 樟脑酚（CP）　主要由樟脑、酚和乙醇配制而成，为白色晶体，味臭，轻度挥发，微溶于水，易溶于乙醇、乙醚中。本制剂镇痛性能较好，渗透力较强，腐蚀性和防腐蚀性能均较低，主要用于窝洞和根管轻度感染的消毒以及牙髓安抚剂等，作为局部封药使用。

2. 木馏油　为多种酚类的混合物，包括愈创木酚、木馏酚。甲酚等，淡黄色，味异臭，易溶于乙醇、乙醚氯仿等。具有酚类的抗菌作用，防腐、消毒、轻度镇痛和除臭功能，遇脓、血、坏死组织时仍有消毒作用。常用于根管消毒。

3. 麝香草酚　无色或白色结晶体粉末，具特异芳香，难溶于水，易溶于乙醇、乙醚氯仿。对真菌和放线菌有较强的杀菌作用，杀菌作用比苯酚强30倍，而毒性则为苯酚的1/10，对革兰阴性菌作用较弱，主要用于窝洞和根管消毒剂。

五、牙髓失活剂

1. 多聚甲醛失活剂　为甲醛的聚合物，为白色结晶体，常温下缓慢挥发甲醛，具有较强的杀菌力，渗透性较好，作用持久，对组织刺激性较小。多聚甲醛的主要成分为多聚甲醛、适量的表面麻醉剂（如可卡因、丁卡因等）、氮酮。

方法步骤对需做牙髓失活的牙髓病患者，在露髓的牙髓表面，放置4~6号球钻大小的多聚甲醛失活剂，以丁香油水门汀暂时封闭窝沟，一定时间后复诊抽出牙髓。

牙髓失活作用：多聚甲醛失活剂由于没有砷失活剂剧烈的不良反应，失活作用缓慢且较安全，习惯上常用于乳牙的牙髓失活，又称乳牙失活剂。用于恒牙时效果常不稳定，有时需再次封药。谢欣梅研究报告：经过改进后的失活剂，其可靠性与砷制剂基本相似，且可失活整个牙髓。

2. 蟾酥制剂　于20世纪末开始用于无痛切髓，主要成分：蟾酥700ml/L乙醇提取物粉与可卡因按2：1重量比混合后，加入适量950ml/L乙醇、甘油（1：1）调制成膏状。

操作方法：暴露穿髓点，取5#球钻大小药物置于穿髓点，暂封约1h后去除封药，揭髓室顶，切除冠髓（或同时拔除根髓），清理髓室，行一次法干髓术（或去髓术）。

蟾酥制剂能够用于快速无痛切髓的机制可能是由于蟾酥内含有作用较强的局部麻醉成分——脂蟾毒配基类物质（其中，蟾毒灵的表面麻醉效力为可卡因的近90倍）。由于该类物质在其麻痹作用发生前有一定的刺激，可引起组织疼痛反应，故在蟾酥制剂内加入一定量的可卡因，以减少该刺激引起的疼痛反应。

六、无髓牙纵裂

1. 病因　如下所述。

（1）合创伤与牙周支持组织丧失：合创伤与牙根纵裂有直接关系。合创伤使牙根部受力点发生改变。尤侧向咬合时，产生扭力，使应力过于集中在某些部位，另外，咬合创伤会造成牙槽嵴吸收或本身有牙周炎致牙周支持组织丧失，牙槽嵴高度降低，都会使根管壁的应力增高，如果个别牙的根管壁长期处于高应力状态，势必对牙体组织产生损害，从而引起牙根纵裂。

（2）牙体组织结构发育缺陷：扫描电镜观察发现，纵裂牙的牙本质小管数目明显减少，有些区域小管有断裂、扩张、弯曲等变化，有些区域出现裂纹和裂隙，小管方向紊乱，这些结构上的缺陷，可使患牙对咬合的承受能力下降，尤其出现创伤合力时，可使结构缺陷部位发生折裂。

（3）冷牙胶侧压充填：侧方加压充填，尤其是冷牙胶侧压充填，由于加压时管腔内已有部分充填物（牙胶尖），而冷牙胶尖又缺乏一定的流动性，术者为使之充填密合，往往可能会用较大压力。若使用的侧压充填器锥度过大或弹性欠佳，都有可能导致根管内应力过高，造成根管变形，从而留下牙根纵裂的隐患。

（4）桩或桩核修复：桩的长度、形态和直径与牙根纵裂有直接关系。根管内的应力与桩钉的长度呈反比例关系而与桩的直径呈正比例关系。同时，桩道预备过多会丧失过多的牙体组织，进一步削弱牙的抗折能力。

（5）年龄因素：主要发生于50岁以上的中老年人，可能与牙髓发生退行性变，牙体组织失水变脆有关，另外，中老年人多伴有牙周支持组织的丧失，也是易发生牙根纵裂的原因之一。

2. 临床表现和诊断　X线检查早期仅表现为牙槽骨的吸收，类似于咬合创伤或慢性根尖周炎的表现，晚期由于裂隙侧壁牙本质的吸收，折裂片移位，管腔增宽，与根管内充填物之间出现透射区，根充不密合，甚至充填物会移位或被吸收。翻瓣检查目前认为是最可靠的方法，一般根面上有"V"型或呈窗形的骨吸收，去除炎性肉芽组织后常可见根面折裂线，染色有助于诊断。当纵裂累及牙根的中上部分时，根管显微镜下可以观察到纵裂线，染色剂可以使纵裂线深染，有利于观察。

3. 防治　以预防为主。
（1）去除咬合创伤，减轻咬合压力，合理设计修复体。
（2）避免过大的根管充填压力和过度的根管预备。
（3）选择合适的桩钉。
（4）多根牙发生纵裂可考虑到截根或牙半切除术，单根牙则需拔除。

无髓牙牙根纵裂呈多样性和不典型性。早期可无明显症状，有的仅有咬合不适或乏力，随着病程延长，牙槽骨的破坏，表现为牙龈的反复肿胀，类似牙周脓肿的症状，临床检查时在牙根的纵裂侧可以探到深而窄的牙周袋，多根牙也可能发生于根分叉处。

七、髓室底穿通和根管旁穿的治疗

髓室底穿通和根管旁穿是牙髓治疗、病理吸收或龋坏等原因造成的髓腔和牙周组织的联通。牙体科和修复科的医生都会遇到的意外事故。其中医源性穿孔占有相当大的比例。根管旁穿的发生率是3%。Ingle指出意外穿髓是牙髓治疗失败的第二大原因。Seltzer也指出3.5%的牙髓治疗失败与意外穿孔有关。而且髓室底穿通和根管旁穿常导致患牙被拔除，造成不应有的损失。因此意外穿孔除预防外，穿孔后的治疗也有重要的意义。

1. 病因和部位　如下所述。
（1）医源性穿孔：多发生在去龋、开髓、寻找和扩大根管口、根管预备和修复植桩时。前三者多造成髓室底穿通，而后二者多造成根管旁穿。尤其是根管形态异常，根管钙化和弯曲等因素存在的时候。如果操作失误和经验不足时更易发生。徐根源统计了26例髓室底穿通的病例，发现下颌磨牙近舌侧穿孔的占16例，近颊侧穿孔的占8例，上颌磨牙近颊侧穿孔的占2例。下颌磨牙发生率高于上颌磨牙。根管旁穿的发生率为3%。Kvinnsland统计了55例意外穿髓病例，认为各个牙位都可能发生。上颌牙多见于下颌牙。上颌尖牙的发生率最高，其次是侧切牙、中切牙、前磨牙及磨牙。下颌则以第一磨牙多见，其次是第二前磨牙、第一前磨牙和尖牙。发生率和该牙位的牙髓治疗频率相一致。颊侧和近中根面的穿孔最多。其次是远中根面，而髓室底穿孔居第三位，舌侧的穿孔最少。其中颊侧的穿孔大都发生在上颌前牙。前磨牙和磨牙多发生根的近中旁穿，在医源性的穿孔中制备根管钉道和根管内固位型时的发生率多于根管预备，而后者中钙化根管的穿孔最多，其次是弯曲根管和寻找根管口时。

（2）病理性、生理性和特发性吸收：这种吸收多发生于乳牙替牙期。恒牙多见于尖周和根分叉区的慢性炎症。下颌发生率高于上颌特发性吸收的发生率不确定，但一般和外伤有关。髓室底穿通的病例中以病理性吸收多见。

（3）龋坏穿孔多引起髓室底穿通：下颌多见于上颌，与龋坏的牙位一致。

2. 意外穿髓后的组织变化　穿孔后的组织变化为：严重的炎症反应，牙周纤维破坏和重建，穿孔区的牙周附着丧失，牙槽骨、牙骨质及牙本质发生吸收，上皮出现在穿孔区的下方，而后上皮层和结合上皮发生融合，牙周附着丧失，牙周袋形成，支持组织丧失，牙齿因松动而被拔除。在临床上多因牙周脓肿、疼痛、根折、牙周脓肿而拔除。炎症的程度和下列因素有关。

（1）机械性创伤程度。

（2）穿孔的大小和部位及与龈沟的关系。

（3）有无感染存在。

（4）充填材料的毒性和密闭性。

（5）超填的存在和程度。

3. 穿孔的诊断　较大的穿孔可由于出血和疼痛易于诊断。根管旁穿或不易发现的穿孔可以插入根管器械或牙胶尖，借助 X 线诊断。

4. 穿孔治疗的不利因素　但穿孔多狭小，而且因为出血，环境潮湿，对材料的结固和性能产生影响。许多的穿孔器械不易达到。而且穿孔为无底洞型，充填时易发生超填，使充填物压入根周组织造成不良后果。因此治疗是一个棘手的问题。

5. 处理方法　过去患牙多无恰当的处理而被拔除。随着材料学的发展，以及生物活性材料的研究，目前有很多的处理方法，但应视具体的病例而定。

（1）在常规的根管充填中处理旁穿，无需特殊的处理。只适用于两种情况：①发生在弯曲根管的近根尖部的穿孔。②内吸收造成的小穿孔。

（2）将穿孔作为侧支根管来充填：Arieh 提出用根尖孔探测器测定穿孔的部位和深度。在穿孔平面以下常规充填，取比穿孔稍大的并比穿孔口短 2mm 的牙胶尖插入穿孔后用热牙胶技术完成充填。

（3）采用根尖切除术、截根术和牙半切术：多适用于根管无法打通，穿孔修复失败，尖周和穿孔区有严重炎症的患者。根据保留的原则，手术应尽可能地少切。有的病例，如手术不易达到的上颌磨牙的近颊根腭侧旁穿，下颌磨牙的近中根远中旁穿则采用截根和半切术，术中逆充填。Kvinnsland 提出颈1/3 的根管旁穿可以翻瓣去骨暴露穿孔，而后完成根管治疗和穿孔的修复。但是手术常造成牙周附着不可逆的破坏。

（4）采用牙体手术、逆充填和牙周组织诱导再生技术处理穿孔。牙周组织诱导再生技术在牙周治疗中已经有了长足的发展，其机械性的阻止结合上皮向下生长，为牙周膜和牙槽骨的生长提供了时间和空间。Duggins 提出使用 gTR 技术和牙体手术相结合修复穿孔。其使用牙体手术截除穿孔以下的牙根和逆充填，缺骨区植入冻干脱钙骨，再用 gTR 膜覆盖植骨区和牙龈之间，缝合牙龈。7 个月后取出该膜。Duggins 为修复穿孔提供了另一个途径。

（5）髓室底穿通更适宜充填修复：许多的研究都在能达到生物愈合的材料。已经研究过的材料有：银汞合金，玻璃离子水门汀，银化玻璃离子水门汀，牙胶，金属无机盐聚合物（mTX），zOE，复合树脂，氢氧化钙，钙维他，石膏，三磷酸钙，冻干脱矿骨，铟油，牙本质粉，bMP 复合牙本质陶瓷。各种材料都有一定优缺点。除材料方面外，超填也是应解决的问题。

理想材料的选择。理想的充填材料应具有良好的生物相容性，无毒，不致癌，不致敏，可诱导或引导牙骨质及牙槽骨的再生，取材方便经济，封闭性能好。Himel 指出充填材料在组织的修复过程中可被降解，并被健康组织所取代。为减少超慎的危险，材料应具有流动性和非压填性能。新近发展的穿孔填充材料还要求其具有快速凝固、潮湿环境中凝固及一定的强度要求。

超填问题：材料在就位时常常需要施加一定的压力，而穿孔又是一个无底洞型，易将材料压出穿孔，加重穿孔时造成根周组织的创伤，同时也妨碍牙周组织的愈合和牙骨质封闭，更不利于牙周组织再附着。为解决超填问题，目前有两种研究方向。①用具有一定流动性的材料：在充填时不必加过大的压力，就减少了超填的可能，玻璃离子水门汀具有流动性及与牙本质黏结的特点，即使超出穿孔，也沿根面分布，不会压入牙槽骨中。其有两种结固类型，光固化和化学固化。光固化的操作性和潮湿环境中结固的性能较好。无机金属聚合物呈胶态，就位性、凝固性及水性都较好，超填发生只有 3.3%。有学者也提出 tCP 的颗粒结构也减少超填。②用生物相容性好：可降解并可诱导或引导骨再生的材料垫于穿孔下层，在其上充填机械性能好的材料。垫底材料有良好的生物相容性，在组织修复中可降解，即使超填也不会有明显不利的影响。而且为其他材料的充填提供了良好的操作环境。最早曾使用过锌油垫底，但由于其引起严重的炎症而被淘汰。目前有人使用硫酸钙和冻干脱矿骨垫底，并用酸蚀解决了垫底材料引起的闭合性不好的缺点，这样既利用了垫底材料的生物活性，又利用其他材料的机械性能，为充填开拓了新的途径。

6. 研究中出现的问题 如下所述。

（1）炎症：穿孔区组织的炎症反应主要取决于机械创伤程度和修复材料的生物相容性，炎症是修复成败的关键。生物相容性又是主要因素，银汞、锌油、复合树脂生物相容性差，炎症反应重，愈合不好。而硫酸钙、hA 和冻干脱矿骨的生物相容性好，炎症反应轻，有较好的效果。炎症程度和创伤有关，故修复时应尽可能减少对穿孔区的刺激，避免超填。

（2）上皮层问题：在髓室底穿通和颈 1/3 根旁穿的组织学研究发现，常有上皮层出现于穿孔与牙周组织之间，阻碍了牙周组织的再附着，而一些生物相容性好的材料，如氢氧化钙或结合上皮水平以下的穿孔病例中部分组织中未发现上皮层。上皮细胞的来源有两种：一种是龈沟上皮来源；二是 malassez 上皮来源，炎症刺激可引起上皮组织增生，故减少炎症，阻止结合上皮下侵，加快牙周组织再生速度，减少上皮层的出现。目前也有学者使用 gTR 技术，阻止上皮向下生长。

（3）牙骨质、牙槽骨再生和牙周膜再附着：穿孔最理想的修复是生物性修复，即牙骨质封闭穿孔，牙周膜再附着。研究发现只要有炎症就会引起牙周组织的破坏。而修复材料中没有生物活性不被降解的材料，组织修复很难。无生物活性但可被降解的材料可表现出良好的硬组织修复。因为材料降解为组织修复提供空间。既有生物相容性又可以被降解的材料则有良好的临床表现。牙骨质封闭穿孔是生物愈合的基础。

（4）封闭性：严密的隔绝髓腔和根周组织是减少炎症的先决条件。与牙本质没有黏结性的材料，如银汞合金可以辅以护洞漆提高封闭性。而可以与牙本质结合的材料则有更好的表现。实验中发现光固化材料明显好于化学固化的同类材料。

总之，应该尽可能减少意外穿孔的发生。事故发生后应视情况予以修复，尽量保存患牙。随着材料和生长因子的发展和牙周组织再生技术的成熟，将会为更多穿孔牙的保存提供可能。

（佘小伟）

第六章

牙龈疾病

第一节 菌斑性龈炎

菌斑性龈炎在牙周病国际新分类（1999）中归属牙龈病中的菌斑性龈病（dental plaque induced gingival disease）类，本病在过去称为慢性龈炎（chronic gingivitis）、慢性龈缘炎（chronic marginal gingivitis）、单纯性龈炎（simple gingivitis）等。牙龈的炎症主要位于游离龈和龈乳头，是牙龈病中最常见的疾病，简称牙龈炎（gingivitis）。世界各地区、各种族、各年龄段的人都可以发生。在我国儿童和青少年的患病率在70%～90%，成人的患病率达70%以上。几乎每个人在其一生中的某个时间段都可发生不同程度和范围的龈炎。该病的诊断和治疗相对简单，且预后良好，但因其患病率高，治愈后仍可复发。相当一部分的龈炎患者可发展成为牙周炎，因此预防其发生和复发尤为重要。

一、病因

菌斑性龈炎是慢性感染性疾病，主要感染源为堆积在牙颈部及龈沟内的牙菌斑中的微生物。菌斑微生物及其产物长期作用于牙龈，首先导致牙龈的炎症反应，继而引起机体的免疫应答反应。因此菌斑是最重要的始动因子（initial factor），其他局部因素，如牙石、不良修复体、食物嵌塞、牙错位拥挤、口呼吸等可加重菌斑的堆积，加重牙龈炎症。

患牙龈炎时，龈缘附近一般有较多的菌斑堆积，菌斑中细菌的量也较健康牙周时为多，种类也较复杂。此时菌斑中的 G^+ 球、杆菌的比例较健康时下降，而 G^- 厌氧菌明显增多，牙龈卟啉单胞菌、中间普氏菌、梭形杆菌和螺旋体比例增高，但仍低于深牙周袋中此类细菌的比例。

二、临床病理

牙龈炎是一种慢性疾病，早期轻度龈炎的组织学表现与健康龈无明显界限，因为即使临床健康牙龈的沟内上皮下方的结缔组织中也有少量的炎症细胞的浸润。1976年，Page 和 Schroeder 根据动物实验的研究、临床和组织学的观察资料，将从健康牙龈到牙周炎的发展过程分为四个阶段，但它们之间并无明确界限，而是移行过程。然而这四个阶段在人类并没得到组织学的全部证实。近年来，对人健康牙龈的组织学观察表明，大多数临床表现为健康的牙龈，其组织学表现类似动物（狗）实验性龈炎的初期和早期病损。牙龈炎的病变局限于牙龈上皮组织和结缔组织内，当炎症扩延到深部牙周组织，引起牙龈及牙周膜胶原纤维溶解破坏，以及牙槽骨吸收，导致牙周袋的形成，此时即为牙周炎。牙龈炎为牙周炎的前期（先导）阶段，包括初期病损（initial lesion）、早期病损（early lesion）、确立期病损（established lesion）三个阶段。重度病损（advanced lesion）是牙龈炎发展到牙周炎的阶段，但并非所有牙龈炎均会发展成牙周炎。初期、早期和确立期病损三者在牙龈组织中的病理和临床表现十分相似，均为慢性非特异性炎症，只是炎症的范围和程度有所不同。

显微镜下所见的牙龈组织学变化不一。最轻度的变化临床可无表现，亚临床状况往往是炎症的早期，只是在龈沟下结缔组织中存在很少量的中性粒细胞、巨噬细胞、淋巴细胞和极少量的浆细胞，局部区域尤其是在沟上皮下方有结缔组织纤维的松解。

菌斑诱导的龈炎特征是红、肿、探诊出血，病变是可逆的，可持续存在，不会进一步发展为结缔组织附着丧失的牙周炎。

三、临床表现

牙龈炎症一般局限于游离龈和龈乳头，严重时也可波及附着龈，炎症状况一般与牙颈部和龈沟内的菌斑及牙石量有关。牙龈炎一般以前牙区为多见，尤其是下前牙区最为显著。

1. 患者的自觉症状　刷牙或咬硬物时牙龈出血常为牙龈炎患者就医的主诉症状，但一般无自发性出血，这有助于与血液系统疾病及其他原因引起的牙龈出血鉴别。有些患者可感到牙龈局部痒、胀、不适，口臭等症状。近年来，随着社会交往的不断增加和对口腔卫生的逐渐重视，口腔异味（口臭）也是患者就诊的重要原因和较常见的主诉症状。

2. 牙龈色、形、质的变化　健康龈组织暴露于牙菌斑引起牙龈炎症，其临床的典型特征为牙龈色、形、质的改变和龈沟出血（表6-1）。

表6-1　健康龈向龈炎发展的临床变化

	正常龈	龈炎
色泽	粉红（某些人群可见黑色素）	鲜红或暗红
外形	龈缘菲薄紧贴牙面呈扇贝状，龈乳头充满牙间隙，龈沟深度不大于3mm	龈缘和乳头组织水肿圆钝，失去扇贝状，牙龈冠向和颊舌向肿胀形成假袋（false pocket）
质地	韧有弹性	松软，水肿，施压时易引起压痕
出血倾向	正常探诊和刷牙不出血	探诊后出血，刷牙时出血

（1）色泽：健康龈色粉红，某些人还可见附着龈上有黑色素。患牙龈炎时，由于牙龈组织内血管增生、充血导致游离龈和龈乳头色呈鲜红或暗红，病变严重时，炎症充血范围可波及附着龈。

（2）外形：健康龈的龈缘菲薄呈扇贝状紧贴于牙颈组织水肿牙龈冠向和颊舌向肿胀，龈缘变厚，失去扇贝状，不再紧贴牙面。龈乳头圆钝肥大。附着龈水肿时，点彩也可消失，表面光滑发亮。少数患者的牙龈炎症严重时，可出现龈缘糜烂或肉芽增生。

（3）质地：健康龈的质地致密坚韧。患龈炎时，由于结缔组织水肿和胶原的破坏，牙龈质地松软、脆弱、缺乏弹性，施压时易引起压痕。当炎症较轻且局限于龈沟壁一侧时，牙龈表面仍可保持一定的致密度，点彩仍可存在。

3. 龈沟深度和探诊出血

（1）龈沟深度：健康的龈沟探诊深度一般不超过2~3mm。当牙龈存在炎症时，探诊会出血，或刺激后出血。有时由于牙龈的炎性肿胀，龈沟深度可超过3mm，但龈沟底仍在釉牙骨质界处或其冠方，无结缔组织附着丧失，X线片示无牙槽骨吸收。只要消除病因，牙龈组织即可消炎而恢复正常。故牙龈炎是一种可逆性的牙周疾病。

（2）探诊出血：在探测龈沟深度时，还应考虑到炎症的影响。组织学研究证明，用钝头的牙周探针探测健康的龈沟时，探针并不终止于结合上皮的最冠方（即组织学的龈沟底位置），而是进入到结合上皮内约1/2~1/3处（图6-1）。当探测有炎症的牙龈时，探针尖端会穿透结合上皮而进入有炎症的结缔组织内，终止于炎症区下方的正常结缔组织纤维的冠方（图6-1）。这是因为在炎症时，结缔组织中胶原纤维破坏消失，组织对机械力的抵抗减弱，易被探针穿通。消炎后，组织的致密度增加，探针不再穿透到结缔组织中，使探诊深度减小。因此在炎症明显的部位，牙周探诊的深度常大于组织学上的龈沟（袋）深度。有些患牙的牙龈炎症局限于龈沟（袋）壁上皮的一侧，牙龈表面红肿不明显，然而探诊后却有出血，这对牙龈炎的诊断和判断牙周炎症的存在有很重要的意义。

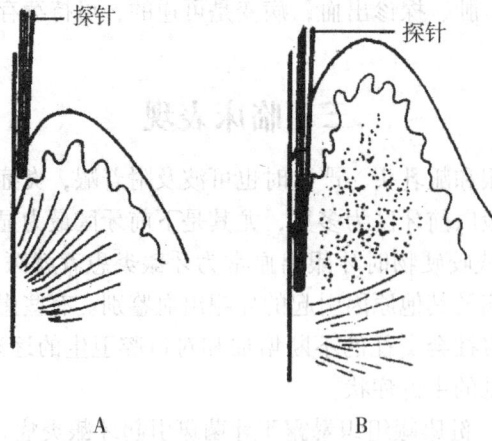

图6-1 探诊深度

1999 年，国际牙周病新分类提出的龈炎标准中包括了经过彻底的治疗后炎症消退、牙龈退缩、牙周支持组织的高度降低的原牙周炎患者。此时若发生由菌斑引起的边缘龈的炎症，但不发生进一步的附着丧失，亦可诊断为龈缘炎，其治疗原则及转归与单纯的慢性龈缘炎一样。然而，应明确原发的牙龈炎是指发生在没有附着丧失的牙龈组织的慢性炎症。

4. 龈沟液量 健康龈的龈沟内存在极少量的龈沟液，牙龈有炎症时，龈沟液量较健康龈增多，其中的炎症细胞、免疫成分也明显增多，炎症介质增多，有些患者还可出现龈沟溢脓。龈沟液量的增加是评估牙龈炎症的一个客观指标。也有人报告牙龈炎时，龈沟内的温度升高，但此变化尚未用作临床指标。

本病在去除菌斑、牙石和刺激因素后，病损可逆转，牙龈组织可恢复正常。

四、诊断与鉴别诊断

1. 诊断 菌斑性牙龈炎的诊断主要根据临床表现，即牙龈的色、形、质的改变，但无牙周袋、无新的附着丧失、无牙槽骨吸收，龈缘附近牙面有明显的菌斑、牙石堆积及存在其他菌斑滞留因素等即可诊断。牙龈炎的主要诊断特征见表6-2。

表6-2 菌斑性龈炎的诊断特征

1. 龈缘处牙面有菌斑，疾病主要限于龈缘和龈乳头
2. 牙龈色泽、形状、质地的改变，刺激后出血
3. 无附着丧失和牙槽骨吸收
4. 龈沟液量增加
5. 龈沟温度升高
6. 菌斑控制及其他刺激因素去除后病损可逆

2. 鉴别诊断

（1）早期牙周炎：应仔细检查磨牙及切牙的邻面有无附着丧失，𬌗翼片有无早期的牙槽嵴顶吸收。牙龈炎应无附着丧失，牙槽嵴顶的骨硬板完整连续。

（2）血液病引起的牙龈出血：白血病、血小板减少性紫癜、血友病、再生障碍性贫血等血液系统疾病，均可引起牙龈出血，且易自发出血，出血量较多，不易止住。对以牙龈出血为主诉且有牙龈炎症的患者，应详细询问病史，注意与上述血液系统疾病相鉴别。血液学检查有助于排除上述疾病。

（3）坏死性溃疡性龈炎：坏死性溃疡性龈炎的临床表现以牙龈坏死为特点，除了具有牙龈自发性出血外，还有龈乳头和边缘龈坏死等特征性损害，可有口臭和假膜形成，疼痛症状也较明显，而菌斑性龈炎无自发痛和自发性出血。

（4）HIV（human immunodeficiency virus，HIV）相关性龈炎：HIV 相关性龈炎在 HIV 感染者中较早出现，临床可见游离龈缘呈明显的线状红色充血带，称作牙龈线形红斑（linear gingival erythema，LGE）。目前认为 LGE 与白色念珠菌感染有关，附着龈可有点状红斑，患者可有刷牙后出血或自发性出血。在去除局部刺激因素后，牙龈的充血仍不易消退。艾滋病患者的口腔内还可出现毛状白斑、卡波西肉瘤等，血清学检测有助于确诊。

五、治疗

1. 去除病因　牙菌斑是引起菌斑性龈炎的直接病因。通过洁治术彻底清除菌斑、牙石，去除造成菌斑滞留和刺激牙龈的因素，牙龈的炎症可在一周左右消退，牙龈的色、形、质可完全恢复正常。对于牙龈炎症较重的患者，可配合局部药物治疗。常用的局部药物有 1% 过氧化氢溶液、0.12% ~ 0.20% 氯己定及碘制剂，一般不应全身使用抗生素。

2. 防止复发　菌斑性龈炎是可逆的，其疗效较理想，但也容易复发。在去除病因的同时，应对患者进行椅旁口腔卫生指导（chairside oral hygiene instruction），教会患者控制菌斑的方法，使之能够持之以恒地保持良好的口腔卫生状况，并定期（间隔 6 ~ 12 个月）进行复查和治疗，才能保持疗效，防止复发。如果患者不能有效地控制菌斑和定期复查，导致菌斑再次大量堆积，菌斑性牙龈炎是很容易复发的（约在一至数月内）。

六、预防

牙龈炎的预防应从儿童时期做起，从小养成良好的口腔卫生习惯，并定期接受口腔检查，及早发现和治疗。目前我国公众普遍缺乏口腔卫生知识和定期的口腔保健，口腔医务工作者的迫切任务是广泛开展口腔健康教育，牙周病的预防关键在于一生中坚持每天彻底地清除菌斑。

（佘小伟）

第二节　青春期和妊娠期龈炎

一、青春期龈炎

青春期龈炎是与内分泌有关的龈炎，在新分类中隶属于菌斑性龈病中受全身因素影响的牙龈病（gingival diseases modified by systemic factors）。

牙龈是性激素作用的靶器官。性激素波动发生在青春期、月经期、妊娠期和绝经期。妇女在生理期和非生理期（如性激素替代疗法和使用性激素避孕药）激素的变化可引起牙周组织的变化，尤其是已存在菌斑性牙龈炎时变化更明显。这类龈炎的特点是非特异性炎症伴有突出的血管成分，临床表现为明显的出血倾向。青春期龈炎为非特异性的慢性炎症，是青春期最常见的龈病。

（一）病因

青春期龈炎与牙菌斑和内分泌明显有关。青春期牙龈对局部刺激的反应往往加重，可能由于激素（最重要的是雌激素和睾丸激素）水平高使得龈组织对菌斑介导的反应加重。不过这种激素作用是短暂的，通过口腔卫生措施可逆转。这一年龄段的人群，由于乳牙与恒牙的更替、牙齿排列不齐、口呼吸及戴矫治器等，造成牙齿不易清洁。加之该年龄段患者一般不注意保持良好的口腔卫生习惯，如刷牙、用牙线等，易造成菌斑的滞留，引起牙龈炎，而牙石一般较少。

成人后，即使局部刺激因素存在，牙龈的反应程度也会减轻。但要完全恢复正常必须去除这些刺激物。此外，口呼吸（常伴有安氏分类 2.1 的错𬌗）、不恰当的正畸治疗、牙排列不齐等也是儿童发生青春期龈炎的促进因素。青春期牙龈病的发生率和程度均增加，保持良好的口腔卫生能够预防牙龈炎的发生。

（二）临床表现

青春期发病，牙龈的变化为非特异性的炎症，边缘龈和龈乳头均可发生炎症，好发于前牙唇侧的牙间乳头和龈缘。其明显的特征是：龈色红、水肿、肥大，轻刺激易出血，龈乳头肥大常呈球状突起。牙龈肥大发炎的程度超过局部刺激的程度，且易于复发。

（三）诊断

（1）青春期前后的患者。

（2）牙龈肥大发炎的程度超过局部刺激的程度。

（3）可有牙龈增生（gingival hyperplasia）的临床表现。

（4）口腔卫生情况一般较差，可有错𬌗、正畸矫治器、不良习惯等因素存在。

（四）治疗

（1）口腔卫生指导。

（2）控制菌斑洁治，除去龈上牙石、菌斑和假性袋中的牙石。

（3）纠正不良习惯。

（4）改正不良修复体或不良矫治器。

（5）经上述治疗后仍有牙龈外形不良、呈纤维性增生者可行龈切除术（gingivectomy）和龈成形术（gingivoplasty）。

（6）完成治疗后应定期复查，教会患者正确刷牙和控制菌斑的方法，养成良好的口腔卫生习惯，以防止复发。对于准备接受正畸治疗的青少年，应先治愈原有的牙龈炎，并教会他们掌握正确的控制菌斑的方法。在正畸治疗过程中，定期进行牙周检查和预防性洁治（prophy scaling），对于牙龈炎症较重无法控制者应及时中止正畸治疗，待炎症消除、菌斑控制后继续治疗，避免造成对深部牙周组织的损伤和刺激。

二、妊娠期龈炎

妊娠期龈炎是指妇女在妊娠期间，由于女性激素水平升高，原有的牙龈炎症加重，牙龈肿胀或形成龈瘤样的改变（实质并非肿瘤）。分娩后病损可自行减轻或消退。妊娠期龈炎的发生率报告不一，约在30%～100%之间。国内对上海700名孕妇的问卷调查及临床检查的研究结果显示，妊娠期龈炎的患病率为73.57%，随着妊娠时间的延长，妊娠期龈炎的患病率也提高，妊娠期龈瘤患病率为0.43%。有文献报告，孕期妇女的龈炎发生率及程度均高于产后，虽然孕期及产后的菌斑指数均无变化。

（一）病因

妊娠期龈炎与牙菌斑和患者的黄体酮水平升高有关。妊娠本身不会引起龈炎，只是由于妊娠时性激素水平的改变，使原有的慢性炎症加重。因此，妊娠期龈炎的直接病因仍然是牙菌斑，此外与全身内分泌改变即体内性激素水平的变化有关。

研究表明，牙龈是雌性激素的靶器官，妊娠时雌激素水平增高，龈沟液中的雌激素水平也增高，牙龈毛细血管扩张、淤血，炎症细胞和液体渗出增多。有文献报告，雌激素和黄体酮参与调节牙龈中花生四烯酸的代谢，这两种激素刺激前列腺素的合成。妊娠时雌激素和黄体酮水平的增高影响龈上皮的角化，导致上皮屏障的有效作用降低，改变结缔组织基质，并能抑制对菌斑的免疫反应，使原有的龈炎临床症状加重。

有学者发现妊娠期龈炎患者的牙菌斑内中间普氏菌（Prevotella intermedia）的比率增高，并与血浆中雌激素和黄体酮水平的增高有关。因此在妊娠期炎症的加重可能是由于菌斑成分的改变而不只是菌斑量的增加。分娩后，中间普氏菌的数量降至妊娠前水平，临床症状也随之减轻或消失。有学者认为黄体酮在牙龈局部的增多，为中间普氏菌的生长提供了营养物质。在口腔卫生良好且无局部刺激因素的孕妇，妊娠期龈炎的发生率和程度均较低。

（二）临床病理

组织学表现为非特异性、多血管、大量炎细胞浸润的炎症性肉芽组织。牙龈上皮增生、上皮钉突伸长，表面可有溃疡，基底细胞有细胞内和细胞间水肿。结缔组织内有大量的新生毛细血管，血管扩张充血，血管周的纤维间质水肿，伴有慢性炎症细胞浸润。有的牙间乳头可呈瘤样生长，称妊娠期龈瘤，实际并非真性肿瘤，而是发生在妊娠期的炎性血管性肉芽肿。病理特征为明显的毛细血管增生，血管间的纤维组织可有水肿及黏液性变，并有炎症细胞浸润，其毛细血管增生的程度超过了一般牙龈对慢性刺激的反应，致使牙龈乳头炎性过长而呈瘤样表现。

（三）临床表现

1. 妊娠期龈炎　患者一般在妊娠前即有不同程度的牙龈炎，从妊娠2～3个月后开始出现明显症状，至8个月时达到高峰，且与血中黄体酮水平相一致。分娩后约2个月时，龈炎可减轻至妊娠前水平。妊娠期龈炎可发生于个别牙或全口牙龈，以前牙区为重。龈缘和龈乳头呈鲜红或暗红色，质地松软、光亮，呈显著的炎性肿胀，轻触牙龈极易出血，出血常为就诊时的主诉症状。一般无疼痛，严重时龈缘可有溃疡和假膜形成，有轻度疼痛。

2. 妊娠期龈瘤　亦称孕瘤。据报告妊娠期龈瘤在妊娠妇女中发生率约为1.8%～5%，多发生于个别牙列不齐的牙间乳头区，前牙尤其是下前牙唇侧乳头较多见。通常在妊娠第3个月，牙间乳头出现局限性反应性增生物，有蒂或无蒂、生长快、色鲜红、质松软、易出血，一般直径不超过2cm。有的病例在肥大的龈缘处呈小分叶状，或出现溃疡和纤维素性渗出。严重病例可因巨大的妊娠瘤妨碍进食，但一般直径不超过2cm。妊娠期龈瘤的本质不是肿瘤，不具有肿瘤的生物学特性。分娩后，妊娠瘤大多能逐渐自行缩小，但必须除去局部刺激物才能使病变完全消失。

妊娠妇女的菌斑指数可保持相对无改变，临床变化常见于妊娠期4～9个月时，有效地控制菌斑可使病变逆转。

（四）诊断

（1）孕妇，在妊娠期间牙龈炎症明显加重且易出血。

（2）临床表现为牙龈鲜红、松软、易出血，并有菌斑等刺激物的存在。

（3）妊娠瘤易发生在孕期的第四个月到第九个月。

（五）鉴别诊断

（1）有些长期服用避孕药的育龄妇女也可有妊娠期龈炎的临床表现，一般通过询问病史可鉴别。

（2）妊娠期龈瘤应与牙龈瘤鉴别：牙龈瘤的临床表现与妊娠期龈瘤十分相似，可发生于非妊娠的妇女和男性患者。临床表现为个别牙间乳头的无痛性肿胀、突起的瘤样物、有蒂或无蒂、表面光滑、牙龈颜色鲜红或暗红、质地松软极易出血，有些病变表面有溃疡和脓性渗出物。一般多可找到局部刺激因素，如残根、牙石、不良修复体等。

（六）治疗

（1）细致认真的口腔卫生指导。

（2）控制菌斑（洁治），除去一切局部刺激因素（如牙石、不良修复体等），操作手法要轻巧。

（3）一般认为分娩后病变可退缩。妊娠瘤若在分娩以后仍不消退则需手术切除，对一些体积较大妨碍进食的妊娠瘤可在妊娠4～6个月时切除。手术时注意止血。

（4）在妊娠前或早孕期治疗牙龈炎和牙周炎，并接受口腔卫生指导是预防妊娠期龈炎的重要举措。

虽然受性激素影响的龈炎是可逆的，但有些患者未经治疗或不稳定可引发牙周附着丧失。

（唐　璟）

第三节 药物性牙龈增生

药物性牙龈增生（drug induced gingival hyperplasia）又称药物性牙龈肥大，是指由于全身用药引起牙龈完全或部分的肥大，与长期服用药物有关。在我国 20 世纪 80 年代以前，药物性牙龈增生主要是由抗癫痫药苯妥英钠（phenytoin，又称大仑丁 dilantin）引起。近年来，临床上经常发现因高血压和心脑疾病服用钙通道阻滞剂（calcium channel blocker）以及用于器官移植患者的免疫抑制剂——环孢素等引起的药物性牙龈肥大，而苯妥英钠引起的龈肥大相对少见。目前我国高血压患者已达 1.34 亿，心、脑血管疾病亦随着我国社会的老龄化进一步增加，最近这些疾病又出现低龄化的趋势。依据中国高血压协会的统计，目前我国高血压患者接受药物治疗者约 50% 使用钙通道阻滞剂，其中约 80% 的高血压患者服用硝苯地平等低价药，由此可见钙通道阻滞剂诱导的药物性牙龈增生在口腔临床工作中会越来越多见。

药物性龈肥大的存在不仅影响到牙面的清洁作用，妨碍咀嚼、发音等功能，有时还会造成心理上的障碍。

一、病因

与牙龈增生有关的常用药物有三类：①苯妥英钠——抗惊厥药，用于治疗癫痫病。②环孢素（cyclosporine）——免疫抑制剂，用于器官移植患者以避免宿主的排异反应，以及治疗重度牛皮癣（psoriasis）等。③钙通道拮抗剂，如硝苯地平——抗高血压药。长期服用这些药物的患者易发生药物性龈增生，其增生程度与年龄、服药时间、剂量有关，并与菌斑、牙石有关。

1. 药物的作用　上述药物引起牙龈增生的真正机制目前尚不十分清楚。据报告长期服用苯妥英钠治疗癫痫者约有 40% ~ 50% 发生牙龈纤维性增生，年轻人多于老年人。组织培养表明苯妥英钠能刺激成纤维细胞的分裂活动，使合成蛋白质和胶原的能力增强；同时，细胞分泌无活性的胶原溶解酶。由于合成大于降解，致使结缔组织增生。有人报告药物性龈增生患者的成纤维细胞对苯妥英钠的敏感性增高，易产生增殖性变化，此可能为基因背景。环孢素 A 为免疫抑制剂，常用于器官移植或某些自身免疫性疾病患者。1983 年，有学者报告该药引起牙龈肥大，服用此药者有 30% ~ 50% 发生牙龈纤维性增生，另有研究发现服药量大于 500mg/d 会诱导牙龈增生。硝苯地平为钙通道阻断剂，对高血压、冠心病患者具有扩张周围血管和冠状动脉的作用，对牙龈也有诱导增生的作用，约有 20% 的服药者发生牙龈增生。环孢素和钙通道阻滞剂两药联合应用，会增加牙龈增生的发生率和严重程度。这两种药引起牙龈增生的原因尚不十分清楚，有人报告两种药物以不同的方式降低了胶原酶活性或影响了胶原酶的合成。也有人认为牙龈成纤维细胞可能是钙通道阻断剂的靶细胞，硝苯地平可改变其细胞膜上的钙离子流动而影响细胞的功能，使胶原的合成大于分解，从而使胶原聚集而引起牙龈增生。

最近的研究表明，苯妥英钠、环孢素可能通过增加巨噬细胞的血小板生长因子的基因表现而诱导牙龈增生。这些药物能抑制细胞的钙离子摄入（钙是细胞内 ATP 酶活动所必需的）导致牙龈的过度生长。此外，药物对牙龈上皮细胞凋亡的影响作用不可忽视，比如凋亡抑制蛋白 Bcl - 2，抑癌蛋白 P53、Ki - 67 抗原和 c - myc 癌蛋白在药物性增生的牙龈组织内均有阳性表达，甚至有的与药物剂量和用药时间呈正相关。这些相关凋亡蛋白的异常表达，可破坏上皮组织的代谢平衡，最终导致龈组织增生。

2. 菌斑的作用　菌斑引起的牙龈炎症可能促进药物性牙龈增生的发生。长期服用苯妥英钠，可使原来已有炎症的牙龈发生纤维性增生。有研究表明，牙龈增生的程度与原有的炎症程度和口腔卫生状况有明显关系。人类和动物实验也证实，若无明显的菌斑微生物、局部刺激物及牙龈的炎症或对服药者施以严格的菌斑控制，药物性牙龈增生可以减轻或避免。但也有人报告，增生可发生于无局部刺激物的牙龈。可以认为，局部刺激因素虽不是药物性牙龈增生的原发因素，但菌斑、牙石、食物嵌塞等引起的牙龈炎症能加速和加重药物性牙龈增生的发展。

二、病理

不同药物引起的龈肥大不仅临床表现相似，组织病理学表现也相同。上皮和结缔组织有显著的非炎症性增生。上皮棘层增厚，钉突伸长到结缔组织深部。结缔组织内有致密的胶原纤维束，成纤维细胞和新生血管均增多。炎症常局限于龈沟附近，为继发或伴发。

三、临床表现

药物性龈增生好发于前牙（特别是下颌），初起为龈乳头增大，继之扩展至唇颊龈，也可发生于舌、腭侧牙龈，大多累及全口龈。增生龈可覆盖牙面1/3或更多。病损开始时，点彩增加并出现颗粒状和疣状突起，继之表面呈结节状、球状、分叶状，色红或粉红，质地坚韧。口腔卫生不良、创伤殆、龋齿、不良充填体和矫治器等均能加重病情。增生严重者可波及附着龈并向冠方增大，以致妨碍咀嚼。当牙间隙较大时，病损往往较小，可能由于此处清洁作用较好所致。无牙区不发生本病损。由于牙龈肥大、龈沟加深，易使菌斑、软垢堆积，大多数患者并发牙龈炎症。此时增生的牙龈可呈深红或暗红色，松软易于出血。增生的牙龈还可挤压牙齿移位，以上、下前牙区较多见。

苯妥英钠性牙龈增生一般在停药后数月之内增生的组织可自行消退。切除增生牙龈后若继续服药，病变仍可复发。

四、诊断与鉴别诊断

1. 诊断
（1）患者有癫痫或高血压、心脏病或接受过器官移植，并有苯妥英钠、环孢素、硝苯地平或维拉帕米（verapamil，原名异搏定）等的服药史。一般在用药后的三个月即发病。
（2）增生起始于牙间乳头，随后波及龈缘，表面呈小球状、分叶状或桑椹状，质地坚实、略有弹性。牙龈色泽多为淡粉色。
（3）若并发感染则有龈炎的临床表现，存在局部刺激因素。
2. 鉴别诊断　药物性龈增生主要应与伴有龈增生的菌斑性龈炎和龈纤维瘤病相鉴别。
（1）伴有龈增生的增生性龈炎：又称为菌斑性龈炎（hyperplastic gingivitis），是慢性炎症性肥大，有明显的局部刺激因素，多因长期接触菌斑所引起。增生性龈炎是牙龈肿大的常见疾病，好发于青少年。龈增生一般进展缓慢，无痛。通常发生于唇颊侧，偶见舌腭侧，主要局限在龈乳头和边缘龈，可限于局部或广泛，牙龈的炎症程度较药物性龈增生和遗传性牙龈纤维瘤病重。口呼吸患者的龈增生位于上颌前牙区，病变区的牙龈变化与邻近未暴露的正常黏膜有明显的界限。牙龈增生大多覆盖牙面的1/3～2/3。一般分为两型。①炎症型（肉芽型）：炎症型表现为牙龈深红或暗红，松软，光滑，易出血，龈缘肥厚，龈乳头呈圆球状增大。②纤维型：纤维型表现为牙龈实质性肥大，较硬而有弹性，颜色接近正常。临床上炎症型和纤维型常混合存在，病程短者多为炎症型，病程长者多转变为纤维型。
（2）龈纤维瘤病：龈纤维瘤病可有家族史，而无服药史。龈增生较广泛，大多覆盖牙面的2/3以上，以纤维性增生为主。

五、治疗

1. 停止使用或更换引起牙龈增生的药物　停药是最根本的治疗，然而大多数患者的病情并不允许停药。因此必须与相关的专科医师协商，考虑更换使用其他药物或与其他药物交替使用，以减轻不良反应。
2. 去除局部刺激因素　通过洁治、刮治去除菌斑、牙石，消除其他一切导致菌斑滞留的因素，并指导患者切实掌握菌斑控制的方法。治疗后多数患者的牙龈增生可明显好转甚至消退。
3. 局部药物治疗　对于牙龈炎症明显的患者，除了去除菌斑和牙石外，可用3%过氧化氢液冲洗龈袋，并在袋内置入抗菌消炎的药物，待炎症减轻后再作进一步的治疗。

4. 手术治疗　对于虽经上述治疗但增生的牙龈仍不能完全消退者，可进行牙龈切除并成形的手术治疗；对于重度增生的患者为避免角化龈切除过多可采用翻瓣加龈切术的方法。术后若不停药和忽略口腔卫生，则易复发。

5. 指导患者严格控制菌斑　以减轻服药期间的牙龈增生程度，减少和避免手术后的复发。

对于需长期服用苯妥英钠、硝苯地平、环孢素等药物的患者，应在开始用药前先治疗原有的慢性牙龈炎。

（唐　璟）

第四节　坏死性溃疡性龈炎

坏死性溃疡性龈炎是局限于牙龈的坏死性炎症，最多为急性发作，又称急性坏死溃疡性龈炎（acute necrotizing ulcerative gingivitis，ANUG）。最早由 Vincent 于 1898 年报告，故称"奋森龈炎"（Vincent gingivitis）。因在本病患者的病变处发现大量的梭形杆菌和螺旋体，故又被称为"梭杆菌螺旋体性龈炎"。第一次世界大战时，在前线战士中流行本病，故又名"战壕口"（trench mouth）。

本病病变累及牙龈组织，无牙周附着丧失。如果病变导致附着丧失则应称"坏死性溃疡性牙周炎"；病变超过膜龈联合则应称"坏死性口炎"。如在急性期疾病未得到适当治疗或反复发作，组织破坏速度转缓，坏死组织不能彻底愈合，则转为慢性坏死性病变。在 1999 年的新分类中"坏死性溃疡性龈炎"和"坏死性溃疡性牙周炎（necro - tizing ulcerative periodontitis，NUP）"被合并称为"坏死性牙周病（necrotizing periodontal diseases）"。因尚不能确定坏死性溃疡性龈炎和坏死性溃疡性牙周炎是同一种感染的不同阶段，抑或为不同的疾病。坏死性溃疡性龈炎主要发生在青壮年、较贫困地区和国家的营养不良或患传染病（如麻疹、疟疾、水痘）的儿童。目前在经济发达的国家中，此病已很鲜见；在我国也已明显减少。

一、病因

通常认为本病的发生是由于机体在某些条件下，对于口腔内原有的致病菌（梭形杆菌和螺旋体）的抵抗力降低所致，是一种机遇性感染。在病变部位的涂片中可见大量梭形杆菌和螺旋体，并可侵入牙龈组织。但人工接种该两种微生物并不能引起本病，而且它们广泛地存在于慢性牙龈炎和牙周炎的菌斑中。近年来普遍认为下列因素与本病的发生有关。

（1）原已存在的慢性牙龈炎或牙周炎是急性坏死性溃疡性龈炎发生的重要条件，此点已为流行病学调查所证实。由于某些原因，使原已存在的上述两种微生物大量增加和入侵组织，直接或间接地造成组织的损害和坏死。近来还发现患急性坏死性溃疡性龈炎时，中间普氏菌数目增多，患者血清中对该菌的抗体水平比正常人高 8～10 倍。大量菌斑及牙周组织慢性炎症的存在可能是主要的发病条件。

（2）身心因素与本病有密切关系。本病常发生于考试期的学生及工作繁忙休息不足者，或有精神刺激、情绪紧张者。有人报告患者伴有皮质激素分泌增多，可能通过内分泌和自主神经系统的影响改变了牙龈的血液循环、结缔组织代谢及唾液流量等，导致局部抵抗力降低。

（3）绝大部分急性坏死性溃疡性龈炎患者吸烟且量大。可能吸烟使小血管收缩，吸烟者的口腔白细胞的趋化和吞噬功能低于非吸烟者。但吸烟与本病不一定是因果关系，可能同为精神紧张的结果。

（4）某些全身性易感因素，如营养不良、消耗性疾病等。临床上观察到患者常有维生素 C 摄入不足或缺乏，动物实验表明 B 族维生素和维生素 C 缺乏可加重由梭形杆菌和螺旋体引起的感染。一些消耗性疾病，如癌瘤、血液病、射线病等患者易发生本病。艾滋病（HIV）病毒感染和艾滋病患者由于辅助性 T 细胞（CD4$^+$）的急剧减少，使局部抵抗力降低，易发生坏死性龈炎或牙周炎。此种患者对常规牙周治疗反应不佳。

二、病理

本病的组织相为牙龈上皮及结缔组织浅层的非特异性急性坏死性炎症。病变由表及里可分为如下几层。

（1）坏死区上皮坏死，代之以由纤维素、坏死的白细胞和上皮细胞、细菌等构成的"假膜"。在坏死区的深部与生活组织之间可见大量的螺旋体和梭形杆菌。

（2）坏死区下方的结缔组织中血管大量增生、扩张充血，并有大量中性多形核白细胞浸润，此区相当于临床所见坏死区下方的红色窄边。

（3）距坏死区更远处的结缔组织内有慢性炎症细胞浸润，主要为浆细胞和单核细胞。电镜观察表明螺旋体可侵入结缔组织内，约深达0.25mm处，主要为大型和中型螺旋体。

三、临床表现

本病起病急，疼痛明显。牙龈重度疼痛往往是患者求医的主要原因，但是在病损初起阶段坏死区少而小，中等疼痛。龈自发出血及轻微接触即出血、腐败性口臭等也是该病的主要症状。重度患者可发生下颌下淋巴结肿大和触痛，唾液增多，低热等。

1. 临床检查　病损早期可局限于牙间乳头，其后扩延至边缘龈的唇舌侧。最初病损常见于下前牙的龈乳头区，乳头肿胀、圆钝、色红，个别牙间乳头的顶端发生坏死，使牙间乳头中央凹陷如火山口状，上覆灰白色污秽的坏死物。检查时须将表面的坏死假膜去除，才能见到乳头顶端的破坏。轻症者牙间乳头红肿，外形尚完整，易与龈缘炎混淆。若病变迅速扩展至邻近乳头及边缘龈，则龈缘呈虫蚀状，表面覆坏死假膜，易于擦去，暴露下方鲜红触痛的溃疡面，一般不波及附着龈。在坏死区和病变相对未累及的牙龈区常有一窄的红边为界。

2. 细菌学检查　病变区坏死物涂片经瑞氏染色可见大量的梭形杆菌和螺旋体。

急性期如未能及时治疗且患者抵抗力低时，坏死还可波及与牙龈病损相对应处的唇、颊黏膜，成为"坏死性龈口炎（necrotizmg gingivostomatitis）"。若疾病进展迅速不及时治疗还可导致小块或大块牙槽骨坏死，这种状况尤其见于免疫缺陷患者（包括艾滋病患者）。机体抵抗力极度低下者还可并发感染产气荚膜杆菌，使面颊部组织迅速坏死，甚至穿孔，称为"走马牙疳（noma）"，以形容病变发展之快。此时患者有全身中毒症状甚至导致死亡。目前，"走马牙疳"在我国已经基本绝迹。

坏死性溃疡性龈炎若在急性期治疗不彻底或反复发作可转为慢性坏死性龈炎。其主要临床表现为牙间乳头严重破坏，甚至消失，乳头处的龈高度低于龈缘高度，呈反波浪状（reversed architecture），牙间乳头处颊舌侧牙龈分离，甚至可从牙面翻开，其下的牙面上有牙石和软垢，牙龈一般无坏死物。

四、诊断和鉴别诊断

1. 诊断　本病以牙龈的急性坏死为特点，表现为龈乳头"火山口"状破坏（punched-out），并伴有牙龈自发出血、疼痛。次要的诊断要点有腐败性口臭和假膜形成。龈病损与梭形杆菌、中间普氏菌和螺旋体有关。

（1）好发于精神紧张者和吸烟者，青少年多见。

（2）起病较急，病变发展迅速，常在数天至一周时就诊，龈乳头顶端中央和龈缘呈现虫蚀状坏死。

（3）牙龈自发痛、触痛。

（4）牙龈自发出血。

（5）腐败性口臭明显。

（6）其他：唾液黏稠，淋巴结肿大，低热，疲乏等。

（7）坏死区涂片瑞氏染色可见大量的梭形杆菌和螺旋体。

慢性期的诊断主要根据反复发作的牙龈坏死、疼痛和出血，牙龈乳头消失、口臭等，细菌涂片检查无特殊细菌。

2. 鉴别诊断　本病应与下列疾病鉴别：

（1）慢性龈缘炎或牙周炎：该两病均可表现为牙龈的红肿、易出血、口臭等。但一般无疼痛，病程长久，一般无自发性出血，而是在刷牙或进食等时出血，口臭也非腐败性的。牙龈一般无坏死，但在怀疑有轻度急性坏死性溃疡性龈炎可能性时，应仔细检查牙间乳头的邻面顶端部分有无坏死。

（2）疱疹性龈口炎：为病毒感染，多发生于幼儿。起病急，但一般有38℃以上的高热。牙龈充血一般波及全部牙龈而不局限于牙间乳头和边缘龈，还常侵犯口腔黏膜其他部位或唇周皮肤。典型病变为多个小疱，破溃并形成小溃疡，但无坏死。龈缘可有纤维素性渗出膜，但不易擦去。口臭程度轻。有的患者由于全身疾病后抵抗力降低，可同时存在 ANUG 和疱疹性口炎。

（3）急性白血病：白血病本身不会引起急性坏死性溃疡性龈炎，但可由于抵抗力的降低而伴发急性坏死性溃疡性龈炎，两者并存。当检查患者见其龈乳头和边缘龈处有坏死物，同时附着龈又有广泛的炎症和肥大时，应考虑并发其他隐匿性疾病的可能性。血常规检查有助于诊断。

（4）艾滋病患者由于细胞免疫和体液免疫功能低下，常由各种细菌引起机会性感染，可并发坏死性溃疡性龈炎和坏死性溃疡性牙周炎，后者大多见于艾滋病患者。病损发展较快，并向深部牙周组织发展，破坏牙周膜和牙槽骨，形成坏死性溃疡性牙周炎，甚至可形成死骨。患者易发生白色念珠菌或疱疹病毒的感染，口腔内较典型的病损还包括毛状白斑、卡波西肉瘤等。对发展迅速而广泛、常规治疗反应不佳者，应进行血清学检查以除外 HIV 感染。

五、治疗

1. 急性期　初步洁治，轻轻去除大块牙石，用3%过氧化氢液擦洗及含漱清除坏死组织。当过氧化氢遇到组织和坏死物中的过氧化氢酶时，能释放出大量的新生态氧，杀灭或抑制厌氧菌。重症者口服甲硝唑或替硝唑等抗厌氧菌药物，甲硝唑每日三次，每次 0.2g，服 3d 一般可控制病情。若治疗及时得当，病损较快愈合，不留后遗症。

全身还可给予维生素 C 等支持疗法，要充分休息。进行口腔卫生指导也非常重要。更换牙刷，保持口腔清洁，指导患者建立良好的口腔卫生习惯，以防复发。应劝告患者戒烟。

2. 急性期过后的治疗原则　同菌斑性牙龈炎。

（唐　璟）

第五节　牙龈瘤

牙龈瘤（epulis）为牙龈上生长的局限性反应性增生物，是较常见的瘤样病损（具有肿瘤样外形，但不具备肿瘤的生物学特性）。肉芽肿性牙龈瘤又称化脓性肉芽肿（pyogenic granuloma）。

一、病因

一般认为由残根、牙石、不良修复体等局部因素引起，与机械性刺激和慢性炎症有关。有人认为其细胞来源于牙周膜或牙龈的结缔组织。

二、组织病理学

牙龈瘤根据病理变化可分为三型：①肉芽肿性：似炎性肉芽组织，有许多新生的毛细血管及成纤维细胞，有许多的炎症细胞浸润，主要是淋巴细胞和浆细胞，纤维成分少，龈黏膜上皮往往呈假上皮瘤样增生。②纤维性：肉芽组织发生纤维化，细胞及血管成分减少，而纤维组织增多。粗大的胶原纤维束间有少量的慢性炎症细胞浸润。纤维束内可有钙化或骨化发生。③血管性：血管多，似血管瘤。血管间的纤维组织可有水肿及黏液性变，并有炎症细胞浸润。

三、临床表现和诊断

牙龈瘤多见于中、青年，病变发展缓慢。多发生于前磨牙区牙间乳头的颊侧，舌、腭侧较少。牙龈瘤好发于龈乳头。通常呈圆形、椭圆形，有时呈分叶状。大小不一，从数毫米至 1～2cm。有的有蒂，如息肉状，有的无蒂，基底宽广。血管性和肉芽肿性龈瘤质软、色红；纤维性龈瘤质地较硬而韧，色粉红，一般无痛，肿物表面发生溃疡时可感觉疼痛。长期存在的较大牙龈瘤可压迫牙槽骨使之吸收，X线片示局部牙周膜增宽。

四、鉴别诊断

（1）牙龈瘤应特别注意与牙龈鳞癌鉴别。这两种病损临床上有时不易区别，尤其当牙龈鳞癌呈结节状生长，或牙龈瘤表面有溃疡时，常易混淆。鳞癌大多表现为菜花状、结节状或溃疡状。溃疡表面凹凸不平，边缘外翻似肉芽，可有恶臭。牙松动或脱落，或已拔除。X线片表现可见牙槽骨破坏。局部淋巴结肿大。鳞癌好发于后牙区，龈瘤好发于前牙及前磨牙区。

（2）周缘性巨细胞肉芽肿发生于牙间乳头或龈缘，体积一般较大可覆盖数个牙，表面光滑或呈多叶状，有时松软呈暗红色，但也可呈粉红坚实。确切诊断根据组织学检查，可见牙龈结缔组织内有大量多核巨细胞呈灶性聚集，有散在慢性炎症。

（3）妊娠瘤在妇女怀孕期间易发生（第四个月到第九个月），分娩后可退缩。

五、治疗

去除刺激因素，如菌斑、牙石和不良修复体，在消除继发的炎症后，手术切除。切口应在瘤体及蒂周围，凿去瘤体相应处的少量牙槽骨，并刮除该处的牙周膜，以免复发。由于其术后易复发的特点，一般主张将患牙拔除。复发率约为15%。

（唐 璟）

第六节　牙龈退缩（牙龈萎缩）

长期以来习惯于把牙龈缘位置退向根方而使牙根暴露的情况，称之为牙龈萎缩（gingival atrophy）。近年来普遍认为应称之为"牙龈退缩（gingival recession）"。因为它指的是牙龈缘位置的改变，而非牙龈本身的状态。退缩的牙龈组织可以有炎症，也可以健康而无炎症，只是位置退向根方，并不一定出现牙龈的上皮或结缔组织的萎缩性改变。

一、病因

牙龈退缩的发生率随年龄增大而升高，在儿童约为8%，而50岁之后约为100%。过去认为是一种生理性的增龄变化，但从未得到过证实。老年人中普遍发生的轻度牙龈退缩可能是长期积累的对牙龈的轻度刺激或创伤所致。

常见的引起牙龈退缩的因素有：①不正确的刷牙方法（大幅度横刷法）及使用过硬的牙刷。②患有牙周炎的牙齿，由于牙周袋的形成，上皮附着位置已迁移至根方，但由于袋壁的炎症、肿胀，使龈缘的位置仍较高。经过牙周治疗或患者改善了口腔卫生，使用药物牙膏等情况下，牙周袋壁的炎症消退，即可发生龈缘位置的退缩，牙根直接暴露于口腔中。③牙齿位置异常，如偏向颊或舌侧，则该侧牙槽骨板较薄，甚至缺如，其表面的牙龈极易因食物摩擦等机械性因素而发生退缩。④唇、颊系带附着位置过于靠近龈缘，或唇、颊肌肉的牵拉作用，可对牙龈发生"剥离"作用（ablation），引起退缩。⑤𬌗创伤及过度或不恰当的正畸力使受力一侧的骨质发生吸收，也可出现牙龈退缩。⑥曾有人报告一些有精神障碍者，常用指甲、小刀等器物自伤牙龈，造成个别牙的牙龈形状奇特而不规则的退缩或缺损，甚至骨质暴露。

二、临床表现

牙龈退缩可发生在个别牙齿或全口牙龈。唇、颊侧多于舌、腭侧。但上颌磨牙的腭根面也较易发生严重的牙龈退缩，可能因牙根倾斜度较大，𬌗面的重度磨耗使牙冠倾向颊侧，腭根更倾向腭侧，而使腭侧骨质吸收所致。

Stillman 曾报告在创伤时可引起牙龈缘中央部位窄的退缩，而其余部分仍完好或略有肥厚，称之为"Stillman 龈裂（cleft）"。McCall 曾报告创伤可引起龈缘如救生圈状的肥厚，称为"缘突（McCall festoon）"。这种特殊的牙龈形态改变多见于唇颊侧，但它们与𬌗创伤的关系并未得到科学的证实。

牙龈退缩如不并发炎症，除了造成临床牙冠较长，影响美观外，本身并不构成疾病。但暴露的根面容易发生龋齿；根面上较薄的牙骨质被机械地磨去后，易发生楔状缺损或牙本质敏感，甚至因长期刺激而引起牙髓充血和变性；牙间乳头的退缩使邻间隙增大，易造成食物嵌塞和菌斑堆积；龈裂和肥厚的龈缘也会妨碍菌斑的清除，继发更重的炎症和增生。

三、治疗

已经退缩的牙龈，一般难以再生。少数发生于儿童萌牙期（由于牙位不正）或正畸治疗过程中的个别牙龈退缩，在建立正常良好的𬌗关系后，可有一定程度的恢复。对已发生的牙龈退缩，主要是寻找其原因并改正之；并存的龈炎，也应积极治疗，以制止退缩的继续加重。前牙个别的牙龈严重退缩，影响美观者，可用手术方法进行侧向龈瓣转移或游离龈片移植术。对于伴发的症状，如牙本质敏感、根面龋、楔状缺损等，也应进行相应的治疗。

（唐　璟）

第七节　遗传性龈纤维瘤病

本病又名先天性家族性龈纤维瘤病（congenital familial fibromatosis）或特发性龈纤维瘤病（idiopathic fibromatosis），是一种比较罕见的以全口牙龈广泛性、渐进性增生为特征的良性病变。属于经典的孟德尔单基因遗传性疾病，也可能与某些罕见的综合征和其他疾病相伴随。国外文献报告患病率为 1/750 000，国内尚无确切的报告。

一、病因和病理

本病有明显的遗传倾向，通常为常染色体显性遗传，也可有常染色体隐性遗传，但也有非家族性的病例，称为特发性龈纤维瘤病。有关常染色体显性遗传性牙龈纤维瘤病的基因定位与克隆已有研究报告，目前国内外的研究主要定位在 2p21~p22 区域。

组织学所见为龈上皮增生，表面角化或不全角化，钉突明显。牙龈固有层的结缔组织显著增生，胶原纤维增生明显呈束状、排列紧密，血管相对少见，偶有幼稚的成纤维细胞。纤维束间炎症细胞少。

二、临床表现

一般在恒牙萌出后，牙龈即普遍地逐渐增大，可波及全口牙龈的附着龈直达膜龈联合处。也有少数患儿在乳牙期即发病。唇舌侧牙龈均可发生增生，严重者常覆盖牙面 2/3 以上，以至影响咀嚼，妨碍恒牙萌出。增生龈表面呈结节状、球状、颗粒状，龈色粉红，质地坚韧，无明显刺激因素。在增生的基础上若有大量菌斑堆积，亦可伴有牙龈的炎症。增生的牙龈组织在牙脱落后可缩小或消退。患者发育和智力无异常。

本病可作为巨颌症、眶距增宽症、多发性毛细血管扩张、多毛综合征等全身性综合征的一个表征，但临床病例大多表现为单纯牙龈增生的非综合征型。

三、诊断与鉴别诊断

（1）发生于萌牙以后，可波及全口牙龈。多见于儿童，但也可见于成人。

（2）龈颜色正常，坚实，表面光滑或结节状，点彩明显（结缔组织中充满粗大的胶原纤维束和大量的成纤维细胞）。

（3）替牙期儿童可有萌牙困难。

（4）可有家族史。

本病应与药物性龈增生、青春期或妊娠期有关的龈增生鉴别。无家族史的龈纤维瘤病需排除上述病变后方可诊断为特发性龈纤维瘤病。增生性龈炎大多发生于前牙部，炎症明显，一般有明显的局部刺激因素，增生程度相对较轻，无长期服药史和家族史。药物性龈增生有长期服药史，主要累及牙间乳头及龈缘，增生程度相对居中。龈纤维瘤病，多毛综合征的特征除牙龈进行性过长外，伴明显的多毛，患者智力减退、颅变形，偶有男子出现女性型乳房。

四、治疗

（1）控制菌斑，消除炎症。

（2）手术切除肥大的牙龈：可采用内斜切口式的翻瓣术兼作牙龈切除，以保留附着龈，并缩短愈合过程。若龈增生过厚过大可先作水平龈切除再采用内斜切口。本病手术后易复发，复发率与口腔卫生的好坏有关。本病为良性增生，复发后仍可手术治疗，故一般不考虑拔牙。一部分患者在青春期后可缓解，故手术最好在青春期后进行。

（段艳军）

第七章

根尖周病

第一节　根尖周组织疾病的病因学

根尖周病主要继牙髓病而来，所以凡能引起牙髓病的因素都能直接或间接地引起根尖周病。

一、感染

来自坏死牙髓和根管中的细菌感染物质是根尖周病的主要致病因素。在有细菌存在的环境里，暴露的牙髓受到细菌感染而产生炎症进而坏死，导致根尖区的炎症病变。造成牙髓感染的细菌主要是一些厌氧菌，如普氏球菌、卟啉单胞菌、真细菌和消化链球菌。而有些卟啉单胞菌则只能从感染的牙髓中分离到。在坏死牙髓中，丙酸菌、真细菌和梭状杆菌是优势菌。而双歧杆菌、乳杆菌、放线菌和韦荣菌也能分离出来，但所占比例较小。

感染根管中大多是多细菌混合感染，最多时从一个根管中可以分离出 20 种不同的细菌，这些细菌中 60% 以上是专性厌氧菌，其中的优势菌包括消化链球菌、普氏菌、真细菌和梭状杆菌。关于感染根管内细菌的种类，20 世纪 50 年代前，由于未采用厌氧菌培养技术，只能从根管中分离出需氧菌和少数兼性厌氧菌，当时发现多数细菌是链球菌。20 世纪 60 年代以后，采用严格的厌氧培养技术，发现根管内有大量的厌氧菌。有许多研究表明厌氧菌所占比例相当高，占根管内细菌的 70% 以上。有人从 18 例感染根管中共分离出 88 种细菌，其中 83 种为专性厌氧菌。在密封的根管中，专性厌氧菌占优势，在开放的根管中，则有较多的兼性厌氧菌和一些需氧菌。越靠近根尖取样培养，专性厌氧菌所占比例越大。专性厌氧菌中、产黑色素普雷沃菌（P. melaninogenica）和牙髓卟啉单胞菌（P. endodontalis）对导致根尖周病起重要作用。有专性厌氧菌的细菌群比兼性厌氧菌细菌群引起更重的炎症。有研究发现，从急性根尖周炎的根管中分离出牙髓卟啉单胞菌，而顽固性慢性根尖周炎和再治疗的根管中常分离出粪肠球菌（E. faecalis）和放线菌（Actinomyces）。

定量分析的结果显示感染根管含细菌量为 1 亿个/g。在感染根管中有人认为不存在螺旋体，也有人观察到有螺旋体，但其数量低于 10%。目前尚未发现病毒。感染不但存在于主根管中，还存在于侧支根管和牙本质小管中，其深入牙本质小管的深度为 0.2~0.5mm。离根管口越近的地方，细菌入侵牙本质小管的深度也越深，而近根尖处则牙本质小管内的感染较表浅。

感染根管中的专性厌氧菌多为革兰阴性菌，其产物内毒素为脂多糖，是致病的主要物质。内毒素为非特异性弱抗原，不易被抗体中和，能激活补体系统，对中性粒细胞产生趋化作用。并能使肥大细胞分解和释放肝素和组胺，组胺使血管通透性增高，而且在内毒素和组胺同时存在时，明显地抑制蛋白质的合成。内毒素能刺激巨噬细胞释放白细胞介素，还能激活 Hageman 因子，形成缓激肽，缓激肽是作用很强的疼痛介质，有疼痛症状时，根尖区内毒素的含量较高。

产黑色素普雷沃菌是根管中常见的病原菌，为革兰阴性菌，有荚膜和纤毛，有较强的抗吞噬作用和附着能力。骨和结缔组织的细胞间质为基质和胶原两种成分组成，产黑色素普雷沃菌能产生透明质酸酶和胶原酶，能同时破坏这两种成分，具有较强的破坏力。产黑色素普雷沃菌能合成磷酸酯酶，参与前列腺素介导骨吸收过程。它不但具有很强的致病力，对机体的防御系统还有很强的抵抗力。但是单独的产黑色素普雷沃菌不能引起化脓性感染，在其他细菌的协同作用下才引起弥散的化脓性感染。

感染根管中常见的革兰阳性细菌有链球菌、丙酸菌和放线菌，其细胞壁成分包括肽葡聚糖（pepli-doglyans，黏肽）和脂磷壁酸（lipoteichoic acids），能激活补体，并能刺激巨噬细胞和淋巴细胞。淋巴细胞释放淋巴毒素，如破骨细胞激活因子、成纤维细胞激活因子和前列腺素，与炎症和骨质破坏有关（图 7 – 1）。

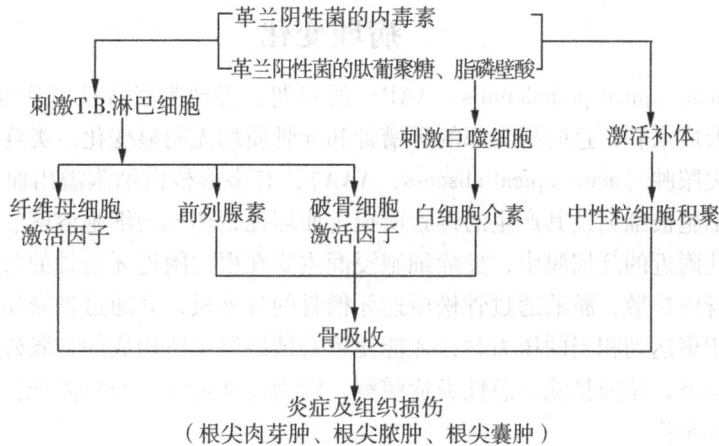

图 7 – 1　细菌成分致病机制

二、创伤

创伤常常是引起急性根尖周炎的诱发因素。例如在慢性根尖周炎的基础上，患牙在受到碰撞、猛击的暴力时，可引起急性根尖周炎。创伤造成牙髓坏死或炎症时，如夹杂感染，即引起根尖周炎。此外，在进行牙髓治疗时，若操作不当，如清理和成形根管时将根管内容物推出根尖孔，或根管器械超预备穿出根尖孔，或在根管充填时根充物超出根尖孔，均能引起根尖周炎。上述不当的操作不但可对根尖周组织造成机械刺激和损伤，同时还可能将感染带到根尖周区。

三、化学刺激

在治疗牙髓病和根尖周病时，若使用药物不当，将造成化学性刺激，引起根尖周炎。在行牙髓失活时，封砷剂时间过长，药物继续作用达根尖周组织，引起炎症和坏死。在行牙髓塑化治疗时，将塑化剂导入根尖周区，或选择适应证不当，对根尖孔粗大的患牙作塑化治疗，使塑化剂由粗大的根尖孔流失到根尖周区，塑化剂刺激根尖周组织引起炎症。根管治疗时，使用强刺激的消毒剂封入根管，并使其作用穿过根尖孔，例如用蘸有甲醛甲酚合剂饱和棉捻充满在根管内的封药法，便会有药液穿出根尖孔，激发根尖周炎。

操作不当时，往往造成多因素的刺激，如机械预备根管使根尖孔被扩大，器械损伤根尖周组织，并可将感染带出根尖孔，这时若再于根管内封入强烈消毒剂，就使根尖周组织承受感染、化学刺激和机械刺激，这种复杂的刺激因素造成的炎症较难治愈。

四、免疫学因素

根尖部被牙槽骨包围，虽然血运丰富，但因有这一道硬组织屏障，可使根尖周组织作为抗原长期停留的区域。由于咀嚼压力的影响，使少量抗原进入到淋巴或血循环中，激发抗体的形成及局部淋巴结产生淋巴细胞，同时也使根尖周组织致敏，逐渐产生病变。微生物及其成分作为抗原与机体之间的相互作用即构成免疫学反应，根尖周组织的炎症反应基本体现了免疫学现象。

除微生物及其产生的毒素可以作为抗原外，在牙髓治疗中一些常用的低分子化学药物，如酚类、醛类等，可以成为半抗原，这些药物在体内与组织内的蛋白质结合成为全抗原，激发引起变态反应，产生过敏性炎症。此外根管充填用的氧化锌、预备根管用的 EDTA 和过氧化氢，局部麻醉剂及抗生素（特别是青霉素）都有可能引起变态反应。

（段艳军）

第二节 急性根尖周炎

一、病理变化

急性根尖周炎（acute apical periodontitis，AAP）的初期，表现为浆液性炎症变化，即牙周膜充血，血管扩张，血浆渗出形成水肿。这时根尖部的牙槽骨和牙骨质均无明显变化。炎症继续发展，则发生化脓性变化，即急性根尖脓肿（acute apical abscess，AAA），有多形核白细胞溢出血管，浸润到牙周膜组织中。牙周膜中的白细胞被细菌及其产生的毒素所损害而坏死，坏死的细胞溶解、液化后形成脓液。脓液最初只局限在根尖孔附近的牙周膜中，炎症细胞浸润主要在根尖附近牙槽骨的骨髓腔中。若炎症继续发展，则迅速向牙槽骨内扩散，脓液通过骨松质达牙槽骨的骨外板，并通过骨密质上的营养孔而达到骨膜下；脓液在骨膜下积聚达到相当的压力时，才能使致密结缔组织所构成的骨膜破裂，然后脓液流注于黏膜之下，最后黏膜破溃，脓液排除，急性炎症缓解，转为慢性炎症。当机体抵抗力减低或脓液引流不畅时，又会发展为急性炎症。

急性根尖周炎的发展过程，大多按上述规律进行，但并非都是如此典型。当脓液积聚在根尖附近时可能有三种方式排出。

1. 通过根尖孔经根管从龋洞排脓　这种排脓方式对根尖周组织的损伤最小，但是只有在根尖孔粗大且通畅及龋洞开放的患牙，炎症才容易循此通路引流。

2. 通过牙周膜从龈沟或牙周袋排脓　这种情况多发生在有牙周病的患牙，因根尖脓灶与牙周袋接近，脓液易突破薄弱的牙周膜从此途径排出，常造成牙周纤维破坏，使牙齿更加松动，最后导致牙齿脱落，预后不佳。儿童时期乳牙和年轻恒牙发生急性根尖周炎时，脓液易沿牙周膜扩散由龈沟排出，但是因处于生长发育阶段，修复再生能力强，且不伴有牙周疾病，当急性炎症消除并经适当的治疗后，牙周组织能愈合并恢复正常。

3. 通过骨髓腔突破骨膜、黏膜向外排脓　这种排脓方式是急性根尖周炎最常见的自然发展过程，脓液必然向阻力较弱的骨髓腔扩散，最终突破骨壁，破口的位置与根尖周组织解剖学的关系密切。一般情况，上颌前牙多突破唇侧骨板及相应的黏膜排脓；上颌后牙颊根尖炎症则由颊侧排脓，腭根由腭侧突破；下颌牙齿多从唇、颊侧突破。牙根尖弯曲时，排脓途径变异较大。脓液突破骨膜后，也可以不突破口腔黏膜而经皮下突破颌面部皮肤进行排脓。下面是四种可能发生的排脓途径（图 7-2）。

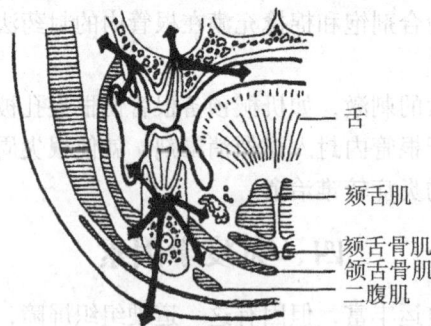

图 7-2　牙槽脓肿脓液排泄的通道

（1）穿通唇、颊侧骨壁：唇、颊侧的骨壁较薄，脓液多由此方向穿破骨的外侧壁在口腔前庭形成骨膜下脓肿、黏膜下脓肿，破溃后排脓于口腔中。破溃于口腔黏膜的排脓孔久之则形成窦道，叫做龈窦。有少数病例不在口腔内排脓，而是穿通皮肤，形成皮窦。下切牙有时可见在相应部位下颌骨的前缘穿通皮肤；上颌尖牙有时在眼的内下方穿透皮肤形成皮窦。

（2）穿通舌、腭侧骨壁：若患牙根尖偏向舌侧，则脓液可由此方向穿破骨壁及黏膜，在固有口腔内排脓。上颌侧切牙和上颌磨牙的腭根尖常偏向腭侧，这些牙的根尖脓肿多向腭侧方向扩张。但腭黏膜致密、坚韧，脓肿不易自溃。下颌第三磨牙舌侧骨板较薄，因此脓液也常从舌侧排出。

（3）向上颌窦内排脓：多发生于低位上颌窦的患者，上颌前磨牙和上颌磨牙的根尖可能突出在上颌窦中，尤其是上颌第二前磨牙和上颌第一、二磨牙。不过这种情况较为少见，如果脓液排入上颌窦时，会引起上颌窦炎。

（4）向鼻腔内排脓：这种情况极为少见，只有上中切牙的牙槽突很低而牙根很长时，根尖部的脓液才能穿过鼻底沿骨膜上升，在鼻孔内发生脓肿并突破鼻黏膜排脓。

排脓孔久不愈合，特别是反复肿胀破溃者，在急性根尖周炎转为慢性时，便形成窦道。窦道口的位置在患牙根尖的相应部位，但有时也可以出现在远离患牙的其他牙齿的根尖部，有的窦道口还可以出现在近龈缘处，或与患牙相邻缺失牙的牙槽嵴处。

急性根尖周炎的病理学表现为根尖部牙周组织中显著充血，有大量渗出物，并伴有大量中性粒细胞浸润。在脓肿的边缘区可见有巨噬细胞、淋巴细胞集聚，周围有纤维素沉积形成包绕屏障。当脓液到达骨膜下时，局部有较硬的组织浸润块。脓液从骨质穿出后，相应部位的软组织出现肿胀，即疏松结缔组织发生炎症，称为蜂窝织炎。如上切牙可引起上唇肿胀；上颌前磨牙及磨牙可引起眶下、面部肿胀；下颌牙齿则引起颏部、下颌部肿胀；有时下颌第三磨牙的根尖周化脓性炎症可引起口底蜂窝织炎。

二、临床表现

急性根尖周炎是从根尖周牙周膜有浆液性炎症反应到根尖周组织的化脓性炎症的一系列反应过程，症状由轻到重，病变范围由小到大，是一个连续过程。实际上在病程发展到高峰时，已是牙槽骨的局限性骨髓炎，严重时还将发展为颌骨骨髓炎。病损的进行虽然为一连续过程，但由于侵犯的范围不同，可以划分为几个阶段。每一不同发展阶段都有基本的临床表现，可以采用不同的治疗措施以求取得良好的效果。

1. 急性浆液期（急性浆液性根尖周炎）　此期是急性根尖周炎的开始阶段，常为一较短暂的过程，临床上表现为患牙牙根发痒，或只在咬合时有轻微疼痛，也有患者反映咬紧患牙时，能缓解疼痛。这是因为咬合压力暂时将充血血管内的血液挤压出去之故。此时如果接受适当治疗，则急性炎症消退，症状缓解。否则炎症很快即发展为化脓性炎症。

2. 急性化脓期（急性化脓性根尖周炎或急性牙槽脓肿）　急性浆液期的轻咬合痛很快即发展为持续性的自发性钝痛，咬合时不能缓解而是加重疼痛，因为这时牙周膜内充血和渗出的范围广泛，牙周间隙内的压力升高，咬合时更加大局部压力而疼痛。自觉患牙有伸长感，对𬌗时即有疼痛，此时即已开始了炎症的化脓过程，可根据脓液集中的区域再划分为三个阶段（图7-3）。

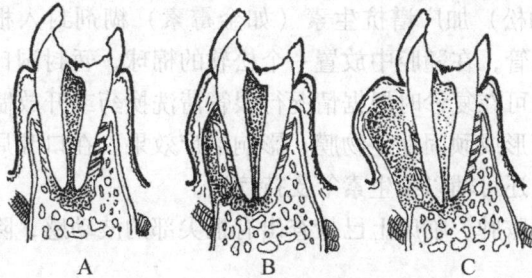

图7-3　急性牙槽脓肿的典型过程
A. 根尖脓肿阶段；B. 骨膜下脓肿阶段；C. 黏膜下脓肿阶段

（1）根尖脓肿阶段：由于根尖部牙周间隙内有脓液聚集，得不到引流，故有剧烈疼痛。患牙的伸长感加重，以至咬合时首先接触患牙，并感到剧痛，患者更加不敢对殆。患牙根尖部黏膜潮红，但未肿胀，扣时痛。所属淋巴结可以扪及，有轻微痛。全口牙列除下颌切牙及尖牙影响颏淋巴结外，其他牙齿均影响下颌下淋巴结。

（2）骨膜下脓肿阶段：由于脓液已扩散到骨松质，且由骨松质内穿过骨壁的营养孔，在骨膜下聚集。骨膜是致密、坚韧的结缔组织，脓液集于骨膜下便产生很大压力，患者感到极端痛苦，表现为持续性、搏动性跳痛。病程发展到此时，疼痛达最高峰，患者感到难以忍受。患牙浮起、松动，轻触患牙时，如说话时舌、颊接触患牙亦感到疼痛。牙龈表面在移行沟处明显红肿，移行沟变平，有明显压痛及深部波动感。所属淋巴结肿大、压痛。相应颌面部形成蜂窝织炎而肿胀，引起面容的改变，病情发展到这一阶段，逐日加剧的疼痛，影响到睡眠及进食，患者呈痛苦面容，精神疲惫。此时多伴有全身症状，白细胞增多，计数多在 10 000 ~ 12 000 mm³，体温升高达 38℃ 左右。若白细胞、体温继续升高，则应考虑并发颌骨骨髓炎或败血症的可能。

（3）黏膜下脓肿阶段：如果骨膜下脓肿未经切开，脓液压力加大可穿透骨膜流注到黏膜下。由于黏膜下组织较松软，脓液达黏膜下时的压力大为减低，疼痛也随之减轻，患牙的松动度和咬合痛也明显减轻，根尖部扣诊有明显的波动感。这时所属淋巴结仍可扪及，有压痛。白细胞计数和体温升高也有所缓解。

三、诊断

主要根据症状，患牙多有牙髓炎病史，叩诊患牙时疼痛较剧烈，温度试验或电活力试验患牙无反应或极为迟钝。

若为多根牙，有时会出现牙髓炎并发急性根尖周炎，临床上则兼有牙髓炎和根尖周炎的症状，如温度刺激引起疼痛，同时叩诊疼痛较重。

若为急性化脓性根尖周炎，诊断则主要根据疼痛的程度；患牙多有松动而不存在牙周袋，有触痛、浮起；根尖部牙龈潮红或有黏膜下脓肿，扪及根尖肿胀处疼痛，并有波动感；叩诊时轻叩即引起疼痛；一般牙髓已失去活力等。

急性根尖周炎可以由牙髓病继发而来，也可以由慢性根尖周炎转化而来，后者又称为慢性根尖周炎急性发作。两者的鉴别主要依靠 X 线检查，由慢性根尖周炎转化来的，在 X 线像上可见根尖部骨质有透射区。多有反复肿胀的历史，疼痛的剧烈程度略轻。

四、治疗原则

急性根尖周炎的治疗原则是消炎止痛，症状缓解后采用根管治疗或牙髓塑化治疗。

消炎止痛的措施为：调整咬合，使患牙脱离对合接触；用手指扶住患牙开髓（轻柔操作以减轻振动）、拔髓，用消毒液（如次氯酸钠）浸泡、冲洗根管，准确测量工作长度后，可用小号根管器械于根尖狭窄部轻穿刺根尖孔，使根尖周组织的炎症渗出液通过根管引流，缓解压力；有条件时可完成根管预备，再用固醇类（如氢化可的松）加广谱抗生素（如金霉素）糊剂封入根管并使药物接触根尖组织，有助于局部的抗炎；或擦干根管，在髓腔中放置一个松软的棉球，暂封洞口，使根尖周的炎症有引流的空间。如果疼痛仍不能缓解，可在复诊时根据情况行根管清洗换药或开放髓腔。但后者，口腔细菌可能会进一步污染患牙根管，进而形成顽固性生物膜，影响治疗效果。在口腔局部处理的同时，应全身给予抗生素、抗炎药及止痛药物，还可辅以维生素等支持疗法。

若为骨膜下脓肿或黏膜下脓肿，临床上已检查出有根尖部的波动感，除上述处理外，还应切开脓肿以便脓液引流。

急性根尖周炎从浆液期到化脓期的三个阶段是一连续的发展过程，是移行过渡的，不能截然分开，临床上只能相对地识别这些阶段，选用对应的消炎措施。例如骨膜下脓肿的早期，也可能是根尖囊肿的晚期，如尚未发现明显的深部波动感时，可采用开放髓腔或环钻术来引流根尖部骨质内的炎症渗出物或脓液。

慢性根尖周炎急性发作的治疗原则与急性根尖周炎同。

（段艳军）

第三节　慢性根尖周炎

慢性根尖周炎（chronic apical periodontitis，CAP）多无明显的自觉症状，有的病例可能在咀嚼时轻微痛，有的病例可能诉有牙龈起小脓包，也有的病例无任何异常感觉。有的病例在身体抵抗力降低时易转化为急性炎症，因而有反复疼痛、肿胀的病史。

一、病理变化

由于根管内存在感染和其他病源刺激物，根尖孔附近的牙周膜发生慢性炎症反应，主要表现为根尖部牙周膜的炎症，并破坏其正常结构，形成炎症肉芽组织。在肉芽组织的周围分化破骨细胞，并逐渐吸收其邻近的牙槽骨和牙骨质。炎症肉芽组织中有大量淋巴细胞浸润，同时成纤维细胞也增多，这种反应也可以看作是机体对抗疾病的防御反应。慢性炎症细胞浸润可以吞噬侵入根尖周组织内的细菌和毒素。成纤维细胞也可以增殖产生纤维组织，并常形成纤维被膜，防止和限制感染及炎症扩散到机体的深部。慢性炎症反应可以保持相对稳定的状态，并可维持较长时间。当身体抵抗力较强或病源刺激物的毒力较弱时，则肉芽组织中的纤维成分增加，可以在肉芽组织的周围形成被膜。牙槽骨吸收也暂时停止，甚至可以产生成骨细胞，在周围形成新生的骨组织，原破坏的骨组织有所修复，病变区缩小。相反，当身体抵抗力降低，或病源刺激物的毒力增强时，则肉芽组织中的纤维成分减少，炎症成分增多，产生较多的破骨细胞，造成更大范围的骨质破坏，骨质破坏的地方为炎症肉芽组织取代。由于炎症肉芽组织体积增大，从血运来的营养难以到达肉芽组织的中心部，在根尖孔附近的肉芽组织可发生坏死、液化，形成脓腔，成为慢性脓肿。发育期间遗留的牙周上皮剩余，经慢性炎症刺激，可以增殖为上皮团块或上皮条索。较大的上皮团块的中心由于缺乏营养，上皮细胞发生退行性变、坏死、液化，形成囊肿。囊腔与根管相通者，称为袋状囊肿；囊腔不与根管通连而独立存在者，又称为真性囊肿。有研究表明，根尖周病变中有59.3%为根尖肉芽肿、22%为根尖囊肿、12%为根尖瘢痕及6.7%的其他病变。概括以上所述，慢性根尖周炎的主要病理变化是根尖周有炎症组织形成，破坏牙槽骨。这种组织变化过程不是单一的破坏，是破坏与修复双向进行的。但是如果不清除病源刺激物，虽有骨质修复过程，而根尖病变区只能扩大、缩小交替进行，不能完全消除。

另外，在身体抵抗力强的患者，患牙接受的刺激又极微弱时，根尖部牙槽骨不发生吸收，而是增殖在局部形成围绕根尖周的一团致密骨，称为致密性骨炎（condensing ostitis）（图7-4）。

1. 根尖肉芽肿　是根尖周受到来自感染根管的刺激产生的一团肉芽组织。镜下可见有坏死区，肉芽组织中有慢性炎症细胞浸润，主要是淋巴细胞和浆细胞，成纤维细胞也增多。毛细血管在病变活动时增多，接近纤维化时减少。肉芽组织的周围常有纤维被膜，被膜与牙周膜相连。

肉芽肿的形成与从根尖孔、侧支根管孔来的感染刺激紧密相关，因而可发生在与这些部位相应的地方，可发生在根尖，也可以发生在根侧，磨牙可以发生在根分叉处（图7-4A、B、C）。

2. 慢性根尖脓肿（慢性牙槽脓肿）　可以由根尖肉芽肿转化而来，也可由急性牙槽脓肿转化而来。肉芽肿中央的细胞坏死、液化，形成脓液，脓液中多是坏死的多形核白细胞。肉芽组织周围缺乏纤维被膜。

慢性牙槽脓肿有两型，即有窦型和无窦型。无窦型在临床上难以和根尖肉芽肿鉴别；有窦型则有窦道与口腔黏膜或颌面部皮肤相通连。

窦道可能是急性牙槽脓肿自溃或切开后遗留的，也可能是根尖部脓液逐渐穿透骨壁和软组织而形成的。窦道壁有上皮衬里，上皮可来源于肉芽肿内的上皮团，也可由口腔黏膜上皮由窦道口长入。上皮下的结缔组织中有大量炎症细胞浸润。

3. 根尖囊肿　可以由根尖肉芽肿发展而来，也可由慢性根尖脓肿发展而来。在含有上皮的肉芽肿内，由于慢性炎症的刺激，上皮增生形成大团块时，上皮团块的中央部得不到来自结缔组织的营养，因而发生变性、坏死、液化，形成小的囊腔。囊腔中的渗透压增高，周围的组织液渗入，成为囊液。囊液逐渐增多，囊腔也逐渐扩大。肉芽组织内的上皮也可以呈网状增殖，网眼内的炎症肉芽组织液化后形成多数小囊肿，小囊肿在增大的过程中互相融合，形成较大的囊肿。

　　囊肿也可由慢性脓肿形成，即脓肿附近的上皮细胞沿脓腔表面生长，形成腔壁的上皮衬里而成为囊肿。根尖囊肿由囊壁和囊腔构成，囊腔中充满囊液。囊壁内衬以上皮细胞，外层为致密的纤维结缔组织，囊壁中常有慢性炎症细胞浸润。囊液为透明褐色，其中含有含铁血黄素，由于含有胆固醇结晶漂浮其中而有闪烁光泽。囊液在镜下直接观察时，可见其中有很多菱形或长方形的胆固醇结晶，是从上皮细胞变性分解而来（图 7 - 5）。

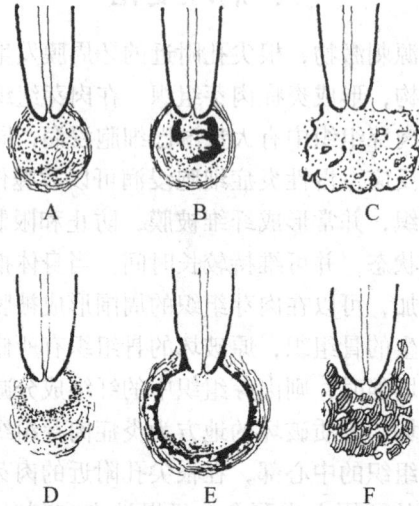

图 7 - 4　慢性根尖周炎的病理解剖类型
A. 单纯性肉芽肿；B. 上皮性肉芽肿；C. 肉芽性骨炎；D. 根尖脓肿；E. 根尖囊肿；F. 致密性骨炎

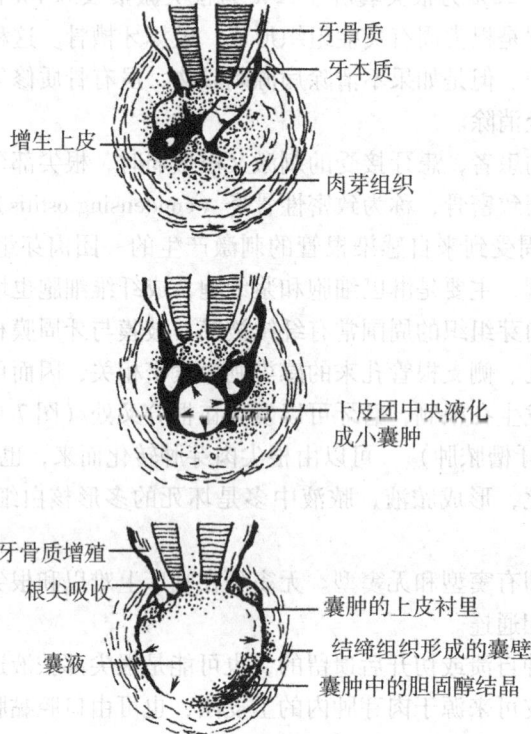

图 7 - 5　从上皮性根尖肉芽肿发展成为根尖囊肿的步骤

由于慢性炎症的刺激，引起细胞变性、坏死，囊液中含有这些内容而使渗透压增高，周围的组织液渗透入囊腔中。囊腔内液体增加的同时，囊腔也逐渐增大。囊肿增大的压力压迫周围牙槽骨，使其吸收，同时在颌骨的外表则有新生骨质补充，因此有些较大的囊肿往往在表面膨隆处尚有较薄的一层骨质。囊肿再增大时，最终可使其周围某一处骨壁完全被吸收而长入软组织中，这时囊肿就会发展很快。由于囊肿的发展缓慢，周围骨质受到这种缓慢刺激而形成一种致密骨板。

从慢性根尖脓肿发展而来的囊肿囊液中含有脓液，较为混浊。根尖囊肿可以继发感染，形成窦道，或表现为急性炎症。

4. 致密性骨炎　表现为根尖周局部骨质增生，骨小梁的分布比周围的骨组织更致密些。骨髓腔极小，腔内有少许纤维性的骨髓间质，纤维间质中仅有少量的淋巴细胞浸润。有时硬化骨与正常骨组织之间并无明显分界。

二、临床表现

慢性根尖周炎一般无自觉症状。由于是继发于牙髓病，故多有牙髓病史。有些病例可曾转化为急性炎症又予缓解，故可有反复疼痛，或反复肿胀的历史。患牙多有深龋洞、无探痛，牙体变为暗灰色。有窦型慢性根尖脓肿在相应根尖部有窦道，有时窦道口呈乳头状，窦道口也可出现在离患牙较远的地方。大的根尖囊肿在患牙根尖部有半球形膨隆，黏膜不红，扪时不痛，有乒乓球感。有的患牙在咀嚼时有不适感。

三、诊断

诊断慢性根尖周炎可根据有反复疼痛、肿胀的病史、牙体变色、牙髓失去活力或反应极其迟钝，或已出现窦道或局部无痛膨隆等临床表现。诊断的关键是依据 X 线片上所显示的根尖周骨密度减低影像。因此，临床上比较容易作出诊断。但是要辨别属于何种类型则较困难，从 X 线片所显示根尖透射区影像的特点可以作为鉴别的参考。

根尖肉芽肿在 X 线片的特点是：根尖部有较小的、规则的圆形或椭圆形透射区，边界清晰，周围骨质影像正常或略致密，透射区的直径一般不超过0.5cm。肉芽肿和小囊肿在 X 线片上不易区别，若透射区周围有致密骨形成的白线，且透射区与非透射区的骨密度反差大，则应怀疑为小囊肿；若开髓时有囊液从根尖孔引流出来，可证实为囊肿。慢性根尖脓肿除可能发现窦道口外，在 X 线片上的影像也有其特点，透射区边界不清，形状不规则，透射区周围的骨质影像模糊，这是因为周围骨质有进行性破坏的缘故。根尖囊肿在 X 线片上的影像一般范围较大（其直径超过1cm），为圆形，边界清楚有白线围绕。除 X 线片上的表现外，大囊肿可见相应部位有半球形隆起，扪时不痛，有乒乓球感。

X 线诊断慢性根尖周炎时，必须结合临床症状及其他诊断指标才能和那些非根尖周炎的根尖区病损鉴别。例如非牙源性的颌骨内囊肿和其他肿物，在 X 线片上呈现与各型慢性根尖周炎极为相似的影像，这些病损与慢性根尖周炎的主要鉴别是牙髓活力正常、缺乏临床症状，并且仔细观察时可见根尖区牙周间隙与其他部位的牙周间隙呈连续、规则的黑线影像。根旁囊肿时，囊肿的透射影像与侧支根管感染造成的慢性根尖周炎者极为相似，但患牙牙髓活力正常。有些解剖结构，如颏孔、切牙孔等，其影像易与相应部位牙齿的根尖区重叠，但是这些牙齿牙髓活力正常，牙周间隙影像连续、规则。有的慢性根尖周炎的窦道口出现的部位与患牙的关系不甚明确，例如在两个相邻无髓牙根尖区的中间，或在远离患牙的部位时，可以从窦道口插入牙胶尖作为示踪诊断丝拍摄 X 线片，从牙胶尖影像所指的部位便可确定窦道来源的患牙。

四、治疗原则

治愈根尖周病的主要原理是消除病源刺激物、杜绝再感染的途径，为机体修复被炎症破坏的组织提供有利的生物学环境，促使根尖周组织愈合、恢复健康。根尖周炎主要的病源刺激物来自感染根管，因此消除根管内的感染，是治愈根尖周病的首要条件。由于牙髓坏死，根管内已失去血液及淋巴循环，为一储存坏死组织、感染物质的死腔，不能为机体的自身免疫能力所消除，故必须依靠相应的治疗措施才能除去病源。根尖周骨质的破坏、肉芽组织的出现可以看作是机体对抗病源的防御性反应，但是这种反应不能消除病源，只能相对地防止感染的扩散。一旦病源被除去后，病变区的炎症肉芽组织即转化为纤维结缔组织，从而修复已破坏的牙槽骨和牙骨质，并使牙周膜重建。消除病源的有效措施是根管治疗，即用机械和化学的方法对根管进行清创，再通过严密地封闭根管，防止再感染。

在消除病源的前提下，病变才有可能愈合。病变能否被修复，还受一些因素的影响。病变性质、病变范围及部位、患者年龄和全身健康状况等都与病变的愈合有密切关系。因此制订治疗方案时，必须考虑这些因素，采取相应的措施才能治疗成功。破坏范围较小的、局限于根尖部的病变，预后较好；病变范围较大、发生在根分叉处者，预后较差。当较大的根尖囊肿单纯用根管治疗难以治愈时，可采用根尖外科手术以除去病变。全身健康不佳的患者，在治疗时容易并发急性炎症，治疗后病变愈合慢或恢复困难，治疗时应加以注意。如果患有风湿病或神经、眼、心脏等疾病而怀疑患牙病变为病灶时，应当及时拔除患牙，以免造成病灶感染的蔓延。另外，对于病变严重破坏牙槽骨，或牙冠严重破坏而难以修复者，也应拔除患牙。

（段艳军）

第四节　根管治疗术

根管治疗术（root canal therapy，RCT）是目前治疗牙髓病和根尖周病最常用、最有效的方法，它采用专用的器械和方法对根管进行清理、成形（根管预备），有效的药物对根管进行消毒灭菌（根管消毒），最后严密充填根管并行冠方修复（根管充填），从而达到控制感染、修复缺损，促进根尖周病变的愈合或防止根尖周病变发生的目的。

目前所发现的最早的原始"根管治疗"，为 Joseph Zias 在《美国口腔科协会杂志》（Journal of the American Dental Association）上所报道的，对 1 例来自公元前 200 年的古希腊时代（the Hellenistic period）的头颅进行放射线检查时，发现其右上颌侧切牙根管内置入有 1 根 2.5mm 的青铜丝。在中国，来自公元 200 年前后由张仲景所著的《金匮要略》中，有用"雄黄"（含砷剂）治疗牙痛的记载，这比欧洲早了约 1 600 年。

根管治疗术的发展变化始终以"彻底清除感染源"为思想核心，从 19 世纪开始，其操作体系逐渐形成了鲜明的技术特点。20 世纪 40 年代，被誉为"牙髓病学之父"的美国牙髓病学家 LouisI. Grossman 在总结前人牙髓治疗临床实践经验的基础上，提出了一整套根管治疗的理论体系和操作系统，并主编出版了第一部根管治疗的专著 RootCanal Therapy，在不断丰富和完善根管治疗术的过程中，特别强调了彻底清除根管内感染源的重要性，并将这一理念贯穿于实际操作的各个步骤之中。在中国，史俊南教授于 1958 年主编出版了我国第一部牙髓病学专著——《牙髓学》。在经历了器械的非标准化时期、器械标准化时期和器械、操作方法变革、更新和成熟阶段，逐步形成了根管预备、消毒和充填的一套较完整的方法体系。目前不仅具有系列应用成套器械和材料的规范化步骤，而且具有检验临床操作是否达标的客观评价方法和指征，以此保证了临床疗效的恒定。

从 20 世纪 80 年代至今，新材料、新器械、新技术的发展变革，如手术显微镜、根尖定位仪、数字化牙片技术、超声根管预备冲洗技术、牙科锥形束 CT 等的问世，使根管治疗术不断向微创化、精细化、可视化发展。牙髓病治疗已发展成为一门重要的口腔医学分支学科——现代牙髓病学（endodontology）。

一、根管治疗的原理

根管治疗是通过机械清创和化学消毒的方法预备根管，将牙髓腔内的病原刺激物（包括已发生不可复性损害的牙髓组织、细菌及其产物、感染的牙本质层等）全部清除，经过对根管的清理、成形、必要的根管消毒，以及严密的充填，达到消除感染源，堵塞、封闭根管空腔，消灭细菌的生存空间，防止再感染的目的。在这个过程中，不仅要防止原有感染的扩散和发展，也要防止新感染的引入。经过根管治疗的无髓牙可依靠牙周组织供给营养，牙周膜中的营养物质经渗透进入牙骨质、牙本质。无髓牙虽然失去了来自牙髓的营养源，但是在无感染的情况下，依靠与牙周膜的有机联系，仍能长期存在于颌骨内，而不会像死骨一样被吸收和排出。患牙经过治疗被保存下来，可以行使咀嚼功能，维护了牙列的完整性和咀嚼器官的功能。因此，根管治疗术的原理实际上就是控制感染、促进愈合，前者是前提，后者是判定疗效是否成功的关键。

（一）根管内感染的特点

口腔环境中寄居着大量的微生物，目前报道存在 500 种以上的细菌，其具体作用尚不清楚，并且其菌群的组成受到口腔环境中唾液、pH 及饮食等因素的影响，具有较大的个体差异和波动。当牙齿因龋、非龋或牙周病等原因导致牙本质小管暴露时，这些直径大多小于 $1\mu m$ 的细菌就能轻易地通过直径为 $1 \sim 4\mu m$ 的牙本质小管，定植于根管系统中，进而引发牙髓病和根尖周病。为了达到彻底清除根管系统内感染源的目的，需要熟悉根管内感染的特点：根管内感染的微生物种类繁多且特殊；其生存方式多以生物膜形式存在；其生存位置较为隐匿等。

1. 根管系统内感染的微生物种类　牙髓感染中的细菌主要是专性厌氧菌，它们只能在低氧化还原电势，以及缺乏超氧化物歧化酶和过氧化氢酶的乏氧环境中生长，但是它们对氧的敏感性不同。微厌氧菌可以生活在有氧环境中，但主要通过无氧代谢途径获得能量。兼性厌氧菌可以在有氧或无氧环境中生存，通常拥有超氧化物歧化酶和过氧化氢酶。专性需氧菌需要在有氧环境中生长，并且拥有超氧化物歧化酶和过氧化氢酶。

有研究显示，根管内感染的初始阶段，兼性厌氧菌占主导地位，而随着时间的推移，发生了有利于专性厌氧菌生存和增殖的改变，兼性厌氧菌逐渐被专性厌氧菌所取代，约 3 年以后，可培养的 98% 的细菌都是专性厌氧菌。因此，感染根管中细菌的种类是处在动态变化中的。

一般情况下，1 个感染根管中能分离培养出 $3 \sim 10$ 种细菌，其中以革兰阴性的专性厌氧菌为主，伴有一些兼性厌氧菌如链球菌、乳酸菌、放线菌等，然而感染根管中的细菌种类存在着个体差异，甚至同一患者的不同牙中也存在着差异，有学者认为这可能与症状、体征及治疗史的长短有关，这些都给根管治疗术增加了难度。

2. 根管内微生物的生存方式　在感染根管内，细菌主要是以游离悬浮状态和生物膜两种形式存在。根管系统内的游离细菌可引起急性感染，但容易被清除，而附着在根管壁上的细菌生物膜因能够抵抗宿主的免疫攻击而得以长期存在，并与根尖周组织保持紧密的接触，导致感染的持续存在，最终引起慢性根尖周炎，并且在根管治疗过程中能够抵抗根管冲洗液的冲洗作用，因而不容易被机械和化学预备清除。生物膜在长期刺激产生炎症反应的同时，还可以分离出游离的细菌，导致慢性炎症的急性发作。

在生物膜中，细菌成分约占膜体积的 15%，它们有规律地分布在胞外多聚体基质中，由水分子通道隔开，类似栅栏状结构，厚度可达 300 多层。其中已检出有类杆菌、梭杆菌、普氏菌、卟啉菌、密螺旋体、消化链球菌、真菌、放线菌和链球菌，专性厌氧菌占多数，革兰阳性菌和革兰阴性菌数量相当。根管治疗失败后，生物膜中检出的细菌种类和数量减少，主要含革兰阳性菌，且兼性厌氧菌和专性厌氧菌分布相当。导致根管治疗失败的生物膜中，粪肠球菌和白色链球菌较为常见。

研究发现，未经治疗的感染根管中存在的是多菌落生物膜，生物膜中各种细菌发挥特定的作用以保证其生态系统的稳定，对抗菌药物的抵抗力要明显高于游离细菌。有报道表明，生物膜细菌的抗药力是其浮游状态下的 $2 \sim 1\,000$ 倍。因此，根管治疗往往需要采用多种方法、多种药物联合使用，以达到尽可能地清除根管内感染的目的。

3. 根管内微生物的生存位置　常规根管预备后，根管内大部分部位的细菌可以被清除，但是由于根管系统的复杂性，在器械不容易到达的部位仍可能残留有生物膜。这些部位包括：管间交通支、副根管、根管侧支、根尖分歧、根尖分叉，以及牙本质小管等。因此，需要利用流动性好的液体和渗透性或者挥发性好的药物通过根管冲洗和根管内封药来进一步清除这些特殊部位的细菌感染，并加以严密充填。

（二）感染根管的类型及治疗原则

1. 活髓患牙 牙髓已遭受不可复性损害，但是根管深部尚未感染或者感染轻微，习惯称之为非感染根管。对此类患牙进行的根管治疗又称为牙髓摘除术（pulpectomy）。在治疗操作时，要严格遵守无菌原则，全程应用橡皮障，严格消毒器械和材料，同时注意操作手法，避免医源性将感染带入根管深部。适合在良好的局部麻醉效果下即刻摘除牙髓并一次性完成根管治疗，以最大程度地防止感染的扩散。

2. 死髓患牙（牙髓坏死或根尖周病患牙） 牙髓组织坏死或者坏疽，根管严重感染，牙髓腔内除了含有坏死感染的残留牙髓组织，还有大量的细菌及其毒性产物，故称之为感染根管。牙髓腔中的一部分细菌很可能以生物膜的形式存在，致病能力增强，因此不仅要加强根管清创（如机械清创与超声等方式结合），还要通过封药来进一步清除残余的感染。在临床上应慎用髓腔开放，因为髓腔在口腔中开放可导致根管深部菌群的改变，使得根管内原本相对单纯的细菌感染变得复杂，定植的细菌毒力增强并更具致病性和抗药性，增加治疗难度。

3. 再治疗患牙 根管治疗失败需要再治疗的患牙多数是因为感染控制不足，可能存在解剖上的特殊性、诊断的不确定性、操作缺陷或微渗漏等问题。对待感染难以控制的此类患牙，必要时可进行根管内细菌培养和药敏试验，确定敏感药物并应用；如果治疗效果仍不佳，则需要考虑进行根管外科手术。

二、适应证与非适应证

根管治疗的病例选择需要综合考虑患者的生理和心理状况、患牙的牙体和牙周情况等各个方面的因素，进行全面分析并判断治疗的难易度。

1. 适应证 根管治疗术适用于有足够牙周支持组织并需要保存患牙的下述病症。

（1）不可复性牙髓炎。

（2）根尖周炎。

（3）牙髓坏死。

（4）牙内吸收。

（5）牙根已发育完成的移植牙、再植牙。

（6）某些非龋性牙体硬组织疾病，包括：①重度釉质发育不全、氟斑牙、四环素牙等发育异常患牙需行全冠或桩核冠修复者。②重度磨损患牙出现严重的牙本质敏感症状且行脱敏治疗无效者。③隐裂牙需行全冠保护者。④牙根纵裂需行截根手术，患牙需保留的未纵裂根管。

（7）因其他治疗需要而牙髓正常者，包括：①义齿修复需要。②颌面外科治疗需要。

2. 非适应证 当今，由于治疗水平的提高和器械设备的更新，根管治疗已不存在绝对的禁忌证。以下情况属于根管治疗术的非适应证。

（1）牙周和/或牙体严重缺损而无法保存的患牙。

（2）患有较为严重的全身系统性疾病，一般情况差，无法耐受治疗过程。

（3）张口受限，无法实施操作。

三、操作原则

根管治疗包括根管预备、根管消毒和根管充填三大步骤。现代根管治疗术将根管清理、成形、消毒相互交织，通过机械预备和化学冲洗清除根管系统中的细菌及病变组织；通过严密充填根管及冠端封闭来消除微渗漏，防止再感染。完善的根管预备和根管充填是有效控制感染的保障，而根管根尖部的感染控制水平是根管治疗成功的技术关键。在根管治疗中，还要注意保持根管原有走向和弯曲，尽量减少牙体组织的破坏。根管治疗的操作原则主要包括彻底清除根管内感染、严密充填修复防止再感染和坚持保存3个方面。

（一）彻底清除根管内的感染

1. 根管系统解剖的复杂性增加了根管清创和封闭的难度　如下所述。

（1）根管数目的多样性：在人类的牙中，不少牙位的牙根形态呈扁圆形或"8"字形，颊舌方向多为长径，这种情况下，牙根内颊舌向常含有1个扁的根管或1个以上的根管，根管之间会出现融合和分叉。Weine 根据1个牙根内根管口和根尖孔的数目，将根管形态分为4型，即1-1型、2-1型、1-2型、2-2型。Vertucci 在 Weine 分型的基础上，将根管形态的变化也考虑在内，根据透明标本法观察到更多复杂的根管类型，把根管形态分为8型，从而增加了1-2-1型、2-1-2型、1-2-1-2型及3-3型。

根管形态与牙根的形态密切相关，而某些类型的牙根变异具有鲜明的种族特点。上颌前磨牙双根的发生率在黑种人中最高（大于60%），其次为白种人（30%~60%）和东亚人群（20%~30%）。下颌第一前磨牙近中根面可出现1条深V形根面沟，还可出现2个或2个以上牙根，该牙根变异在人类学上被称为 Tomes 根，其与C形根管及舌侧额外根管的发生密切相关。Tomes 根的发生率在黑种人中最高（大于25%），其次为中国人（15%）和白种人（小于10%）。下颌第一恒磨牙远舌根的发生率在包括中国人在内的东北亚人群中较高（大于20%），在白种人和黑种人中较低（小于5%）。下颌第二磨牙近远中根可在颊侧融合而形成C形根，其可含一个完全或不完全的C形根管。下颌第二磨牙C形根管的发生率在白种人中低于5%，而在东亚黄种人中可高达44.5%。

牙根的变异给根管治疗带来了更多的风险：若在治疗中忽略了额外根管的存在，其内的感染无法清除干净，容易导致治疗的失败；根管融合及分叉处根管的方向、截面形态、直径发生显著的改变，并在特定部位产生急弯曲，会使根管预备时难以彻底清理根管系统，而且容易导致各种根管不良形态的发生和器械分离等；预备C形根管时，容易留下大量未预备的区域，并在根面沟危险区出现侧穿。因此，临床医师在进行根管治疗时，头脑中应有患牙髓腔形态的三维图像，尽量避免医源性错误的发生。

（2）根管形态的多样性：几乎所有的根管都存在一定程度的弯曲，弯曲根管是根管预备的一个难点。由于根管器械的回弹性，在弯曲根管中存在伸直趋势，各个接触区的应力分布并不均匀，在根管预备中易出现各种问题，包括台阶形成、根尖孔拉开、工作长度丧失、根管拉直、侧穿等一系列根管不良形态或并发症，以及出现根管某些部位会过度切削而另一些部位预备不足的现象。

常用的根管弯曲度的测量方法主要包括3种：Schneider 法（1971年）最为常用，该法将根管弯曲的起始点与根尖孔做一连线，它与根管长轴的夹角为测量角；根管弯曲，按弯曲角度的大小分为3类：直根管（小于5°）、中度弯曲根管（大于10°，小于20°）和重度弯曲根管（大于20°）。1982年，Weine 提出将根管弯曲冠方切线与根方切线的夹角视为测量角。Pruett 等提出双参数测量法，认为需要同时测量根管弯曲角度和半径这2个参数才能更加准确地描述根管弯曲。

根管截面形态多变，存在圆形、卵圆形、长卵圆形、扁形、不规则形等形态。Wu 等根据根管横截面长短径的比值，将根管形态分为：圆形或轻度卵圆形根管（不大于2）、长卵圆形根管（大于2），以及扁根管（大于4）。在确定初尖锉时，锉号大小由根管狭窄的最短径决定，这将导致最长径方位的预备不足。预备卵圆形根管时，若以最长径为基础，器械圆周旋转会削弱近、远中根管壁，甚至导致侧穿，因此，需要用根管冲洗来弥补根管器械机械预备的局限性。

侧副根管包括根管侧支、根尖分歧、根尖分叉、根分叉区副根管及管间吻合等结构。它广泛分布于人类恒牙中，可出现在任何牙位和任何牙根，其发生率在复杂型根管中高于1-1型根管。侧副根管是根管系统与牙周组织间感染相互扩散的通道，由于其解剖的特殊性，在根管预备时切削器械难以进入，导致这些部位感染滞留。在临床上，可以通过超声波根管预备及次氯酸钠溶液反复冲洗的方法来获得对侧副根管的良好清理效果。

2. 综合运用多种方法　尽可能达到彻底清创的效果。

（1）机械预备：机械预备的目的是清理和成形根管，其中根管成形有两方面的意义。一方面，在根尖狭窄的牙本质方形成一个底托状结构，即根尖止点，同时保持根尖狭窄原有的解剖形态和位置，将所有干预性操作限制在根尖狭窄以内的根管空间，并且在对根管进行加压充填时，能够增加根管内压，使根管充填材料在根管内压紧充实，限制超填，避免对根尖周组织造成的刺激；另一方面，将不规则的根管内壁切削形成平滑流畅的连续锥形结构，并创造足够的空间，以利于化学冲洗剂和根管根尖部感染物的排出，以及根管的严密充填，为提高后续步骤的效率与完成质量奠定基础。

工作长度（work length，WL）是牙体上预先确定的参照点到根尖狭窄处即牙本质牙骨质交界处的距离。临床所有操作都必须在确定与维持工作长度的基础上进行，工作长度丧失或根管预备超出根尖狭窄都将影响根管治疗的效果。感染根管的清创不仅要求去除根管内容物，还要清除根管壁和牙本质小管中的感染物质，通常需要机械切割和化学冲洗、消毒共同完成。机械切割主要针对含有细菌及其毒素的根管壁，而与化学消毒相结合能将根管中的细菌数减少 100 ~ 1 000 倍。

（2）化学冲洗：由于根管系统的复杂性，单纯机械预备，无论是传统的不锈钢器械，还是镍钛器械，均无法彻底清除感染，未预备到的根管壁面积将近 50%。因此，化学冲洗是消除根管内感染不可或缺的重要步骤。

理想的根管冲洗剂应具备有效杀灭细菌、溶解坏死组织、润滑根管、去除玷污层的能力，并且对健康组织不产生刺激。目前，国际上广泛使用的根管冲洗剂是 0.50% ~ 5.25% 次氯酸钠溶液（NaClO），它具有较强的抑菌杀菌及溶解有机坏死物的能力，能杀死生物膜及牙本质小管中的细菌，且很少引起致敏反应，与氢氧化钙糊剂相比，其灭活内毒素的能力较小。由于次氯酸钠溶液不能溶解牙本质碎屑等无机组织，因此，建议与金属螯合剂乙二胺四乙酸（17% EDTA）或枸橼酸溶液联合使用，以清除根管壁的玷污层，使牙本质小管开放，并破坏细菌生物膜对根管壁的附着。用于临床的有效冲洗液还有 2% 氯亚明溶液和 2% 氯己定溶液等。研究表明，使用由多西环素、枸橼酸和聚山梨醇酯 – 80 组成的 MTAD（a mixture of tetracycline isomer，an acid，and a detergent）来做最后一次根管冲洗，可以有效地去除根管机械预备过程中在根管壁上形成的玷污层。

由于根管根尖区空间非常狭小，化学冲洗剂与细菌、坏死组织相互作用后很快失去活性，因此，在机械预备的过程中需要频繁使用大量的冲洗剂进行根管冲洗，让新鲜的冲洗剂充分发挥其抑菌杀菌效能。造成清洁盲区的原因往往不是由于冲洗剂浓度过低，而是由于冲洗剂未能进入、接触狭小区域的根管壁。近年来，超声和激光技术被应用于根管冲洗，前者通过空穴效应、声流效应及热效应，后者通过快速蒸腾产生气泡来提高根管内化学冲洗剂的消毒活性，加速化学反应进程，并使冲洗液进入根管难以进入的区域。

（3）根管消毒：现代根管治疗术并不强调根管内封药，而是提倡在有效控制根管内感染的前提下一次完成根管治疗。活髓患牙一般不需根管封药，根管预备和根管充填可以一次完成。死髓患牙的根管壁牙本质小管深处通常已有细菌侵入，当机械预备和化学冲洗难以达到彻底清创效果时，有必要考虑在根管中封入有效的抑菌药物，以进一步减少根管和牙本质小管内的细菌数量。感染根管如能做到高质量的清创，也可一次完成治疗；但若存在严重的肿痛症状或活动性渗出，最好经根管封药减缓症状后再行根管充填。

管所封药物必须具备确定的抑菌杀菌效果，否则，在封药期间，根管预备后残留在根管内的细菌及通过微渗漏进入根管的口腔细菌可以大量繁殖，根管内的细菌数量甚至可超过封药前的水平。目前更提倡使用杀菌力强的糊剂，如氢氧化钙糊剂、以抗生素加皮质激素为主要成分的糊剂等；药物需与作用部位接触并以物理屏障的方式密封髓腔，以消除根管内残余感染和防止微渗漏。根管用药中樟脑酚（CP）杀菌能力与氢氧化钙类药物相似，甲醛甲酚（FC）杀菌能力最强，但由于这类药物挥发性强，有效作用时间短，不良反应较大，国际上不推荐使用。在没有氢氧化钙糊剂的情况下，如选择酚类药物，一般只需把 1 个蘸有少量药剂的棉球放置在髓室内，不做根管内封药。

（二）严密充填根管并修复缺损，防止微渗漏发生

根管治疗是一个系统工程，其质量控制的主要指标就是两端封闭的严密程度，所谓"两端"，指的是根方和冠方末端，即根尖孔和冠部入口。

在根方封闭方面，根管充填是直接关系到根管治疗成功与否的关键步骤，其最终目标是以生物相容性良好的材料严密充填根管，消除无效腔，封埋根管内微量的残余病原刺激物，封闭根尖孔。根管充填

材料必须对根管及根管系统不规则空腔具有良好的适合性；理论上，根充材料应该占据根管内所有的空间，其目的是消除根管系统的渗漏途径，防止细菌再度进入并感染已完成预备的清洁根管；防止根管内的残余细菌及其代谢产物穿过根尖孔进入根尖周组织；防止根尖周组织的组织液渗入根管内未充填严密的空隙，为根管内残余细菌的生长繁殖提供养料。目前用于根管充填的材料为牙胶和封闭剂，根管充填时，牙胶需占据主要的根管空间，而以糊剂形式填入根管内的封闭剂不宜过多，否则其硬固后收缩可能造成微渗漏。要谨记根管封闭剂的作用只是填补牙胶之间及牙胶与根管壁之间的缝隙。

在冠方封闭方面，根管充填后应尽快对患牙进行牙冠修复。若设计桩核冠修复，因根尖区根管侧支较多，根管充填难以完全封闭，从防止渗漏的角度要求至少保留5mm以上的根充物，以确保根尖的封闭质量；并且桩的末端应与剩余根充物之间紧密接触，以保持根管系统封闭的完整性。如果在根管治疗后数周内不能对患牙施行牙冠修复，应在髓腔垫底后予以过渡性充填或直接黏结修复。临床上遇到牙冠的既往修复体已脱落，髓腔长期开放，根充物裸露于在口腔环境中，但患牙无症状，检查也无阳性体征，X线片显示无根尖周阴影的情况时，最好重新进行根管治疗后再行冠部的永久修复，但是如果发现根充物仅为糊剂或银尖，则必须重做根管治疗。

（三）坚持保存原则

恰当的根管预备宽度应该是在尽可能保存健康牙体组织的前提下，达到最佳的根管清理和成形效果，而不能为了片面地追求清创的彻底性，而忽略了在控制感染和维持功能之间应当寻求的平衡，过多地切割牙体组织。

临床操作时，首先应确定根管根尖部的工作宽度（working width，WW），包括2个指标：初始工作宽度（initial working width，IWW）和终末工作宽度（final working width，FWW）。初始工作宽度是指预备前根管根尖部横截面尺寸，用于确定根管壁的切削基线，通过选定初尖锉（initial apical file，IAF）号数来估计根尖狭窄的大小。终末工作宽度是指预备后根管根尖部的横截面尺寸，指示根尖区牙本质的切割量，常采用Grossman标准，以大于初尖锉3号的ISO标准器械——主尖锉（master apical file，MAF）来反映。

然而，近年来学者们对这一标准存在异议。理由之一是用初尖锉来衡量根尖狭窄的宽度有时并不可靠。临床确定初尖锉受根管形态、长度、弯曲度、锥度、根管内容物、冠端牙本质的阻挡及所用器械类型等因素的影响，所测得的初尖锉一般小于实际的号数。理由之二是大量临床和实验研究证实，在初尖锉基础上扩展3个锉号后仍不能彻底清理根管。理由之三是根管系统解剖复杂，单纯依靠机械预备无法彻底清理根管，特别是卵圆形或带状根管。因此一些学者建议，根尖预备应当保守，以减少根尖偏移等不良形态的发生，保存更多的牙体组织，可以通过敞开冠端及增大根尖部预备的锥度来增强化学冲洗、消毒的效果，弥补根管根尖部切削的不足。有学者报道了非器械根管预备技术（non - instrumentation technique，NIT），该方法利用负压的原理使次氯酸钠溶液吸入根管，甚至细小的副根管和根管侧支，溶解其中的有机物质，并随着次氯酸钠溶液的不断交换更新充分地冲洗根管，而达到清洁、预备根管的目的。

根管治疗的最终目的是保存患牙，如果在机械预备过程中过多地切削牙体组织，将削弱患牙的抗力和咀嚼时所能承受的功能负荷，缩短患牙的使用寿命。临床根管预备时，一般需要遵循3个原则：①尽量清创，理论上应全部清除感染根管中细菌进入牙本质小管的厚度层。②适当成形，使根管形成冠根向由大到小、平滑、连续的锥度形态，不要过分扩大；③最大保存，保证根管壁一定的厚度，使之具有安全的强度。临床操作中应找到三者在每一颗患牙的个性化最佳平衡点。

四、疗效和预后

纵观根管治疗术发展的历史，由于各位学者对于疗效评定的标准、观察的时间、选择的病例数等不同，根管治疗的术成功率一般在80%以上。目前的普遍共识是，根管治疗术的效果良好，而且随着技术的发展、评估方法的科学化，其成功率显著提高。

(一)疗效评定的内容

疗效评定应符合全面性、相关性及客观性。全面性就是评定的内容应周密完整，既有主观指标，又有客观指标；既有形态指标，又有功能性指标。相关性就是所用指标与根尖周病变有本质联系，如叩痛的有无与根尖周病变程度密切相关。客观性是不存在争议的客观存在。为了保证疗效评价的准确性，疗效评定标准必须包括症状、临床检查和 X 线表现。

关于疗效评估观察时间，世界卫生组织（WHO）规定的观察期为术后 2 年。从软组织、骨组织的愈合过程中可能存在潜伏感染的再发作角度出发，这个观察时间是科学的。1 年以内的疗效只能作为初步观察，难以定论；2～3 年或更长时间的观察则比较准确。

1. 症状　如下所述。

（1）病史和治疗史。

（2）疼痛情况：性质、时间、范围和程度，诱发因素及缓解因素。

（3）肿胀情况：有无肿胀史、化脓史。

（4）功能情况：咀嚼功能是否良好。

2. 体征　如下所述。

（1）牙体情况：牙冠修复合适、完整与否，有无叩痛。

（2）牙周情况：软组织颜色及结构、肿胀、牙周袋、窦道、松动度、有无触痛。

3. 特殊检查（X 线表现）　如下所述。

（1）根管：充填是否严密、适合；有无侧穿及器械分离。

（2）根尖：根尖有无外吸收。

（3）根尖周围：根尖周稀疏区（大小、形态、密度和周边情况）、牙周膜间隙、骨板、牙槽骨。

(二)疗效标准

评定疗效应全面、标准掌握应严格，依据根尖周病变愈合的机制，只要进行规范的根管治疗术，注意调整咬合，一般都可达到理想愈合，如果说治疗后根尖周病变无改变或仅有愈合趋势，除非追踪观察时间不够，否则都应进行再次治疗，故疗效标准确定应在全面检查评估的基础上遵循简单易掌握、重复性好的原则，具体如下。

1. 成功　无症状和体征、咬合功能正常、有完整的咬合关系、X 线片显示根充严密合适、根尖周透射区消失、牙周膜间隙正常、硬骨板完整；或无症状和体征，咬合功能良好，X 线片显示根尖周透射区缩小，密度增加。

2. 失败　无症状和体征、咬合有轻度不适，X 线片显示根尖周透射区变化不大；或有较明显症状和体征，不能行使正常咀嚼功能、X 线片显示根尖周透射区变大或原来根尖周无异常者出现了透射区。

(三)组织愈合形式

根管治疗术后来自根管对根尖周组织的刺激原已消除隔绝，加之某些充填材料还有促进愈合的作用，因而根尖周组织的炎症可逐渐消失。根尖周愈合情况取决于以下 3 个因素：即控制感染的效果，根尖周病变的程度和机体的防御修复能力。

肉芽肿和脓肿，最早在术后 6 个月左右即可愈合，有的则需在 1 年以后方能愈合。据观察，有些病例在治疗后 8～9 年，稀疏区才完全消失。根尖周囊肿经根管治疗及手术摘除后，在 1 年左右即可逐渐愈合。牙根未发育完全的患牙，在治疗后有可能生长骨性牙本质或牙骨质，形成根尖部最短的时间为 3～6 个月。

根尖周病变的愈合有以下 5 种基本形式。

（1）由新生牙骨质或骨样组织使根尖孔封闭：X 线片检查，可见到根尖周稀疏区消失，牙周膜腔和硬骨板恢复正常。

（2）根尖孔处有瘢痕组织形成：X 线片检查，可见到根尖周稀疏区已缩小，而牙周膜较宽，硬骨板也不完整。

（3）由健康的纤维结缔组织或骨髓状的疏松结缔组织充满根尖区。

（4）根管超填者，有纤维组织囊包围。

（5）牙槽骨增生与根尖部相连而成骨性愈合。若经过多次治疗，根尖内仍有脓性渗出物、X线片显示根尖周病变无变化，可能为根端牙骨质坏死吸收所致，视为治疗失败，应改行根尖外科手术。

（段艳军）

第八章

牙周疾病

第一节　牙周病的主要症状和临床病理

一、牙龈的炎症和出血

牙龈炎和牙周炎是一类由微生物引发的感染性疾病，牙菌斑微生物及其产物长期作用于牙龈，引起机体的免疫反应，导致牙龈的炎症反应。牙龈炎的病变局限于牙龈上皮组织和结缔组织内。当炎症波及深层牙周组织，引起牙周膜胶原纤维溶解破坏、牙槽骨吸收，导致牙周袋的形成，即为牙周炎。并非所有牙龈炎都会发展成牙周炎。两者在牙龈组织中的病理和临床表现十分相似，均为慢性非特异性炎症，只是炎症的范围有所不同。

（一）临床表现

1. 牙龈色形质的改变　内容如下所述。

（1）牙龈颜色的改变：牙龈颜色的改变是牙龈炎和牙周炎的重要临床体征之一。健康牙龈呈粉红色，患牙龈炎时游离龈和龈乳头呈鲜红或暗红色，龈炎持续加重和牙周炎患者的炎症充血范围可波及附着龈，与牙周袋的范围一致。当血管减少、纤维增生或上皮角化增加时，牙龈颜色可能变浅或苍白。

（2）牙龈外形的改变：正常的龈缘菲薄而紧贴牙面，附着龈有点彩。炎症时牙龈组织肿胀，龈缘变厚，牙间乳头圆钝，与牙面分离。由于组织水肿，点彩可消失，牙龈表面变光亮。但有些轻度炎症的牙龈，点彩仍可部分地存在，也有的正常牙龈根本无点彩。病变以炎症和渗出为主者，牙龈松软肥大，表面光亮，龈缘有时糜烂；以纤维增生为主的病例，牙龈则坚韧肥大，有时可呈结节状并盖过部分牙面。

（3）牙龈质地的改变：炎症时，由于结缔组织内炎症浸润及胶原纤维破坏，使原来质地致密坚韧的牙龈变得松软脆弱，缺乏弹性。长期慢性炎症的患者，牙龈表面上皮增生变厚，胶原纤维增生，使牙龈表面变坚实肥厚，而龈沟和牙周袋的内壁仍有炎症，探诊仍有出血。

2. 牙龈出血　牙龈炎症的最初临床表现为龈沟液量的增多和龈沟探诊出血。健康的牙龈即使稍用力刷牙或轻探龈沟均不引起出血，而在初期或早期龈炎阶段，轻探龈沟即可出血，它比牙龈颜色的改变出现得早些。绝大多数牙龈炎和牙周炎患者均有探诊后出血。有些患牙的炎症局限于龈沟或牙周袋的上皮侧，牙龈表面的红肿不明显，而探诊后却有出血，这是判断牙龈有炎症的重要指标之一，对判断牙周炎的活动性也有很重要的意义。

牙龈出血常为牙周患者的主诉症状，多在刷牙或咬硬食物时发生，偶也可有自发出血。

组织学观察见牙龈结缔组织中毛细血管扩张和充血，沟（袋）内上皮增生，但上皮也可因溃疡而变薄，连续性中断，致使上皮的保护功能下降，微小刺激即引起毛细血管的破裂和出血。经过治疗的牙周炎在定期复查时，如果多次出现探诊后出血，有可能疾病进入活跃期及发生牙周组织的进一步破坏。

3. 龈沟液　龈沟渗出增加是牙龈炎症的重要指征之一。测定龈沟液的量可作为炎症程度的一个较敏感的客观指标。常用的方法是将小滤纸条放入龈沟内30s之后取出，用龈沟液测量仪测定或用精密天平称重；也可用茚三酮染色，根据染色的面积来判断龈沟液量的多少。

4. 龈沟深度及附着水平　牙周健康者的龈沟深度（从龈沟底到龈缘的距离）一般小于2mm，但临床上探测龈沟时，探针可能会超过组织学的沟底，进入结合上皮，因此健康牙龈的龈沟探诊深度不超过3mm。牙龈炎时，由于牙龈肿胀或增生，龈沟探诊深度可超过3mm，此时结合上皮开始向根方和侧方增殖，尚未与牙面分离形成牙周袋，上皮附着水平仍位于正常的釉牙骨质界处，没有发生结缔组织附着的丧失，故又称为龈袋或假牙周袋，这是区别牙龈炎和牙周炎的一个重要标志。

（二）临床病理

Page 等（1976）根据临床和组织学观察，将牙周疾病从健康牙龈到牙周炎的发展过程分为"初期病损（initial lesion）、早期病损（early lesion）、确立期病损（established lesion）、晚期病损（advanced lesion）"4个阶段。

1. 初期病损　指龈炎的初期。牙菌斑一旦在牙面沉积，牙龈炎症很快就会发生。菌斑沉积的24h内结合上皮下方的微血管丛即出现明显的变化，显微镜下观察可见牙龈血管丛的小动脉、毛细血管和小静脉扩张。毛细血管的内皮细胞之间形成细胞间隙，液体和血浆蛋白渗出到组织中，并通过上皮进入龈沟形成龈沟液。

龈沟液的量与牙龈炎症程度成正比；龈沟液中含有来自血浆的防御性成分，如抗体、补体、蛋白酶抑制物等。

在菌斑堆积的第2～4d，在趋化物质的作用下，白细胞穿过结缔组织到达结合上皮和龈沟区聚集，此期的炎症浸润区约占结缔组织的5%。

这种初期病损在临床上肉眼观察为健康的牙龈。上述防御反应若能有效地抵御微生物的挑战（challenge），则疾病状态不会发生。

2. 早期病损　指龈炎的早期。一般发生在菌斑堆积后4～7d。组织学观察可见结合上皮下方的血管扩张，数目增加。淋巴细胞和中性粒细胞是此期的主要浸润细胞，浆细胞很少见。炎症细胞浸润约占结缔组织体积的15%，病损内成纤维细胞退行性变，有较多的白细胞浸润。同时，浸润区的胶原纤维继续破坏达70%。结合上皮和沟内上皮的基底细胞增生，出现上皮钉突，此时临床上可见炎症表现，牙龈发红，探诊出血。

由此期进入确立期病损所需的时间因人而异，可能反映个体易感性的差异。

3. 确立期病损　指龈炎已确立。随着菌斑不断的堆积，牙龈的炎症状况也进一步加重，牙龈组织和龈沟内的渗出和白细胞溢出增加。临床上已有明显的炎症表现，牙龈色暗红，水肿明显，龈沟加深，牙龈不再与牙面紧贴，此期也可视作慢性龈炎阶段。

此时，大量的浆细胞浸润，围绕着血管，位于近冠方结缔组织内。当炎症不断向根方延伸，组织深处也发生胶原丧失和白细胞浸润。此期沟内上皮和结合上皮继续增生，钉突向结缔组织深处延伸，但上皮附着的位置不变。沟内上皮有大量白细胞浸润，中性粒细胞穿过上皮向龈沟移出。

确立期病损可能有两种转归。一种是病情稳定长达数月或数年，另一种则发展为活动型，成为进行性破坏性病损。

4. 晚期病损　也可称为牙周破坏期（phase of periodontal breakdown）。随着炎症的扩展和加重，上皮继续向根方生长，冠方的上皮与牙面剥离，形成牙周袋，菌斑也继续向根方延伸，并在袋内的厌氧生态环境下繁殖。炎细胞浸润向深部和根方的结缔组织延伸。牙周炎病损除了具有确立期病损的所有特征外，与牙龈炎的区别是结合上皮从釉牙骨质界向根方迁移，冠方与牙面分离形成牙周袋，牙槽嵴顶开始有吸收，牙龈结缔组织内的胶原纤维破坏加重，并有广泛的炎症。一般认为浆细胞是此期病损的主要浸润细胞。临床上探及牙周袋和附着丧失，X线片可见牙槽骨的吸收。

二、牙周袋的形成

龈沟病理性加深形成牙周袋。牙周袋的形成是牙周炎最重要的病理改变之一。牙龈炎时，龈沟的加深是由于牙龈的肿胀或增生使龈缘位置向牙冠方向移位，结合上皮的位置并未向根方迁移。疾病发展到牙周炎时，结合上皮向根方增殖，其冠方与牙面分离形成牙周袋。这是真性牙周袋。

牙龈边缘部的慢性炎症逐步扩展到深部牙周组织，成为牙周炎。牙周炎都是由牙龈炎发展而来，但并不是所有的牙龈炎都必然发展为牙周炎。这种从牙龈炎转化为牙周炎的机制尚不十分清楚。

（一）牙周袋的病理

1. 软组织壁　牙周袋一旦形成，大量的细菌堆积在牙周袋内，袋上皮是细菌生物膜和结缔组织之间的唯一屏障。袋上皮薄，表面常有糜烂或溃疡，使细菌及其毒素得以进入结缔组织和血管。中、重度牙周炎患者直接与龈下生物膜接触的袋上皮面积非常大，相加起来可能相当于一个成人手掌面积。有证据表明，大量活的革兰阴性菌及 LPS 和其他可溶性细菌成分能进入结缔组织和血液循环。

牙周袋的内（侧）壁发生严重的退行性变化，袋内壁上皮显著增生，上皮钉突呈网状突起伸入结缔组织内并向根方延伸。这些上皮突起及内壁上皮水肿、白细胞密集浸润。上皮细胞发生空泡变性，持续退行性变和坏死导致内壁溃疡，暴露下方明显的炎性结缔组织。浸润的白细胞坏死后形成脓液。牙周袋壁退行性变的严重性与袋的深度不一定一致。内壁溃疡可发生在浅袋，偶尔也可观察到深袋的内壁上皮相对完整，只有轻微的变性。

牙周袋壁的结缔组织也可能水肿及退行性变，浆细胞和淋巴细胞浸润，也有散在的中性粒细胞。血管数目增加、扩张、充血，进而导致循环阻滞。除了渗出和退行性变，结缔组织还可以有细胞增生，新形成的毛细血管、成纤维细胞和胶原纤维。

牙周炎是慢性炎症病损，在组织破坏的同时也不断发生着修复过程。牙周袋壁的状况是组织破坏和修复相互作用的结果。炎症与修复过程何者占优势，决定着牙周袋软组织壁的颜色、质地和结构。若炎症、渗出占优势，则龈色暗红或鲜红，质地松软，表面光亮。若修复过程占优势，则袋壁坚韧，表面呈粉红色，牙周袋内壁仍可有溃疡或炎症、坏死，这时探牙周袋后会有出血，这对了解袋内壁的炎症状况很有帮助（表 8-1）。

表 8-1　牙周袋的临床表现与组织病理学改变

临床表现	组织病理学
1. 牙龈呈暗红色	1. 慢性炎症期局部血循环阻滞
2. 牙龈质地松软	2. 结缔组织和血管周围的胶原破坏
3. 牙龈表面光亮，点彩消失	3. 牙龈表面上皮萎缩，组织水肿
4. 有时龈色粉红，且致密	4. 袋的外侧壁有明显的纤维性修复，但袋内壁仍存在炎性改变
5. 探诊后出血及有时疼痛	5. 袋内壁上皮变性、变薄，并有溃疡。上皮下方毛细血管增生、充血。疼痛是由于袋壁有溃疡
6. 有时袋内溢脓	6. 袋内壁有化脓性炎症

2. 根面壁　根面壁是指暴露于牙周袋内的牙根面。牙周炎患牙的根面均有牙石沉积，其上覆有龈下菌斑。牙石附着的根面牙骨质结构、性质也发生了变化。

（1）结构改变：由于菌斑内细菌产酸及蛋白溶解酶使 Sharpey 纤维破坏、牙骨质脱矿、软化，易发生根面龋。龈下刮治时，软化的牙骨质易被刮除，而引起根面敏感。严重时，坏死的牙骨质可以从牙根表面剥脱，使根面凹凸不平。当牙龈退缩、牙根暴露于口腔时，脱矿的牙根面也可发生再矿化。

（2）化学改变：牙周袋内根面的牙骨质脱矿，钙、磷含量降低，而暴露于口腔中的牙根面则钙、磷、镁、氟等均可增多。

（3）细胞毒性改变：细菌及内毒素均可进入牙骨质内并可深达牙骨质牙本质界。

3. 袋内容物　牙周袋内容物复杂，有菌斑、软垢、龈沟液、渗出物、食物碎渣、唾液黏蛋白、脱落上皮和白细胞等，白细胞坏死分解后可形成脓液。袋壁软组织受根面龈下牙石的刺激，引起袋内出血。牙周袋内容物具有较大的毒性。

（二）牙周袋的类型

1. 根据牙周袋的形态以及袋底与牙槽骨嵴顶的位置关系分类　可分为2类。

（1）骨上袋：是指牙周袋底位于釉牙骨质界的根方、牙槽骨嵴顶的冠方的牙周袋，牙槽骨一般呈水平型吸收。

（2）骨下袋：是指牙周袋底位于牙槽骨嵴顶的根方，牙槽骨一般呈垂直型或角形吸收。

骨下袋根据骨质破坏后剩余的骨壁数目，可分为下列几种。

1）一壁骨袋：牙槽骨破坏严重，仅存一侧骨壁。这种袋常见于邻面骨间隔区，因该处的颊、舌侧和患牙的邻面骨壁均被破坏，仅有邻牙一侧的骨壁残留。一壁骨袋若发生在颊、舌侧，则仅剩颊或舌侧的1个骨壁。

2）二壁骨袋：即骨袋仅剩留2个骨壁。最多见于相邻两牙的骨间隔破坏而仅剩颊、舌2个骨壁。此外亦可有颊邻骨壁或舌邻骨壁。

3）三壁骨袋：袋的1个壁是牙根面，其他3个壁均为骨质，即邻、颊、舌侧皆有骨壁。这种三壁骨袋还常见于最后1个磨牙的远中面，由于该处牙槽骨宽而厚，较易形成三壁骨袋。

4）四壁骨袋：牙根四周均为垂直吸收所形成的骨下袋，颊、舌、近中、远中四面似乎均有骨壁，牙根"孤立地"位于骨下袋中央，而骨壁与牙根不相贴合。因此虽称四壁袋，实质上相当于4面均为一壁袋，治疗效果很差。

5）混合壁袋：垂直吸收各个骨壁的高度不同。在牙周手术中，常可见骨下袋在近根尖部分的骨壁数目多于近冠端的骨壁数。例如，颊侧骨板吸收较多，则可在根方为颊、舌、远中的三壁袋，而在冠端则仅有舌、邻的二壁袋，称为混合壁袋。

2. 根据累及牙面的情况分类　将牙周袋分为3种类型。

（1）简单袋：只累及1个牙面。

（2）复合袋：累及2个及2个以上的牙面。

（3）复杂袋：袋底与袋口不在同一个牙面，是一种螺旋形袋，涉及1个以上的牙面或根分叉区。

三、牙槽骨吸收

牙槽骨吸收也是牙周炎的一个重要的病理变化。牙槽骨的吸收，造成牙的支持组织丧失，牙逐渐松动、移位，最终脱落。牙槽骨是人体骨骼系统中代谢和改建最为活跃的部分。正常情况下，牙槽骨的吸收与新生是平衡的，故牙槽骨高度保持不变。当牙槽骨的吸收增加，或骨新生减少，或两者并存时，即发生骨丧失（bone loss），使牙槽骨高度或密度降低。

（一）牙槽骨吸收的机制

菌斑细菌产生的内毒素脂多糖和其他产物释放到龈沟，刺激组织内的免疫细胞释放炎症介质和细胞因子，如IL-1、IL-6及PGE_2等，使破骨细胞形成增加，造成牙槽骨吸收。

（二）牙槽骨吸收的病理

牙槽骨的吸收主要由炎症和咬合创伤所致。炎症和创伤可单独作用或共同作用于牙槽骨。

1. 炎症　牙周炎时造成牙槽骨破坏的最主要原因是长期的慢性炎症。当牙龈中的慢性炎症向深部牙周组织扩展到达牙槽骨附近时，骨表面和骨髓腔内分化出破骨细胞和单核吞噬细胞，造成骨吸收，使骨小梁变细，骨髓腔增大。破骨细胞主要去除骨的矿物部分，单核细胞在降解有机基质方面起作用。

在病变较缓和处，可有骨的修复性再生。在被吸收的骨小梁的另一侧，也可见到有类骨质及新骨的沉积。牙周炎过程中，骨吸收和修复性再生常在不同时期、不同部位出现。新骨的形成可缓解牙槽骨的丧失速度，也是牙周治疗后骨质修复的生物学基础。

2. 创伤　牙周炎时，常伴有咬合创伤。受压迫侧的牙槽骨发生吸收；受牵引侧则发生骨质新生。一般认为创伤常引起牙槽骨的垂直型吸收，形成骨下袋；而炎症则多引起水平吸收。也有学者认为垂直型和水平型骨吸收都可以由菌斑引起的炎症所致。

（三）牙槽骨破坏的形式

牙周炎时牙槽骨的破坏方式可表现为如下几种形式。

1. 水平型吸收（horizontal resorption）　是指牙槽骨由骨嵴顶方向向根尖方向水平向吸收，是牙槽骨最常见的吸收方式。牙槽间隔、唇颊侧或舌侧的嵴顶边缘骨质吸收，使牙槽嵴高度降低，形成骨上袋。

2. 垂直型吸收（vertical resorption）　也称角形吸收（angular resorption），是指牙槽骨发生垂直方向或斜行的吸收，与牙根面之间形成一定角度的骨缺损，牙槽嵴的高度降低不多（除非伴有水平吸收），而牙根周围的骨吸收较多。垂直骨吸收大多形成骨下袋，即牙周袋底位于骨嵴顶的根方。

3. 凹坑状吸收（osseous crater）　是指牙槽间隔的骨嵴顶吸收，其中央与龈谷相应的部分破坏迅速，而颊舌侧骨壁仍保留，形成弹坑状或火山口状缺损。凹坑状骨吸收形成的机制可能是由于邻面的龈谷区菌斑易于堆积、骨组织防御力薄弱，龈谷根方的牙槽骨易发生吸收。此外，相邻两牙间的食物嵌塞或不良充填体等也是凹坑状吸收的可能原因。

4. 其他形式的骨变化　由于各部位牙槽骨吸收不均匀，使原来整齐而呈薄刃状的骨缘参差不齐。正常情况下牙间骨隔较高，而颊舌面骨嵴较低，呈波浪形。当牙间骨隔破坏而下凹，而颊舌面骨嵴未吸收时，使骨嵴呈现反波浪形的缺损。

由于外生骨疣或扶壁骨形成、适应性修复等而使唇、颊面的骨增生等。

（四）牙槽骨吸收的临床表现

牙槽骨吸收的方式和程度，通常可以用X线片来观察，但X线片主要显示牙近远中的骨质情况，而颊舌侧骨板因牙与骨组织重叠而显示不清晰。也可通过牙科锥形束CT来观察牙槽骨的吸收情况，但目前尚不普及。牙周炎的骨吸收最初在X线片上表现为牙槽嵴顶的骨硬板消失，或骨嵴顶模糊呈虫蚀状。骨嵴顶的少量吸收使前牙的牙槽间隔由尖变平或凹陷，在后牙则使嵴顶由宽平变凹陷，随后牙槽骨高度降低。有学者报道牙槽骨量减少30%以上时，才能在X线片上看到高度的降低。正常情况下，牙槽骨嵴顶到釉牙骨质界的距离为1~2mm，若超过2mm则可视为有牙槽骨吸收。牙槽骨吸收的程度一般按吸收区占牙根长度的比例来描述。如吸收为根长的1/3、1/2、2/3等。邻面的垂直吸收在X线片上很容易发现，大多数垂直吸收都形成骨下袋，但在X线片上难以确定是几壁骨袋，只有在手术翻开牙龈后才能确定。凹坑状吸收也难以在X线片上显示。

四、牙松动和移位

（一）牙松动

正常状态下牙有一定的生理动度，主要是水平方向，也有极微小的轴向动度，均不超过0.02mm，临床上不易觉察。牙周病变时，牙松动超过生理范围，这是牙周炎的主要临床表现之一。引起牙松动（tooth mobility）的原因如下。

1. 牙槽骨的吸收　牙槽骨的吸收使牙周支持组织减少，是牙松动最主要的原因。由于牙周炎病程进展缓慢，早期牙并不松动。一般在牙槽骨吸收达根长的1/2以上时，特别是牙各个面的牙槽骨均有吸收时，临床冠根比例失调，牙松动度逐渐增大。单根牙比多根牙容易松动，牙根短小或呈锥形者比粗而长的牙容易松动。

2. 𬌗创伤　咬合创伤可使牙槽骨发生垂直吸收，牙周膜间隙呈楔形增宽，牙松动，但单纯的创伤不会引起牙周袋的形成。过大的𬌗力消除后，牙槽骨可以自行修复，牙动度恢复正常。当患有牙周炎的牙同时伴有𬌗创伤时，牙的动度明显增加。临床上若见到牙槽骨吸收不严重而牙周膜增宽，且牙较明显地松动时，应考虑创伤存在的可能性。常见者如夜磨牙、紧咬牙、早接触及牙尖干扰、过高的修复体及正畸加力过大等。外伤也可使牙松动。

3. 牙周膜的急性炎症　急性根尖周炎或牙周脓肿等可使牙明显松动，这是由于牙周膜充血水肿及渗出所致。急性炎症消退后牙可恢复稳固。

4. 牙周翻瓣手术后　由于手术的创伤及部分骨质的去除，组织水肿，牙有暂时性动度增加。一般在术后数周牙即能逐渐恢复稳固。

5. 女性激素水平变化　妊娠期、月经期及长期口服激素类避孕药的女性可有牙动度增加。

6. 其他　如生理性（乳牙替换）或病理性牙根吸收（如囊肿或肿瘤压迫等）也可使牙松动。

（二）牙的病理性移位

引起牙病理性移位（migration）的主要因素有以下两点。

1. 牙周支持组织的破坏　牙在牙弓中的正常位置有赖于健康的牙周支持组织及其足够的高度。当牙周炎使牙槽骨吸收，支持组织减少后，与该牙所受到的力之间失去平衡，即发生了继发性创伤，使牙向受力的方向发生移位。牙周肉芽组织也会使患牙向殆方挺出或移位。有些牙周炎患牙在经过治疗消除牙周袋后，可以自行复位。

2. 殆力的改变　施加于牙上的各种力的改变。正常的接触区、良好的牙形态及牙尖斜度、牙列的完整性、唇颊舌肌力的平衡等都是保持牙正常位置的重要因素。若有上述因素的异常，可对牙周组织产生侧向的异常力，使牙齿发生移位。邻牙缺失后长期得不到修复也会使牙向缺牙间隙倾斜，以及对颌的牙伸长。这些都可导致食物嵌塞、龋齿和牙周炎等。

病理性移位好发生于前牙，也可发生于后牙。一般向殆力方向移位较多见，常伴有牙扭转。侵袭性牙周炎患者常在患病早期即可发生上、下前牙的唇向移位，出现较大的牙间隙，称为扇形移位。

（王　丹）

第二节　牙龈病

牙龈病是指一组发生于牙龈组织的病变，包括牙龈组织的炎症及全身疾病在牙龈的表现。牙龈病一般不侵犯深层牙周组织。1999 年新的分类法将牙龈病分为菌斑引起的牙龈病（如慢性龈炎、青春期龈炎、妊娠期龈炎、药物性牙龈病等）和非菌斑引起的牙龈病（如病毒、真菌等引起的牙龈病、系统疾病在牙龈的表现及遗传性疾病等）。

一、慢性龈炎

慢性龈炎（chronic gingivitis），也称龈缘炎或单纯性龈炎，是菌斑性牙龈病中最常见的疾病，在1999 年的新分类法中，它属于"仅与牙菌斑有关的牙龈炎"。牙龈的炎症主要局限于游离龈和龈乳头，是最常见的牙龈病。慢性龈炎的患病率高，涉及的人群广，世界各地区、各种族、各年龄段的人都可以发生，几乎每个人在其一生中的某个时间段都可发生不同程度和不同范围的慢性龈炎。

（一）病因

牙菌斑是慢性牙龈炎的始动因子，牙石、食物嵌塞、不良修复体、牙错位拥挤、口呼吸等因素均可促进菌斑的积聚，引发或加重牙龈的炎症。

牙龈炎时，龈缘附近一般有较多的菌斑堆积，菌斑中细菌的量也较牙周健康时为多，种类也较复杂，此时菌斑中球菌的比例较牙周健康者下降，而革兰阴性菌明显增多，产黑色素类杆菌、梭形杆菌和螺旋体比例增高，虽然仍低于深牙周袋中此类细菌的比例，但较之于牙周健康时菌斑中此类细菌的比例已明显增高。

（二）临床表现

慢性龈炎时牙龈的炎症一般局限于游离龈和龈乳头，严重时也可波及附着龈。牙龈的炎症一般以前牙区为主，尤其以下前牙区最为显著。部分患者以牙龈组织的炎性肿胀为主要表现，同时伴有细胞和胶原纤维的增生，在过去曾被称之为"增生性龈炎"（hyperplastic gingivitis）。

1. 自觉症状　慢性龈炎的患者就诊时常诉说在刷牙或咬硬物时牙龈出血，偶尔也有以自发性出血为主诉的慢性牙龈炎的患者。有些患者可感到牙龈局部痒、胀、不适，有口臭等症状。近年来，随着人们对口腔健康关注度的增加，口腔异味（口臭）也是患者就诊的重要原因和常见的主诉症状。

2. 牙龈色泽 正常牙龈呈粉红色。患慢性龈炎时，游离龈和龈乳头变为鲜红或暗红色，这是由于牙龈结缔组织内血管增生、充血所致。炎性水肿明显的患者，牙龈表面光亮，尤以龈乳头处明显。病变较重时，炎症充血范围可波及附着龈。

3. 牙龈外形 正常牙龈的龈缘菲薄呈扇贝状紧贴于牙颈部，龈乳头充满牙间隙，附着龈有点彩，点彩的多少或明显与否因人而异。慢性龈炎的患者，由于组织水肿，龈缘变厚，不再紧贴牙面，龈乳头变圆钝肥大，有时可呈球状增生，甚至可覆盖部分牙面。附着龈水肿时，点彩也可消失，表面光滑发亮。少数患者的牙龈炎症严重时，可出现龈缘糜烂或有肉芽增生。

4. 牙龈质地 正常牙龈的质地致密而坚韧。附着龈处的上皮下方具有丰富的胶原纤维，使其牢固地附着于牙槽骨表面。牙龈炎的患者，由于结缔组织水肿和胶原的破坏，牙龈可变得松软脆弱，缺乏弹性。但当炎症较轻且局限于龈沟壁一侧时，牙龈表面仍可保持一定的致密度，点彩仍可存在。当牙龈以增生性表现为主时，龈乳头和龈缘呈坚韧的实质性肥大，质地较硬而有弹性。

5. 龈沟深度 健康的龈沟探诊深度一般不超过3mm，牙龈有炎症时，由于组织的水肿或增生，龈沟的探诊深度可达3mm以上，此时结合上皮虽可有向根方或侧方的增殖，但上皮附着（龈沟底）的位置仍在釉牙骨质界处，也就是说此时尚无附着丧失，也无牙槽骨吸收，即使此时探诊深度可能大于3mm，形成的也是假性牙周袋。是否有附着丧失是区别牙龈炎和牙周炎的关键指征。1999年国际牙周病新分类标准中提出，有些牙周炎患者经过彻底的治疗后，炎症消退、牙龈退缩、牙周支持组织的高度降低，此时若发生由菌斑引起的龈缘的炎症，但不发生进一步的附着丧失，此种情况亦可诊断为慢性龈炎，其治疗原则及转归与单纯的慢性龈炎一样。但通常我们所说的牙龈炎应是指发生在没有附着丧失的牙龈组织的慢性炎症。

6. 龈沟探诊出血 健康的牙龈在刷牙或轻探龈沟时均不会出血。患龈炎时，用钝头探针轻探龈沟即可引起出血，即探诊后出血（bleeding on probing，BOP）。在龈炎的早期或患牙的炎症主要局限于龈沟内壁上皮一侧时，牙龈表面炎症不明显，但探诊后仍有出血。故探诊出血能较早地发现牙龈炎症，早期诊断。

7. 龈沟液量增多 健康牙龈有极少量的龈沟液，牙龈有炎症时，龈沟液量增多。有些患者还可出现龈沟溢脓现象，这是由于龈袋内壁的化脓性炎症所致。龈沟液量的增加可作为判断牙龈炎症的一个客观指标。

（三）诊断与鉴别诊断

1. 诊断 根据上述主要临床表现，龈缘附近牙面有明显的菌斑、牙石堆积，以及存在其他菌斑滞留因素等，即可诊断。

2. 鉴别诊断 内容如下所述。

（1）与早期牙周炎鉴别：对长时间的较重的慢性龈炎患者，应仔细检查有无附着丧失和牙槽骨的吸收，必要时可摄X线片以确定诊断。部分长期存在的龈炎可发展成为牙周炎，区别早期牙周炎与牙龈炎的关键在于是否出现了附着丧失和牙槽骨的吸收。

（2）血液病引起的牙龈出血：白血病、血友病、再生障碍性贫血等血液系统疾病，均可引起牙龈出血。对以牙龈出血为主诉且有牙龈炎症的患者，应注意与上述血液系统疾病相鉴别。鉴别诊断并不困难，需进行相关的血液学检查。

（3）坏死性溃疡性龈炎：坏死性溃疡性龈炎除了具有牙龈自发性出血的临床表现外，还有其特征性的损害——龈乳头和龈缘的坏死，该病患者的疼痛症状也较明显。

（4）HIV相关性龈炎（HIV-G）：这是HIV感染者较早出现的相关症状之一。临床可见，游离龈缘呈明显的火红色线状充血带，称作牙龈线形红斑（linear gingival erythema，LGE），附着龈可有点状红斑，患者自述有刷牙后出血或自发性出血。在去除局部刺激因素后，牙龈的充血仍不消退。目前认为LGE与白色念珠菌感染有关。艾滋病患者的口腔内还可出现毛状白斑、卡波西肉瘤等，通过血清学检测可以确诊。

（5）以牙龈增生为主要表现的慢性龈炎患者，尚需与以下疾病相鉴别：①药物性牙龈增生。②牙龈纤维瘤病。③白血病引起的牙龈肥大。④浆细胞性龈炎（plasma cell gingivitis），又名牙龈浆细胞增多症（gingival plasmacytosis）或浆细胞性肉芽肿（plasma cell granuloma）。

（四）治疗原则

1. 去除病因　慢性龈炎是最常见的牙龈病，病因明确且无深层牙周组织的破坏，通过洁治术彻底清除菌斑、牙石，消除造成菌斑滞留和局部刺激的因素，1周左右，牙龈的炎症即可消退，结缔组织中胶原纤维新生，牙龈的色、形、质可完全恢复正常。对于牙龈炎症较重的患者，可配合局部药物治疗。常用的局部药物有1%过氧化氢（双氧水）、0.12%~0.2%氯己定（洗必泰）及碘制剂。对于不伴有全身疾病的慢性龈炎患者，不应全身使用抗菌药物。

2. 手术治疗　大多数慢性龈炎的患者，在去除病因后炎症消退，牙龈形态恢复正常；对于少数牙龈纤维增生明显，炎症消退后牙龈形态仍不能恢复正常的患者，可进行手术治疗，以恢复牙龈的生理外形。

3. 防止复发　慢性龈炎治疗并不难，疗效也较理想，重要的是要防止疾病的复发。积极开展椅旁口腔卫生宣教工作，指导并教会患者控制菌斑的方法，持之以恒地保持良好的口腔卫生状况，并定期（每6~12个月1次）进行复查和维护，才能保持疗效，防止复发。

（五）预后及预防

1. 预后　慢性龈炎的病变局限于牙龈，无深部牙周组织的破坏，在去除局部刺激因素后，牙龈的炎症约在1周后消退，破坏了的胶原纤维可新生，牙龈的色、形、质及功能均能完全恢复正常，因此慢性龈炎是一种可复性病变，预后良好。但如果患者不能有效地控制菌斑和定期复查，导致菌斑再次大量堆积，牙龈炎是很容易复发的。

2. 预防　慢性龈炎的预防，最关键的是要坚持做好菌斑控制工作。口腔医务工作者有责任开展广泛的口腔卫生宣教工作，推广正确的刷牙方法和正确使用牙线、牙签的方法，有效地预防牙龈炎。WHO曾提出牙周疾病的三级预防，对慢性龈炎的预防属于一级预防，提高对牙龈炎的预防效率，也有助于牙周炎的预防。

二、青春期龈炎

1999年全美牙周病学会将菌斑引起的牙龈病分为"仅与菌斑有关的"（gingivitis associated with dental plaque only）和"受全身因素影响的牙龈病"（gingival diseases modified by systematic factors）两大类。

青春期龈炎（puberty gingivitis，或puberty-associated gingivitis）是受内分泌影响的牙龈炎之一。男女均可患病，但女性患者稍多于男性。

（一）病因

1. 局部因素　菌斑仍是青春期龈炎的主要病因。这一年龄段的人群，由于乳恒牙的更替、牙排列不齐、口呼吸及戴矫治器等，造成牙不易清洁，加之该年龄段患者尚未养成或不易保持良好的口腔卫生习惯，正畸治疗过程中易造成菌斑的滞留，引起牙龈炎症，而牙石一般较少。

2. 全身因素　体内性激素水平的变化是青春期龈炎发生的全身因素。牙龈是性激素的靶组织，由于内分泌的改变，牙龈组织对菌斑等局部刺激物的反应性增强，产生较明显的炎症反应，或使原有的慢性龈炎加重。

（二）临床表现

本病患者常以刷牙或咬硬物时出血或口臭等为主诉症状。病变好发于前牙的唇侧，其牙龈乳头和龈缘均可有明显炎症表现，舌侧牙龈较少发生。唇侧牙龈肿胀较明显，龈乳头可呈球状突起，颜色暗红或鲜红，光亮，质地软，探诊出血明显。可有龈袋形成，但附着水平无变化，亦无牙槽骨吸收。

（三）诊断

患者处于青春期，且牙龈的炎症反应超过了局部刺激物所能引起的程度，即牙龈组织的炎症反应较强。据此，诊断并不困难。

（四）治疗原则及预防

青春期龈炎反映了性激素的改变增强了牙龈的炎症反应，青春期过后，牙龈炎症可有部分减轻，但原有的龈炎不会自然消退，究其原因，仍是牙菌斑所致，因此去除局部刺激因素仍是青春期龈炎治疗的关键。龈上洁治术去除菌斑、牙石，必要时可配合局部的药物治疗，如龈袋冲洗、局部上药及含漱等。多数患者经龈上洁治后可痊愈。对于个别病程长且牙龈过度肥大增生的患者，必要时可采用牙龈切除术。指导患者正确刷牙和控制菌斑的方法，养成良好的口腔卫生习惯，以防止复发。对于准备进行正畸治疗的青少年，应先治愈原有的牙龈炎，并教会他们正确的控制菌斑的方法。在正畸治疗过程中，应定期做牙周检查和预防性的洁治。正畸矫治器的设计和制作应有利于菌斑控制，避免造成对牙周组织的刺激和损伤。

三、妊娠期龈炎

妊娠期龈炎（pregnancy gingivitis，或 pregnancy – associated gingivitis）指妇女在妊娠期间，由于性激素水平的升高，使原有的慢性牙龈炎症加重，牙龈肿胀或形成龈瘤样的改变，分娩后病损可自行减轻或消退。妊娠期龈炎的发生率不一，现有资料显示为30%～100%。

（一）病因

1. 局部因素　牙菌斑微生物仍然是妊娠期龈炎的直接病因。妊娠期的妇女由于身心的不适应，可能会疏于口腔卫生维护，致使牙菌斑、牙石在龈缘附近堆积，易引发牙龈炎症。

2. 全身因素　妊娠不是引起牙龈炎的直接原因，如果没有牙菌斑的存在，妊娠并不会引起牙龈的炎症。妊娠期龈炎的发生，是由于妊娠时性激素水平的改变，牙龈对局部刺激的反应增强，使原有的牙龈慢性炎症加重或改变了特性。牙龈是女性激素的靶组织，妊娠时血液中的女性激素特别是孕酮水平增高，在妊娠6个月以后血液中的黄体酮水平可达平时的10倍，高水平性激素使牙龈毛细血管扩张充血，通透性增加，炎症细胞和液体渗出增加，加重了牙龈炎症反应。妊娠期龈炎患者的龈下菌斑中细菌的组成也发生了变化，中间普氏菌（Prevotella intermedia）明显增多而成为龈下优势菌，该菌的数量、比例及妊娠期龈炎的临床症状随妊娠月份及血中孕酮水平的变化而变化；分娩后，中间普氏菌的数量降至妊娠前水平，临床症状也随之减轻或消失。有学者认为孕酮在牙龈局部的增多，为中间普氏菌的生长提供了丰富的营养物质。

（二）病理

组织学上多表现为非特异性的、多血管的、大量炎细胞浸润的炎症性肉芽组织。牙龈上皮增生、上皮钉突伸长，表面可有溃疡，基底细胞有细胞内和细胞间水肿，结缔组织内有大量散在分布的新生毛细血管，扩张充血，血管周围的纤维间质水肿，有慢性炎症细胞浸润。有的牙龈乳头可呈瘤样生长，称妊娠期龈瘤，实际并非真性肿瘤，而是发生在妊娠期的炎性血管性肉芽肿。病理特征为明显的毛细血管增生，其程度超过了一般情况下牙龈对慢性刺激的反应，致使牙龈乳头炎性过长而呈瘤样表现。

（三）临床表现

患者常表现为龈缘和牙龈乳头的炎症，也可表现为1个或多个牙龈乳头瘤样肥大。妊娠期龈炎患者一般在妊娠前即有不同程度的慢性龈炎，从妊娠2～3个月后症状逐渐明显，8个月时达到高峰，临床表现与血中孕酮水平的升高相关联。分娩后约2个月时，龈炎可减轻至妊娠前水平。

患者就诊时常诉说在吮吸或进食时牙龈出血，妊娠期龈炎可发生于个别牙龈或全口的牙龈，以前牙区为重。龈缘和龈乳头呈鲜红或暗红色，松软而光亮或呈现显著的炎性肿胀、肥大，有龈袋形成，轻触之即易出血。一般无疼痛，严重时龈缘可有溃疡和假膜形成，此时可有轻度疼痛。

妊娠期龈瘤发生于单个牙的牙龈乳头，前牙尤其是下前牙唇侧龈乳头较多见，据报道在妊娠妇女中龈瘤的发生率为1.8%~5.0%，多发生于个别牙排列不齐的龈乳头。通常始发于妊娠第3个月，迅速增大，色泽鲜红光亮或暗紫，表面光滑，质地松软，极易出血。瘤体常呈扁圆形向近远中扩延，有的呈小的分叶状，有蒂或无蒂。一般直径不超过2cm，但严重的病例可因瘤体较大而妨碍进食或被咬破而出血感染。患者常因出血和妨碍进食而就诊。分娩后，妊娠期龈瘤能逐渐自行缩小，但必须去除局部刺激因素才能完全消失，有的患者还需手术切除。

（四）诊断

育龄期妇女的牙龈出现鲜红色、高度水肿、肥大，且有明显出血倾向者，或有龈瘤样表征的患者，应询问其月经情况，了解是否妊娠。若已妊娠，便可诊断。文献报道有些长期服用激素类避孕药的妇女也有类似的临床表现。

（五）治疗原则

治疗原则与慢性龈炎相似。但应注意，尽量避免全身用药物治疗，以免影响胎儿发育。

（1）去除一切局部刺激因素，如菌斑、牙石、不良修复体等。由于牙龈易出血和患者处于妊娠期，故操作时应特别仔细，动作要轻柔，尽量减少出血和疼痛。

（2）进行认真细致的口腔卫生教育，在去除局部刺激因素后，患者一定要认真地做好菌斑控制和必要的维护治疗，严格控制菌斑。

（3）对于较严重的患者，如牙龈炎症肥大明显、龈袋有溢脓时，可用1%过氧化氢液和生理盐水冲洗，也可使用刺激性小、不影响胎儿生长发育的含漱液，如1%过氧化氢液。

（4）手术治疗：经上述治疗后牙龈的炎症和肥大能明显减退或消失。对一些体积较大的妊娠期龈瘤，若已妨碍进食，则可在彻底清除局部刺激因素后考虑手术切除。手术时机应尽量选择在妊娠期的4~6个月，以免引起流产或早产。术中应避免流血过多，术后应严格控制菌斑，以防复发。

（六）预防

妊娠前及妊娠早期应及时治疗原有的慢性龈炎，整个妊娠期应严格控制菌斑，可有效减少妊娠期龈炎的发生。

四、白血病的牙龈病损

白血病是一种恶性血液疾病，有人报道约有3.6%的白血病患者出现牙龈肿胀。发生牙龈肿大者，最常见的是急性单核细胞白血病和急性粒细胞白血病，也可见于急性淋巴细胞白血病。患者常因牙龈肿胀和出血而首先就诊于口腔科。有些白血病患者是在尚未出现其他全身明显的症状时，由口腔科医师首先发现的，这就需要口腔医务工作者能正确鉴别，早期诊断，避免误诊和漏诊。

（一）病因

白血病患者末梢血中的幼稚血细胞，在牙龈组织内大量浸润，致使牙龈肿大，这是白血病的牙龈病损的原因，而并非牙龈结缔组织本身的增生。由于牙龈肿胀、出血，口内自洁作用差，使菌斑大量堆积，加重了牙龈的炎症。

（二）临床表现

白血病的牙龈病损可波及牙龈乳头、龈缘和附着龈。主要表现为：①牙龈肿大，颜色暗红发绀或苍白，组织松软脆弱或中等硬度，表面光亮。牙龈肿胀常为全口性，且可覆盖部分牙面。由于牙龈肿胀、菌斑堆积，牙龈一般有明显的炎症。②由于牙龈中大量幼稚血细胞浸润积聚，可造成末梢血管栓塞，局部组织对感染的抵抗力降低，使龈缘处组织坏死、溃疡和假膜形成，状如坏死性溃疡性龈炎，严重者坏死范围广泛，有口臭。③牙龈有明显的出血倾向，龈缘常有渗血，且不易止住，牙龈和口腔黏膜上可见出血点或瘀斑。患者常因牙龈肿胀、出血不止或坏死疼痛而首先到口腔科就诊。及时检查血常规有助于诊断。④严重的患者还可出现口腔黏膜的坏死或剧烈的牙痛（牙髓腔内有大量幼稚血细胞浸润引起）、发热、局部淋巴结增大、疲乏、贫血等症状。

（三）诊断

根据上述临床表现，及时做血常规及血涂片检查，发现血细胞数目及形态的异常，便可做出初步诊断。

（四）治疗

在已确诊为白血病时，牙周的治疗以非手术为主，切忌进行手术或活组织检查，以免发生出血不止或感染、坏死。遇出血不止时，可采用局部压迫方法或药物止血。在无出血情况下，可用 3% 过氧化氢轻轻清洗坏死龈缘，然后敷以消炎药或碘制剂，用 0.12% ~ 0.20% 氯己定溶液含漱有助于减少菌斑、消除炎症。对急性白血病患者一般不做洁治，若全身情况允许，必要时可进行简单的洁治术，但应特别注意动作轻柔，避免引起出血和组织创伤。对患者进行口腔卫生指导，加强口腔护理，防止菌斑堆积，减轻炎症。

五、药物性牙龈增生

药物性牙龈肥大（drug - induced gingival hyperplasia）是指长期服用某些药物而引起牙龈的纤维性增生和体积增大。

（一）病因

（1）长期服用钙通道阻滞药、免疫抑制药及抗癫痫药物苯妥英钠（大仑丁）等是本病发生的主要原因。但药物引起牙龈增生的真正机制尚不十分清楚。有研究表明服药者中仅有 40% ~ 50% 发生牙龈增生，且年轻人多于老年人。一般认为牙龈增生的程度与性别、服药剂量、持续用药时间、血清和唾液中药物的浓度均无关系，但也有报道认为牙龈增生程度与服药剂量有关。体外研究表明：苯妥英钠可刺激成纤维细胞的有丝分裂，使蛋白合成增加，合成胶原的能力增强，同时细胞分泌的胶原溶解酶丧失活性，致使胶原的合成大于降解，结缔组织增生肿大。

其他药物如免疫抑制药环孢素（cyclosporine）和钙通道阻滞药如硝苯地平（心痛定，nifedipine）、维拉帕米、硫氮草酮等也可引起药物性牙龈增生。环孢素为免疫抑制药，常用于器官移植或某些自身免疫性疾病患者。据报道，服用此药有 30% ~ 50% 发生牙龈纤维性增生。硝苯地平为钙通道阻滞药，对高血压、冠心病患者具有扩张周围血管和冠状动脉的作用。如果钙通道阻滞药和免疫抑制药两药联合应用，会增加牙龈增生的发生率和严重程度。这两种药物引起牙龈增生的原因尚不十分清楚，有学者报道 2 种药物以不同的方式降低了胶原酶活性或者影响了胶原酶的合成，也有学者认为牙龈成纤维细胞可能是钙通道阻滞药的靶细胞，硝苯地平可改变其细胞膜上的钙离子流动而影响细胞的功能，使胶原的合成大于分解，从而使胶原聚集而引起牙龈增生。

（2）菌斑引起的牙龈炎症可能促进药物性牙龈增生的发生。长期服用苯妥英钠，可使原来已有炎症的牙龈发生纤维性增生。有研究表明牙龈增生的程度与原有的炎症程度和口腔卫生状况有明显关系。人类试验和动物实验也证实，若无明显的刺激物及牙龈的炎症，药物性牙龈增生可以减轻或避免。但也有学者报道增生可发生于无局部刺激物的牙龈。可以认为，局部刺激因素虽不是药物性牙龈增生的原发因素，但菌斑、牙石、食物嵌塞等引起的牙龈炎症能加速和加重药物性牙龈增生的发展。

（二）临床表现

苯妥英钠所致的牙龈增生一般开始于服药后的 1 ~ 6 个月，增生起始于唇颊侧或舌腭侧龈乳头，呈小球状突起于牙龈表面。继之，增生的龈乳头继续增大而互相靠近或相连并向龈缘扩展，盖住部分牙面，严重时可波及附着龈，使牙龈的外形发生明显的变化。龈乳头可呈球状、结节状，增生的牙龈表面可呈桑椹状或分叶状，增生的牙龈基底与正常牙龈之间可有明显的沟状界线。牙龈增生严重者，甚至可覆盖大部或全部牙冠，严重妨碍进食，也影响美观和口腔卫生。增生的牙龈还可将牙挤压移位，这种情况多见于上前牙。药物性牙龈增生的牙龈组织一般呈淡粉红色，质地坚韧，略有弹性，一般不易出血。多数患者无自觉症状，无疼痛。由于牙龈增生肿大，使龈沟加深，形成假性牙周袋，加之牙龈失去正常生理外形，使菌斑易于堆积。因此，多数患者均并发有程度不同的牙龈炎症，此时的牙龈可呈深红或紫红色，质地较松软，牙龈边缘部分易于出血。

药物性牙龈增生只发生于有牙区，拔牙后，增生的牙龈组织可自行消退。

（三）诊断与鉴别诊断

1. 诊断　根据牙龈实质性增生的特点及长期服用上述药物的历史，诊断本病并不困难，但应仔细询问全身病史。

2. 鉴别诊断　内容如下所述。

（1）遗传性牙龈纤维瘤病：此病无长期服药史但可有家族史，牙龈增生范围广泛，程度重。

（2）以牙龈增生为主要表现的慢性龈炎：一般炎症较明显，好发于前牙的唇侧和牙龈乳头，增生程度较轻，覆盖牙冠一般不超过1/3，有明显的局部刺激因素，无长期服药史。

（四）治疗

（1）停止使用引起牙龈增生的药物，这是治疗药物性牙龈增生的最根本的方法。对那些病情不允许停药的患者，必须与相关的专科医师协商，考虑更换使用其他药物或与其他药物交替使用，以减轻不良反应。

（2）去除局部刺激因素：通过洁治、刮治以清除菌斑、牙石，并消除其他一切导致菌斑滞留的因素。一些症状较轻的病例，经上述处理后，牙龈增生可明显好转甚至痊愈。

（3）局部药物治疗：对于牙龈有明显炎症的患者，可用3%过氧化氢液冲洗龈袋，并在袋内置入抗菌消炎的药物，待炎症减轻后再做进一步的治疗。

（4）手术治疗：对于牙龈增生明显的患者，虽经上述治疗，增生的牙龈仍不能完全消退者，可采用手术治疗。手术应选择在全身病情稳定时进行。术后忽略口腔卫生，或不更换药物，复发难以避免。一般采用的手术为牙龈切除术和牙龈成形术。

（5）指导患者严格控制菌斑，以减轻服药期间的牙龈增生程度，减少和避免治疗后的复发。

（五）预防

对于需长期服用钙通道阻滞药、苯妥英钠和环孢素等药物者，应在开始用药前进行口腔检查，消除一切可能引起牙龈炎症的刺激因素，并教会患者控制菌斑保持口腔卫生的方法。积极治疗原有的龈炎或牙周炎，能减少本病的发生。

六、牙龈纤维瘤病

遗传性牙龈纤维瘤病（hereditary gingival fibromatosis）又名家族性（familial）或特发性（idiopathic）牙龈纤维瘤病，为牙龈组织的弥漫性纤维结缔组织增生，是一种较为罕见的疾病。

（一）病因

本病病因至今不明，有的患者有家族史，可能为常染色体显性或隐性遗传，但也有的患者并无家族史。

（二）病理

病理变化的特点是牙龈上皮的棘层增厚，上皮钉突明显增长，结缔组织体积增大，充满粗大的胶原纤维束和大量成纤维细胞，血管相对较少，炎症不明显，仅见于龈沟附近。

（三）临床表现

本病可在幼儿时就发病，最早可发生在乳牙萌出后，一般开始于恒牙萌出之后，牙龈广泛地逐渐增生，可累及全口的牙龈缘、龈乳头和附着龈，甚至达膜龈联合处，多以上颌磨牙腭侧最为严重。增生的牙龈可覆盖部分或整个牙冠，以致妨碍咀嚼，牙常因增生的牙龈挤压而发生移位。增生牙龈的颜色正常，组织坚韧，表面光滑，有时也呈颗粒状或小结节状，点彩明显，不易出血。由于牙龈的增厚，有时出现牙萌出困难。

（四）诊断和鉴别诊断

1. 诊断　根据典型的临床表现，或有家族史，即可做出诊断。无家族史者并不能排除诊断本病。

2. 鉴别诊断　内容如下所述。

（1）药物性牙龈增生：该病有服药史而无家族史，牙龈增生主要累及龈缘和龈乳头，一般不波及附着龈，而遗传性牙龈纤维瘤病可同时波及龈乳头、游离龈及附着龈。药物性牙龈增生程度相对较轻，增生牙龈一般覆盖牙冠1/3左右，而牙龈纤维瘤病常覆盖牙冠的2/3以上。药物性牙龈增生者伴发慢性龈炎者较多，而牙龈纤维瘤病偶有轻度炎症。

（2）以增生为主要表现的慢性龈炎：该病主要侵犯前牙区的牙龈乳头和龈缘，增生程度相对比较轻，一般覆盖牙冠不超过1/3，多数伴有炎症，局部刺激因素明显，无长期服药史及家族史。

（五）治疗

牙龈纤维瘤病的治疗以手术治疗为主。采用牙龈切除及成形术切除增生的牙龈并修整外形，以恢复牙龈的外观和生理功能。有人主张采用内斜切口结合牙龈切除术，可保留附着龈，并缩短愈合过程。本病手术后易复发，保持良好的口腔卫生可避免或延缓复发。本病为良性增生，复发后仍可再次手术治疗。

一部分本病患者在青春期后可缓解，故手术最好在青春期后进行。有学者报道在拔牙后，牙龈增生能逐渐消退，但由于患者年龄小，累及牙数多，故一般不主张拔牙。

七、牙龈瘤

牙龈瘤（epulis）是指发生在牙龈乳头部位的炎症反应性瘤样增生物。它来源于牙周膜及牙龈的结缔组织，因其无肿瘤的生物学特征和结构，故非真性肿瘤，但切除后易复发。

（一）病因

1. 局部刺激因素　菌斑、牙石、食物嵌塞或不良修复体等的刺激而引起局部长期的慢性炎症，致使牙龈结缔组织形成增生物。

2. 内分泌改变　妊娠期妇女容易发生牙龈瘤，分娩后则缩小或停止生长。

（二）临床表现及病理

该病常发生于中年女性，多发于唇、颊侧的牙龈乳头处，舌、腭侧较少见，一般为单个牙发生。瘤体呈圆球形或椭圆形，大小不一，一般直径由几毫米至1~2cm，表面有时呈分叶状，可有蒂如息肉状，也可无蒂，基底宽。一般生长较慢。较大的肿块可被咬破而发生溃疡、出血或伴发感染。长时间存在的牙龈瘤还可以造成牙槽骨壁的破坏，X线片可见骨质吸收、牙周膜间隙增宽的现象。可致牙松动、移位。

在组织病理学上，牙龈瘤通常可分为纤维型、肉芽肿型及血管型3类。

1. 纤维型牙龈瘤　纤维型牙龈瘤在组织学上表现为含有大量成束的胶原纤维和少量成纤维细胞，血管无明显充血或增生，炎症细胞不多。此型牙龈瘤的质地坚韧，色泽与正常牙龈无大差别，瘤体组织表面光滑，不易出血。临床上触之稍软者则镜下见胶原纤维略少，成纤维细胞较多。

纤维型牙龈瘤在组织学上还可见有成骨现象，有不规则排列的骨小梁，但无牙源性上皮结构，又称为外周性骨化性纤维瘤（peripheral ossifying fibroma）。这种纤维瘤被认为是牙周膜来源的一种反应性瘤样增生，并非真性肿瘤。

2. 肉芽肿型牙龈瘤　此型牙龈瘤在组织学上主要由肉芽组织所构成，有较多的炎症细胞，毛细血管增生、充血，纤维组织较少。临床上可以是有蒂的或扁平无蒂的。表面呈红色或暗红色，质地一般较软，触易出血。本型又被命名为化脓性肉芽肿。

3. 血管型牙龈瘤　含有丰富的血管，颇似血管瘤，损伤后极易出血。妊娠期龈瘤多属此型。

（三）诊断与鉴别诊断

1. 诊断　根据上述临床表现，即可诊断。手术切除后的病理检查有助于确诊牙龈瘤的类型。

2. 鉴别诊断　本病应与发生于牙龈的恶性肿瘤相鉴别。若增生物表面呈菜花状溃疡，易出血，发生坏死，应与牙龈癌鉴别。瘤体切除后应做组织病理学检查以确诊。

（四）治疗

牙龈瘤的主要治疗方法是手术切除。切除必须彻底，否则易复发。手术时，应在肿块基底部周围的正常组织上做切口，将瘤体组织连同骨膜完全切除，刮除相应部位的牙周膜，以防止复发。创面可用牙周塞治剂保护。复发后一般仍可按上述方法切除，若复发次数多，即使病变波及的牙无松动，也应将牙拔除，防止再发。

八、急性坏死性溃疡性龈炎

急性坏死溃疡性龈炎（acute necrotizing ulcerative gingivitis，ANUG）是指发生于龈缘和龈乳头的急性炎症和坏死。1898 年 Vincent 首次报道这种病例，故又称为 Vincent（奋森）龈炎。在本病患者的病变部位发现大量的梭形杆菌和螺旋体，故本病又被称为"梭杆菌螺旋体性龈炎"。第一次世界大战期间，此病在前线的战士中流行，故又名"战壕口"。目前在经济发达的国家中，此病已很少见；在我国也已逐渐减少。

（一）病因

（1）微生物的作用：19 世纪末，Plaut 和 Vincent 就提出本病是由梭形杆菌和螺旋体引起的特殊感染。此后的大量研究对于该两菌是否为 ANUG 的致病菌未有统一的结论。不少学者报道在 ANUG 病损处总能找到该两种菌。20 世纪 80 年代以后，发现中间普氏菌（Prevotella intermedia，Pi）也是 NUG 的优势菌。患者体内的抗螺旋体和抗中间普氏菌的特异抗体 IgG 和 IgM 也增高。服用甲硝唑等抗厌氧菌药物能显著减少螺旋体、梭形杆菌和中间普氏菌的数量，临床症状也消失。上述研究均支持这些细菌为主要致病菌。然而这些微生物也广泛存在于慢性牙龈炎和牙周炎患者的菌斑中，一般情况下并不发生NUG。在健康人和动物口中接种上述微生物也不会形成本病。目前较普遍的看法是：NUG 是一种由多种微生物引起的机会性感染，同时有局部宿主组织抵抗力降低，才能使这些微生物的毒力造成 NUG 病损。

（2）已存在的慢性龈炎或牙周炎是本病发生的重要条件。深牙周袋内或冠周炎的盲袋适合螺旋体和厌氧菌的繁殖，当存在某些局部组织的创伤或全身因素时，细菌大量繁殖，并侵入牙龈组织，发生 NUG。

（3）吸烟的影响：绝大多数急性坏死性溃疡性龈炎的患者有大量吸烟史。吸烟可能使牙龈小血管收缩，影响牙龈局部的血流。据报道吸烟者白细胞的趋化功能和吞噬功能均有减弱，IgG_2 水平低于非吸烟者，还有报道吸烟的牙周炎患者其龈沟液中的 $TNF\alpha$ 和 PGE_2 水平均高于非吸烟的患者。这些因素都会降低患者的全身和局部抵抗力，从而引发本病。

（4）心身因素：心身因素也与本病的发生密切相关。患者常诉说有精神紧张、睡眠不足、过度疲劳、工作繁忙等情况，甚至有的曾受到精神刺激。上述各种因素的作用下，牙龈的血液循环发生改变，使局部组织的抵抗力降低，同时全身免疫力也下降。精神压力又可能使患者疏忽口腔卫生、吸烟增多，从而引发本病。

（5）使机体免疫功能降低的某些因素：如严重营养不良的儿童，特别是维生素 C 缺乏，某些全身性消耗性疾病如恶性肿瘤、急性传染病、血液病、严重的消化功能紊乱等易诱发本病。艾滋病患者也常有类似本病的损害，须引起高度重视。

（二）病理

坏死性溃疡性牙龈炎（NUG）的组织病理学表现为牙龈的非特异性急性坏死性炎症，病变由表及里可分为以下几区。

1. 坏死区　上皮坏死，病变表层的假膜由纤维素、坏死的白细胞和上皮细胞、细菌等构成，在坏死区与其下方可见大量梭形杆菌和螺旋体。附近的上皮有水肿、变性，细胞间有中性多形核白细胞浸润。

2. 坏死区下方的鲜红带状区　结缔组织中有大量血管增生并扩张充血，多形核白细胞密集浸润。

3. 慢性炎症浸润区　更下方的结缔组织内有慢性炎症细胞浸润，主要为浆细胞和单核细胞，表明本病是在原有的慢性龈炎的基础上发生的。此区可有螺旋体侵入。

（三）临床表现

1. 好发人群　NUG 常发生于青壮年，以男性吸烟者多见。在不发达国家或贫困地区亦可发生于极度营养不良或患麻疹、黑热病等急性传染病的儿童。

2. 病程　本病起病急，病程较短，常为数天至 1~2 周。

3. 以龈乳头和龈缘的坏死为其特征性损害　尤以下前牙多见，初起时龈乳头充血水肿，在个别牙龈乳头的顶端发生坏死性溃疡，上覆有灰白色假膜状的坏死物，去除坏死物后可见牙龈乳头的颊、舌侧尚存，而中央凹下如火山口状。早期轻型患者应仔细检查龈乳头的中央，以免漏诊。病变迅速沿牙龈边缘向邻牙扩展，使龈缘如虫蚀状，坏死区出现灰褐色假膜，易于擦去，去除坏死组织后，其下为出血创面。龈乳头被破坏后与龈缘成一直线，如刀切状。病损一般不波及附着龈。

4. 患处牙龈极易出血　患者常诉晨起时枕头上有血迹，口中有血腥味，甚至有自发性出血。

5. 疼痛明显　急性坏死性溃疡性龈炎的患者常诉有明显疼痛症状，或有牙撑开感或胀痛感。

6. 有典型的腐败性口臭　由于组织的坏死，患者常有特殊的腐败性恶臭。

7. 全身症状　轻症 NUG 患者一般无明显的全身症状，重症患者可有低热，疲乏等全身症状，部分患者颌下淋巴结可增大，有压痛。

急性期如未能及时治疗且患者抵抗力低时，坏死还可波及与牙龈病损相对应的唇、颊侧黏膜，而成为坏死性龈口炎（necrotizing gingivostomatitis）。在机体抵抗力极度低下者还可并发感染产气荚膜杆菌，使面颊部组织迅速坏死，甚至穿孔，称为"走马牙疳"（noma）。此时患者有全身中毒症状甚至导致死亡。目前，这种病例已少见。

NUG 若在急性期治疗不彻底或反复发作可转为慢性坏死性龈炎。其主要临床表现为牙龈乳头严重破坏，甚至消失，导致乳头处的牙龈高度低于龈缘高度，呈反波浪状（reversed architecture），牙龈乳头处颊舌侧牙龈分离，甚至可从牙面翻开，其下的牙面上有牙石和软垢，牙龈一般无坏死物。

NUG 患者若不及时治疗，或在某些免疫缺陷的患者，病损可延及深层牙周组织，引起牙槽骨吸收、牙周袋形成和牙松动，称为坏死性溃疡性牙周炎（necrotizing ulcerative periodontitis，NUP）。

（四）诊断和鉴别诊断

1. 诊断　根据起病急、牙龈疼痛、自发性出血、有腐败性口臭及龈乳头和龈缘的坏死等临床特征，急性坏死性溃疡性龈炎的诊断并不困难。病变区的细菌学涂片检查有助于本病的诊断。慢性期的诊断主要根据反复发作的牙龈坏死、疼痛和出血、牙龈乳头消失、口臭等。

2. 鉴别诊断　内容如下所述。

（1）慢性龈炎：该病病程长，为慢性过程，无自发痛。虽可有牙龈乳头和龈缘的红肿，探之易出血和轻度口臭等，但一般无自发性出血，牙龈无坏死，无特殊的腐败性口臭。

（2）疱疹性龈（口）炎：为单纯疱疹病毒感染所致，好发于 6 岁以下儿童。起病急，开始有 1~2d 发热的前驱期。牙龈充血水肿波及全部牙龈而不局限于龈缘和龈乳头。典型的病变表现为牙龈和口腔黏膜发生成簇状小水疱，溃破后形成多个小溃疡或溃疡互相融合。假膜不易擦去，无组织坏死，无腐败性口臭。病损可波及唇和口周皮肤。

（3）急性白血病：该病的牙龈组织中有大量不成熟的血细胞浸润，使牙龈有较大范围的明显肿胀、疼痛，并伴有坏死。有自发性出血和口臭，全身有贫血和衰竭表现。血常规检查白细胞计数明显升高并有幼稚血细胞，这是该病诊断的重要依据。当梭形杆菌和螺旋体大量繁殖时，可在白血病的基础上伴发 NUG。

（4）艾滋病：患者由于细胞免疫和体液免疫功能低下，常由各种细菌引起机会性感染，可并发

NUG 和 NUP，后者也大多见于艾滋病患者。

（五）治疗

1. 去除局部坏死组织　急性期应首先去除牙龈乳头及龈缘的坏死组织，并初步去除大块的龈上牙石。

2. 局部使用氧化剂　1%～3%过氧化氢溶液局部擦拭、冲洗和反复含漱，有助于去除残余的坏死组织。当过氧化氢遇到组织和坏死物中的过氧化氢酶时，能释放出大量的新生态氧，能杀灭或抑制厌氧菌。

3. 全身药物治疗　全身给予维生素 C，蛋白质等支持疗法。重症患者可口服甲硝唑或替硝唑等抗厌氧菌药物 2～3d，有助于疾病的控制。

4. 及时进行口腔卫生指导　立即更换牙刷，保持口腔清洁，指导患者建立良好的口腔卫生习惯，以防复发。

5. 全身治疗　对全身性因素进行矫正和治疗。

6. 急性期过后的治疗　急性期过后，对原已存在的慢性牙龈炎或牙周炎应及时治疗，通过洁治和刮治术去除菌斑、牙石等一切局部刺激因素，对外形异常的牙龈组织，可通过牙龈成形术等进行矫正，以利于局部菌斑控制和防止复发。

（王　丹）

第三节　慢性牙周炎

本病为最常见的一类牙周炎，约占牙周炎患者的95%。顾名思义，慢性牙周炎（chronic periodontitis，CP）的起病和发展是一个非常缓慢的过程。由于牙周炎都是由慢性牙龈炎发展而来的，患者往往不能明确说出它的起病时间，其早期症状也常常易被忽视。本病可发生于任何年龄，但大多数患者为成人（35 岁以上），随着年龄增长，患病率和疾病的严重程度也增加，这也可能是由于多年病情积累加重，1999 年以前称此类牙周炎为成人牙周炎。实际上慢性牙周炎也偶可发生于青少年和儿童，整个病情进展较平缓，因此学者们主张将其更名为慢性牙周炎。本病可累及不同数目的牙齿，进展程度可不同。本病若得不到治疗，病情会缓慢地加重，也可有一部分病例在某些条件下出现短期的快速破坏（活动期），病情迅速加重。

一、临床表现

本病起病缓慢，早期主要表现为牙龈的慢性炎症。患者可有刷牙或进食时的牙龈出血或口内异味，但一般无明显不适，不受重视。实际上此时已有牙周袋形成（探诊深度超过 3mm），且能探到釉牙骨质界，即已有附着丧失，X 线片上可见牙槽嵴顶高度降低，有水平或垂直骨吸收。

牙龈的炎症可表现为鲜红或暗红色，在牙石堆积处有不同程度的炎性肿胀甚至增生，探诊易出血，甚至流脓。少数患者病程较长或曾经接受过不彻底的治疗，其牙龈可能相对致密，颜色较浅，但用探针探入袋内可引发出血，这是因为牙周袋内壁常有上皮溃疡和结缔组织的炎症。探诊时还能发现有附着丧失，因此即使探诊深度小于 3mm，但根据附着丧失已能说明该牙已患有牙周炎。

牙周附着丧失和牙槽骨吸收发展到一定程度，在多根牙可累及根分叉区，并出现牙松动、病理性移位，甚至发生急性牙周脓肿等。

牙周炎一般同时侵犯口腔内多个牙，且有一定的对称性。各部位的牙齿患病概率和进展速度也不一致。磨牙和下前牙以及邻面因为菌斑牙石易堆积，较易发病，且病情较重。因此说牙周炎具有牙位特异性（tooth - specificity）和位点特异性（site - specificity）。

根据附着丧失和骨吸收波及的范围（患牙数，extent）可将慢性牙周炎分为局限型和广泛型。全口牙中有附着丧失和骨吸收的位点（site）数不大于30%者为局限型，若大于30%的位点受累，则为广泛型。也可根据牙周袋深度、结缔组织附着丧失和骨吸收的程度（severity）来分为轻、中、重度。上述指标中以附着丧失为重点，它与炎症的程度大多一致，但也可不一致。一般随病程延长、年龄增长而使病情累积、加重。

轻度：牙龈有炎症和探诊出血，牙周袋不大于4mm，附着丧失1~2mm，X线片显示牙槽骨吸收不超过根长的1/3。可有或无口臭。

中度：牙周袋不大于6mm，附着丧失3~4mm，X线片显示牙槽骨水平型或角型吸收超过根长的1/3，但不超过根长的1/2。牙齿可能有轻度松动，多根牙的根分叉区可能有轻度病变，牙龈有炎症和探诊出血，也可有脓。

重度：牙周袋大于6mm，附着丧失≥5mm，X片显示牙槽骨吸收超过根长的1/2甚至达根长的2/3，多根牙有根分叉病变，牙多有松动。炎症较明显或可发生牙周脓肿。

慢性牙周炎患者除有上述主要特征（牙周袋形成、牙龈炎症、牙周附着丧失、牙槽骨吸收）外，晚期常可出现其他伴发病变和症状，如：①牙移位。②由于牙松动、移位和龈乳头退缩，造成食物嵌塞。③由于牙周支持组织减少，造成继发性𬌗创伤。④牙龈退缩使牙根暴露，对温度刺激敏感，甚至发生根面龋。⑤深牙周袋内脓液引流不畅时，或身体抵抗力降低时，可发生急性牙周脓肿。⑥深牙周袋接近根尖时，可引起逆行性牙髓炎。⑦牙周袋溢脓和牙间隙内食物嵌塞，可引起口臭。从我国人口的流行病学调查结果来看，轻、中度牙周炎普遍存在，而重度牙周炎则主要集中在少数人和少数牙，因此，早期诊断和早期治疗牙周炎就显得特别重要和有意义。

中度以上的牙周炎诊断并不困难，但早期牙周炎与牙龈炎的区别不甚明显，须通过仔细检查而及时诊断，以免贻误治疗（表8-2、表8-3）。

表8-2 牙龈炎和早期牙周炎的区别

	牙龈炎	早期牙周炎
牙龈炎症	有	有
牙周袋	假性牙周袋	真性牙周袋
附着丧失	无*	有，能探到釉牙骨质界
牙槽骨吸收	无	嵴顶吸收，或硬骨板消失
治疗结果	病变可逆，组织恢复正常	炎症消退，病变静止，但已破坏的支持组织难以完全恢复正常

注：*对牙龈炎的定义为：在一定条件下可以有附着丧失。

表8-3 慢性牙周炎的临床表征

·牙周袋大于3mm，并有炎症，多有牙龈出血
·邻面临床附着丧失大于1mm
·牙周袋探诊后有出血
·牙槽骨有水平型或垂直型吸收
·晚期牙松动或移位
·伴发病变
根分叉病变
牙周脓肿
牙龈退缩、牙根敏感、根面龋
食物嵌塞
逆行性牙髓炎
继发性咬合创伤
口臭

二、治疗

（一）治疗原则

在确诊为慢性牙周炎后，还应根据病情确定其全口和每个患牙的严重程度、目前是否为活动期等；还要通过问诊、仔细的口腔和全身检查以及必要的实验室检测手段等，尽量找出与牙周病或全身病有关的易感因素（predisposing factors），如吸烟、代谢综合征、不良生活习惯、解剖因素等，以利制订治疗计划和判断预后。

慢性牙周炎的治疗目标应是彻底清除菌斑、牙石等病原刺激物，消除牙龈的炎症，使牙周袋变浅和改善牙周附着水平，并争取适当的牙周组织再生，而且要使这些疗效能长期稳定地保持。针对近年来关于牙周炎可能成为某些全身疾病/状况的易感因素的观点，对可能的高危患者更应注重强化治疗，并把消除易感因素列入治疗计划中。牙周病的治疗追求的是长期的功能、舒适和美观，而不仅着眼于治疗期间能保留多少牙数。为达到上述目标，需要采取一系列按部就班的综合治疗。由于口腔内各个牙的患病程度、解剖条件、局部刺激因子的多少各异，因此须针对各个患牙的具体情况，制订适合于总体病情及个别牙的治疗计划。而且在治疗过程中，根据患者的反应及时对治疗计划进行调整和补充。

（二）清除局部致病因素

1. 控制菌斑 菌斑在牙面上不断快速地形成着，在清洁过的牙面上数秒钟内即可有新的细菌黏附，若停止刷牙 8h 后细菌数即可达到 $1\,000 \sim 10\,000/mm^2$，24h 后可增加 $100 \sim 1\,000$ 倍。因此不能单靠医师的治疗，必须向患者仔细讲明菌斑的危害，如何发现和清除之，并使其充分理解坚持不懈地清除菌斑的重要性。此种健康教育应贯穿于治疗的全过程。患者每次就诊时，医师应检查和记录其菌斑控制的程度，并反馈给患者。尽量使有菌斑的牙面只占全部牙面的 20% 以下。

2. 彻底清除牙石、平整根面 牙周炎患者不论其类型、病情轻重、有无全身疾病和宿主背景，均需清除牙面的细菌生物膜和牙石，这是控制牙周感染的第一步治疗。实施了数百年的机械方法清除牙石和菌斑仍是目前最有效的基础治疗手段。

龈上牙石的清除称为洁治术，龈下牙石的清除称为龈下刮治术或深部刮治术，除了刮除龈下牙石外，还须将暴露在牙周袋内的含有内毒素的病变牙骨质刮除，使根面符合生物学要求，有利于牙周支持组织重新附着于根面，称为根面平整术（root planing）。近年来有些学者主张根面平整时不可过度刮削根面牙骨质，以免发生牙齿敏感。龈下刮治的主要目的是尽量清除微生物和搅乱菌斑生物膜，防止或延缓龈下菌斑的重新形成。

经过彻底的洁治、刮治和根面平整后，临床上可见牙龈的炎症和肿胀消退，出血和溢脓停止，牙周袋变浅、变紧，这是由于牙龈退缩以及袋壁结缔组织中胶原纤维的新生使牙龈变得致密，探针不再穿透结合上皮进入结缔组织内，也可能有新的结缔组织或长结合上皮附着于根面。洁治术和刮治术是牙周病的基础治疗，任何其他治疗手段只应作为基础治疗的补充手段。

3. 牙周袋及根面的局部药物治疗 大多数患者在根面平整后，组织能顺利愈合，不需抗菌药物处理。对一些炎症严重、肉芽组织增生的深牙周袋，在刮治后必要时可用复方碘液，它有较强的消炎、收敛作用，应注意避免烧灼邻近的黏膜。

有些慢性牙周炎患者对基础治疗反应不佳，或有个别深牙周袋及器械不易到达的解剖部位，刮治难以彻底，残留的炎症不易控制。近年来，牙周袋内局部放置抗菌药物取得较好的临床效果。尤其是采用缓释剂型，使药物能长时间释放到牙周袋内，消灭或减少袋内的致病菌。可选用的药物如甲硝唑、四环素及其同族药物如米诺环素（minocycline）、多西环素（强力霉素，doxycycline），以及氯己定等。但牙周袋内的药物治疗只能作为机械清除牙石的辅助治疗，一般只在龈下刮治后视需要才用药，抗菌药物绝不能取代除石治疗，因为只有刮治方可最大限度地清除致病菌，并搅乱龈下生物膜的微生态，使药物得以接触微生物并杀灭之。

（三）牙周手术

基础治疗后 $6 \sim 8$ 周时，应复查疗效，若仍有 5mm 以上的牙周袋，且探诊仍有出血，或有些部位的牙石难以彻底清除，则可视情况决定再次刮治或需行牙周手术。手术可在直视下彻底刮除根面或根分叉处的牙石及不健康的肉芽组织，还可修整牙龈和牙槽骨的外形、植骨或截除病情严重的患根等，通过手术改正牙周软硬组织的外形，形成一种有利于患者控制菌斑的生理外形。

近年来，通过牙周组织引导性再生手术能使病变区牙根面形成新的牙骨质、牙周膜和牙槽骨的正常附着。利用组织工程学原理，进行了大量研究来促进牙周组织的再生，使牙周炎的治疗达到了一个更高的层次。

（四）建立平衡的𬌗关系

可通过松动牙的结扎固定、各种夹板、调𬌗等治疗使患牙消除继发性或原发性咬合创伤而减少动度，改善咀嚼功能。有些病例在治疗后数月时，X线片可见牙槽骨硬板致密。但夹板的设计和制作必须不妨碍菌斑控制。在有缺失牙需要修复的患者，可利用固定式或可摘式修复上的附加装置，使松动牙得到固定。有些患者还可通过正畸治疗矫正错𬌗或病理移位的牙，以建立合理的咬合关系。过去多数学者不太重视调𬌗在牙周炎的预防和治疗中的意义。近年来有学者报道表明基线时无咬合创伤或虽有咬合创伤但已经调𬌗治疗的牙周炎患者，其日后发生病情加重的概率仅为有创伤而未加调𬌗者的60%。因此，在治疗计划中应注意对咬合创伤的干预。

（五）全身治疗

大多数轻、中度慢性牙周炎患者对洁治和刮治有较好的反应，除非是重症患者、对常规治疗反应不佳，或出现急性症状，一般不需使用抗菌药物。但对一些炎症和整体病情较重的患者可以在龈上洁治后，先全身给予抗菌药物，在炎症减轻的情况下，随即进行龈下刮治，这有利于较彻底地实施龈下刮治。对于一些有全身疾病的牙周炎患者，如重度心血管疾病、未控制的糖尿病等，在牙周治疗过程中也需要给予特殊处理，如在进行牙周全面检查和治疗（尤其是手术）前后需给予抗生素，以预防和控制全身和局部的感染，一般使用全身给药。同时应积极治疗并控制全身病，以利牙周组织愈合。

吸烟者对牙周治疗的反应较差，应劝患者戒烟。在戒烟的初期，牙龈的炎症可能有一过性的"加重"，探诊后出血有所增加。这是由于烟草使小血管收缩、使牙龈角化加重的作用被消除的结果。经过戒烟和彻底的牙周治疗后，将出现良好的疗效。

（六）拔除患牙

对于有深牙周袋、过于松动的严重患牙，如确已无保留价值者，应尽早拔除，这样可以：①消除微生物聚集部位。②有利于邻牙的彻底治疗。③避免牙槽骨的继续吸收，保留牙槽嵴的高度和宽度，以利义齿修复。④避免反复发作牙周脓肿。⑤避免因患牙松动而使患者只用另一侧咀嚼。有条件时，最好在第1阶段治疗结束、第3阶段永久修复之前，制作暂时性修复体，以达到改善咀嚼功能、松牙固定和美观的要求。

（七）维护期的牙周支持疗法

大多数慢性牙周炎在经过恰当的治疗后，炎症消退，病情得到控制。但若不坚持维护期治疗，则很容易复发或加重。预防病情的复发有赖于患者持之以恒的日常菌斑控制，以及定期的复查、监测和必要的后续治疗。复查的间隔期可根据病情和患者控制菌斑的程度来裁定。复查内容包括口腔卫生情况、牙周袋探诊深度、牙龈炎症及探诊后出血、根分叉病变、牙槽骨情况、修复体情况等，并对残存的病情进行相应的、必要的治疗。定期的复查和维护期支持治疗是牙周治疗疗效能长期保持的关键条件之一，应在基础治疗一结束时，即进入维护期。

（刘　娟）

第四节 侵袭性牙周炎

侵袭性牙周炎（aggressive periodontitis，AgP）是一组在临床表现和实验室检查（包括微生物学检查）均与慢性牙周炎有明显区别的牙周炎，发生于全身健康者，具有家庭聚集性，疾病进行迅速。它包含了旧分类中的 3 个类型，即青少年牙周炎（juvenile periodontitis，JP）、快速进展性牙周炎（rapidly progressive periodontitis，RPP）和青春前期牙周炎（prepubertal periodontitis，PPP），一度曾将这 3 个类型合称为早发性牙周炎（early onset periodontitis，EOP）。旧的命名过分强调发病年龄及疾病进展速度，实际上这类牙周炎虽多发于年轻人，但也可见于成人。本病一般来说发展较迅猛，但也可转为间歇性的静止期，因此在 1999 年的国际研讨会上建议更名为侵袭性牙周炎。侵袭性牙周炎按其患牙的分布可分为局限型（localized）和广泛型（generalized）。局限型侵袭性牙周炎（LAgP）相当于过去的局限型青少年牙周炎（LJP）；广泛型侵袭性牙周炎（GAgP）相当于过去的广泛型青少年牙周炎（GJP）和快速进展性牙周炎（RPP）。但两者并不是直接对应的转变，例如：有些过去被诊断为 GJP 的患者，在新分类法中，可能被诊断为慢性牙周炎或 GAgP。那些原先被归入 RPP 的患者，则可依据患者的其他临床特征被归入 GAgP 或慢性牙周炎。对于有牙周组织破坏而不伴有全身疾病的青春前期儿童，则可按其特征诊断为慢性牙周炎或 AgP，而对那些伴有全身疾病的患者，则归为反映全身疾病的牙周炎（periodontitis as a manifestation of systemic diseases）。

LAgP 和 GAgP 可具有一些共同的临床表现：①菌斑堆积量与牙周组织破坏的严重程度不相符；②伴放线杆菌比例升高，在一些人群中牙龈卟啉单胞菌比例可能升高。③吞噬细胞异常。④巨噬细胞过度反应，包括 PGE_2 和 $IL-1\beta$ 水平升高。⑤附着丧失和牙槽骨吸收有自限性。然而，诊断 AgP 并非具备所有的特征，可根据临床、X 线表现、病史等资料，实验室检查虽有帮助，但不是诊断所必需的。

一、局限型侵袭性牙周炎

Gottlieb 于 1923 年首次报道 1 例死于流感的年轻男性患者，其牙周组织有严重的变性及牙槽骨吸收。有学者认为这是不同于单纯性牙周炎的一种疾病，将其命名为弥漫性牙槽萎缩（diffuse atrophy of the alveolar bone），1928 年又提出牙骨质的先天发育不良可能为本病的病因。Wannenmacher 于 1938 年描述本病的特点为切牙和第一磨牙受累。Orban 和 Weinmann 于 1942 年提出牙周变性的命名，并根据 1 例尸体解剖的结果，提出该病首先发生于牙周膜主纤维的变性，导致牙骨质停止新生和牙槽骨吸收，然后才是结合上皮增生和炎症的发生。此后一段时期内普遍认为本病是由于某种全身因素引起的牙周组织变性，而炎症是继发的。但大量的临床观察和动物实验未能找到变性的证据。1966 年世界牙周病专题讨论会提出摒弃牙周变性的名词，但指出的确在青少年中存在着一种与成人型不同的牙周炎。1969 年 Butler 引用 Chaput 等在 1967 年提出的法文名称，将本病命名为青少年牙周炎。Baer 在 1971 年提出本病的定义为"发生于全身健康的青少年，有 1 个以上恒牙的牙槽骨快速破坏。牙周破坏的程度与局部刺激物的量不一致"。1989 年世界牙周病研讨会将其定名为局限型青少年牙周炎，并归入早发性牙周炎，1999 年的国际新分类则进一步明确了局限型侵袭性牙周炎的定义，"牙周病变局限于切牙和第一恒磨牙，至少 2 颗恒牙有邻面附着丧失，其中 1 颗是第一磨牙，非第一磨牙和切牙不超过 2 个"。

（一）病因

侵袭性牙周炎的病因虽未完全明了，但某些特定微生物的感染以及机体防御能力的缺陷可能是引起本病的 2 个主要因素。

1. 微生物　大量的研究表明伴放线杆菌（Actinobacillus actinomycetemcomitans，Aa）是侵袭性牙周炎的主要致病菌，其主要依据如下。

（1）从侵袭性牙周炎患者的龈下菌斑中可分离出 Aa，阳性率可高达 90% ~ 100%，而同一患者口中的健康牙或健康人则检出率明显得低（小于 20%），慢性牙周炎的检出率也低于局限型青少年牙周炎。经过有效地牙周治疗后，Aa 消失或极度减少；当病变复发时，该菌又复出现，但也有些学者报告未能检出 Aa，而分离出牙龈卟啉单胞菌、具核梭杆菌、腐蚀艾肯菌、中间普氏菌等。可能由于深牙周袋改变了微生态环境，使一些严格厌氧菌成为优势菌，而 Aa 不再占主导。

（2）伴放线杆菌对牙周组织有毒性和破坏作用：①产生一种叫白细胞毒素的外毒素，可杀伤白细胞使其产生溶酶体酶，对牙周组织造成损伤。②抑制中性多形核白细胞（PMN）的趋化。③产生内毒素。④产生胶原酶，破坏结缔组织和骨的胶原纤维。⑤产生成纤维细胞抑制因子、破骨细胞激活因子等。Aa 的表面可形成膜泡，内含毒素，膜泡的脱落可使毒素播散。

（3）引发宿主的免疫反应：局限型侵袭性牙周炎（LAgP）患者的血清中有明显升高的抗 Aa 抗体，牙龈局部也产生大量的特异抗体，并进入牙周袋内，使龈沟液内抗体水平高于血清的水平。研究还表明与 Aa 的糖类抗原发生反应的主要是 IgG2 亚类，起保护作用。近年还有学者报道中性粒细胞和单核/吞噬细胞对细菌过度反应，产生过量的细胞因子、炎症介质，可能导致严重的牙周炎症和破坏。

尽管 Aa 是 AgP 的龈下优势菌已成为共识，但是亚洲地区（包括中国）的许多研究表明，Aa 在中国、日本和韩国 AgP 患者中的检出率明显低于欧美国家，且检出的 Aa 多为低毒性株，而 Pg 在这些患者中相对较多见，因而新分类明确提出 AgP 在一些人群（亚洲）中表现为 Pg 比例升高。此外，AgP 的龈下优势菌还有福赛坦菌（Tannerella forsythia）、牙垢密螺旋体（Treponema denticola）等牙周其他致病微生物。

2. 全身背景　已有一些研究证明本病患者有周缘血的中性粒细胞和/或单核细胞的趋化功能降低，有的学者报道吞噬功能也有障碍，这种缺陷带有家族性，患者的同胞中有的也可患 LAgP，或虽未患牙周炎，却也有白细胞功能缺陷。吞噬细胞的趋化反应异常主要集中在非裔美国 LJP 患者。英国学者对欧洲白种人患者的研究未发现白细胞趋化异常。国内较大样本的研究亦未发现外周血中性粒细胞和单核细胞趋化功能的异常，进一步分析趋化因子 N - 甲酰肽的受体基因（N - formyl peptide receptor gene，FPR）与 LAgP 的关系，则未发现 FPR 基因单核苷酸多态性与疾病的易感性明显相关，从基因水平上提示我国侵袭性牙周炎患者可能不存在吞噬细胞趋化缺陷的遗传基础。由此可见，不同的地区和人种可能具有吞噬细胞功能的差异。AgP 存在家聚集性，有家系研究显示，AgP 先证者的家属中患 AgP 的概率明显增高。一些研究报道 FcγRⅡ基因多态性、维生素 D 受体基因多态性等可能为本病的易感因素。LAgP 可能有种族易感性的差异，如黑种人中患局限型青少年牙周炎的概率远高于白种人和亚洲人。然而，AgP 是多因素的复杂疾病，不可能用某一危险因素概括所有 AgP 的病例，而每一个病例可能是不同的危险因素共同作用的结果。宿主自身的易感因素可降低宿主对致病菌的防御力和组织修复力，也可加重牙周组织的炎症反应和破坏。

Gottlieb 早在 1928 年曾提出本病的原因是牙骨质的不断形成受到抑制，妨碍了牙周膜纤维附着于牙体。此后有少量报道发现局限型青少年牙周炎患者的牙根尖而细，牙骨质发育不良，甚至无牙骨质，不仅已暴露于牙周袋内的牙根如此，在其根方尚未发生病变处的牙骨质也有发育不良，说明这种缺陷不是疾病的结果，而是发育中的问题。国内最近的研究显示，AgP 患者有较多的牙根形态异常牙（如锥形根、弯曲根、冠根比过大和融合根），且牙根形态异常的牙牙槽骨吸收程度重，牙根形态异常牙数与重度骨吸收牙数呈正相关。

（二）病理

局限型侵袭性牙周炎的组织学变化与慢性牙周炎无明显区别，均以慢性炎症为主。免疫组织化学研究发现本病牙龈结缔组织内仍为浆细胞浸润为主，但其中产生 IgA 的细胞少于慢性牙周炎者，游走到袋上皮内的中性粒细胞数目也较少，这两种现象可能是细菌易于入侵的原因之一。电镜观察到袋壁上皮、牙龈结缔组织甚至牙槽骨的表面可有细菌入侵，主要为革兰阴性菌及螺旋体。

（三）临床特点

能够按照严格定义诊断的局限型侵袭性牙周炎患者在我国很少见。近 7 年来，北京大学口腔医学院牙周科收集了来自全国各地近 300 例侵袭性牙周炎患者的临床资料，其中仅有数例被诊断为 LAgP，但病变以切、磨牙为重的广泛型侵袭性牙周炎相对较多，约占 AgP 患者的 25%。

1. 年龄与性别 发病可始于青春期前后，因早期无明显症状，患者就诊时常已20岁左右。女性多于男性，但也有学者报道性别无差异。

2. 口腔卫生情况 本病一个突出的表现是早期患者的菌斑、牙石量很少，牙龈表面的炎症轻微，但却已有深牙周袋，牙周组织破坏程度与局部刺激物的量不成比例。牙龈表面虽然无明显炎症，实际上在深袋部位是有龈下菌斑的，而且袋壁也有炎症和探诊后出血，晚期还可以发生牙周脓肿。

3. 好发牙位 1999年新分类法规定，局限型侵袭性牙周炎的特征是"局限于第一恒磨牙或切牙的邻面有附着丧失，至少波及2个恒牙，其中1个为第一磨牙。其他患牙（非第一磨牙和切牙）不超过2个"。简言之，典型的患牙局限于第一恒磨牙和上、下切牙，多为左右对称，但早期的患者不一定波及所有的切牙和第一磨牙。

4. X线片所见 第一磨牙的邻面有垂直型骨吸收，若近远中均有垂直型骨吸收则形成典型的"弧形吸收"，在切牙区多为水平型骨吸收。有的文献报道还可见牙周膜间隙增宽、硬骨板模糊、骨小梁疏松等。

5. 病程进展快 顾名思义，本病发展很快，有学者估计本型患者的牙周破坏速度比慢性牙周炎快3~4倍，在4~5年内，牙周附着破坏可达50%~70%，患者常在20岁左右即已需拔牙或牙自行脱落。

6. 早期出现牙松动和移位 在炎症不明显的情况下，切牙和第一恒磨牙可出现松动，自觉咀嚼无力。切牙可向唇侧远中移位，出现牙间隙，多见于上切牙，由于力的影响致呈扇形散开排列。后牙移位较少见，可出现不同程度的食物嵌塞。

7. 家庭聚集性 家族中常有多人患本病，患者的同胞有50%患病概率。其遗传背景可能与白细胞功能缺陷有关，也有学者认为是X连锁性遗传或常染色体显性遗传/隐性遗传等。另有一些学者认为是由于牙周致病菌在家族中的传播所致。

二、广泛型侵袭性牙周炎

广泛型侵袭性牙周炎（generalized aggressive periodontitis，GAgP）主要发生于30岁以下的年轻人，但也可见于35岁以上者。其受累的患牙广泛，新分类法规定其特征为"广泛的邻面附着丧失，侵犯第一磨牙和切牙以外的牙数在3颗以上"。广泛型和局限型究竟是2个独立的类型，抑或前者是局限型侵袭性牙周炎发展和加重的结果，尚不肯定，但有不少研究结果支持两者为同一疾病不同阶段的观点。例如：①年幼者以局限型较多，而年长者患牙数目增多，以广泛型为多。②局限型患者血清中的抗Aa特异抗体水平明显地高于广泛型患者，起保护作用的IgG2亚类水平也高于广泛型。可能机体对致病菌所产生的免疫反应使感染局限，而广泛型患者的抗体反应较弱。③有些广泛型侵袭性牙周炎患者的第一磨牙和切牙病情较重，且有典型的"弧形吸收"，提示这些患者可能由局限型病变发展而来。然而，"对病原菌的血清抗体反应较弱"这一GAgP的特异性表现（1999年分类所提出）在国内的数项研究中尚未得到证实。国内近期的研究显示，切磨牙型AgP患者抗Aa血清C型抗体滴度与非切磨牙型AgP患者无显著性差异。

（一）临床特点

①通常发生于30岁以下者，但也可见于年龄更大者。②广泛的邻面附着丧失，累及除切牙和第一磨牙以外的恒牙至少3颗。③有严重而快速的附着丧失和牙槽骨破坏，呈明显的阵发性。④在活动期，牙龈有明显的炎症，呈鲜红色，并可伴有龈缘区肉芽性增殖，易出血，可有溢脓。但有些病变虽有深牙周袋，牙龈表面炎症却不明显。可能处于静止期。⑤菌斑牙石的沉积量因人而异，多数患者有大量的菌斑和牙石，也可很少。⑥部分患者具有中性粒细胞和（或）单核细胞的功能缺陷。⑦患者有时伴有全身症状，包括体重减轻，抑郁及全身不适等。⑧一般患者对常规治疗如刮治和全身药物治疗有明显的疗效，但也有少数患者经任何治疗都效果不佳，病情迅速加重直至牙丧失。

临床上常以年龄（35岁以下）和全口大多数牙的重度牙周破坏，作为诊断广泛型侵袭性牙周炎的标准，也就是说牙周破坏程度与年龄不相称。但必须明确的是，并非所有年轻患者的重度牙周炎均可诊断为本病，应先排除一些明显的局部和全身因素。如：①是否有严重的错殆导致咬合创伤，加速了牙周炎的病程。②是否曾接受过不正规的正畸治疗，或在正畸治疗前未认真治疗已存在的牙周病。③有无食物嵌塞、邻面龋、牙髓及根尖周病、不良修复体等局部促进因素，加重了菌斑堆积和牙龈的炎症；④有无伴随的全身疾病，如 1 型糖尿病、白细胞黏附缺陷、HIV 感染等。上述①～③的存在可以加速慢性牙周炎的牙槽骨吸收和附着丧失；如有④则应列入反映全身疾病的牙周炎中，其治疗也不仅限于口腔科。如有条件检测患者周缘血的中性粒细胞和单核细胞的趋化、吞噬功能，血清 IgG2 水平，或微生物学检测，则有助于诊断。有时阳性家族史也有助于诊断本病。

最近有学者提出在有的年轻人和青少年，有个别牙齿出现附着丧失（牙数不多），但其他方面不符合早发性牙周炎者，可称之为偶发性附着丧失（incidental attachment loss），例如个别牙因咬合创伤或错殆所致的牙龈退缩、拔除智齿后第二磨牙的附着丧失等，这些个体可能为侵袭性牙周炎或慢性牙周炎的易感者。

（二）诊断

侵袭性牙周炎应抓住早期诊断这一环，因初起时无明显症状，待就诊时多已为晚期。如果年轻患者的牙石等刺激物不多，炎症不明显，但发现有少数牙松动、移位或邻面深袋，局部刺激因子与病变程度不一致等，则应引起重视。重点检查切牙及第一磨牙邻面，并摄 X 线片或（和）咬合翼片有助于发现早期病变。有条件时，可做微生物学检查发现伴放线杆菌，或检查中性粒细胞有趋化和吞噬功能的异常，有助于本病的诊断。早期诊断及治疗对保留患牙极为重要。对于侵袭性牙周炎患者的同胞进行牙周检查，有助于早期发现其他病例。

（三）治疗原则

1. 早期治疗、防止复发 本病常导致患者早年拔牙，因此特别强调早期、彻底的治疗，主要是彻底消除感染、治疗基本同慢性牙周炎，洁治、刮治和根面平整等基础治疗是必不可少的。多数患者有较好的疗效，病变转入静止期，但因为伴放线杆菌可入侵牙周组织，单靠机械刮治不易彻底消除入侵细菌，有的患者还需用翻瓣手术清除入侵组织的微生物。本病治疗后较易复发（国外报道复发率约为 25%），因此应加强定期的复查和必要的后续治疗。根据每位患者菌斑和炎症的控制情况，确定复查的间隔期。开始时为每 1～2 个月 1 次，6 个月后若病情稳定可逐渐延长。

2. 抗菌药物的应用 由于 AgP 存在与菌斑堆积情况不相符的牙周破坏，AgP 的病原微生物的控制，不只减少菌斑的数量，更重要的是改变龈下菌斑的组成。不少学者报道，单纯用刮治术不能消除入侵牙龈中的伴放线杆菌，残存的微生物容易重新在牙面定植，使病变复发。因此，主张全身服用抗生素作为洁治和刮治的辅助疗法。四环素在国外使用较多，0.25g，每日 4 次，共服 2～3 周。但在我国，由于 20 世纪四环素的滥用导致耐药菌株，四环素对国内患者效果不理想。也可用小剂量多西环素，50mg 每日 2 次。该两药除有抑菌作用外，还有抑制胶原酶的作用，可减少牙周组织的破坏。近年来的研究和临床实践证明，甲硝唑和阿莫西林配伍使用可有效抑制 Aa 和厌氧致病菌，对于一些单纯洁治和刮治甚至手术效果不佳的病例也有效。考虑到菌斑生物膜对细菌的保护作用，局部或全身用药应作为机械治疗的辅助，建议在机械治疗或手术治疗后立即口服甲硝唑和阿莫西林，此时龈下菌斑的数量最少且生物膜也被破坏，能发挥药物的最大疗效。理想的情况下，应先检查龈下菌斑中的微生物，有针对性地选用药物，在治疗后 1～3 个月时再复查龈下微生物，以判断疗效。在根面平整后的深牙周袋内放置缓释的抗菌制剂如甲硝唑、米诺环素、氯己定等也有良好疗效，文献报道可减少龈下菌斑的重新定植，减少病变的复发。

3. 调整机体防御功能 宿主对细菌感染的防御反应在侵袭性牙周炎的发生、发展方面起重要的作用，近年来人们试图通过调节机体的免疫和炎症反应过程来减轻或治疗牙周炎。例如，多西环素可抑制胶原酶，非甾体类抗炎药可抑制花生四烯酸产生前列腺素，抑制骨吸收，这些均有良好的前景。中医学强调全身调理，国内有些学者报道用六味地黄丸为基础的固齿丸（膏），在牙周基础治疗后服用数月，可明显减少复发率。服药后，患者的白细胞趋化和吞噬功能及免疫功能也有所改善。吸烟是牙周炎的危险因素，应劝患者戒烟。还应努力发现有无其他全身因素及宿主防御反应方面的缺陷。

4. 牙移位的矫正治疗 病情不太重而有牙移位的患者，可在炎症控制后，用正畸方法将移位的牙复位排齐，但正畸过程中务必加强菌斑控制和牙周病情的监控，加力也宜轻缓。据 Baer 等介绍，青少年牙周炎患者如果第一磨牙破坏严重，而第三磨牙尚未萌出，X 线片显示其牙根已形成 1/3～2/3，则可将患病的第一磨牙拔除，而将发育中的第三磨牙移植于第一磨牙的拔牙窝内，可期望获得移植牙的牙根继续形成的效果，避免了用义齿修复第一磨牙。

5. 疗效维护 在牙周炎症控制后，长期疗效由患者的依从性和维护治疗的措施所决定。对于 AgP 患者维护期中的菌斑控制尤为重要，应采用各种必要的手段，而且医师在维护期所采取的措施应更积极，适时而详尽的再评价可为及时采取有效治疗提供依据。

（刘　娟）

第五节　牙周－牙髓联合病变

牙周炎和牙髓根尖周病的发病因素和病理过程虽不完全相同，但牙周袋内和感染的牙髓内都存在以厌氧菌为主的混合感染，它们所引起的炎症和免疫反应有许多相似之处，两者的感染和病变可以互相扩散和影响，导致联合病变的发生。1999 年国际牙周病分类研讨会上对牙周－牙髓联合病变（combined periodontal－endodontic lesions）的界定为："同一个牙并存着牙周病和牙髓病变，且互相融合连通（coalescent）。感染可源于牙髓，也可源于牙周，或两者独立发生，然而是相通的。"它们不同于单纯的牙槽脓肿，也不同于牙周脓肿。了解两者的相互关系和疾病的相互影响，对临床诊断和治疗设计有重要意义。

一、临床类型

（一）牙髓根尖周病对牙周组织的影响

生活的牙髓即使有炎症，一般也不引起明显的牙周破坏，可能仅引起根尖周围的牙周膜增宽或局限的阴影。有少数的牙髓坏死是无菌性的，它们一般不会引起明显的牙周病变。但大多数死髓牙均为感染性的，其中的细菌毒素及代谢产物可通过根尖孔或根管侧支引起根尖周围组织的病变或根分叉病变，这些病变可以急性发作形成牙槽脓肿（alveolar abscess）。

1. 脓液 牙槽脓肿若得不到及时的根管引流，脓液可沿阻力较小的途径排出。

（1）多数情况下根尖部的脓液穿破根尖附近的骨膜到黏膜下，破溃排脓，形成相应处黏膜的瘘管（fistula）或窦道，不涉及牙周组织。

（2）少部分病例（多见于年轻恒牙和乳磨牙）脓液可沿阻力较小的途径向牙周组织排出。脓液向牙周引流的途径有二：①沿牙周膜间隙向龈沟（袋）排脓，迅速形成单个的、窄而深达根尖的牙周袋。多根牙也可在根分叉处形成窄而深的牙周袋，类似Ⅲ度根分叉病变。②脓液由根尖周组织穿透附近的皮质骨到达骨膜下，掀起软组织向龈沟排出，形成较宽而深的牙周袋，但不能探到根尖。此种情况多见于颊侧。此时临床上见到的"牙周探诊深达根尖"实际是探到了根尖周的脓腔里，并非病理性牙周袋，而牙松动、牙槽骨密度降低等临床表现均是急性炎症所致的一过性表现。通过及时彻底的牙髓治疗，牙周组织即可迅速愈合，牙不松动，不遗留牙周病变。

（3）牙槽脓肿反复发作且多次从牙周排脓而未得治疗，在炎症长期存在的情况下，终使牙周病变成立（有深牙周袋、骨吸收、牙可松动也可不松），此为真正的联合病变，有学者称此为逆行性牙周炎。治疗必须双管齐下。因此，不应将这种情况简单地诊断为牙槽脓肿。

上述第 2、3 种情况在临床上易被诊断为牙周脓肿或单纯的牙槽脓肿，但仔细检查可发现如下特点：患牙无明显的牙槽嵴吸收，或虽有广泛的根尖周围骨密度降低，但在有些 X 线片上还能隐约见到牙槽嵴顶的影像，此为急性炎症所造成的骨密度降低；邻牙一般也无严重的牙周炎。

上述第 2 种情况，若患牙能在急性期及时得到牙髓治疗，除去感染源，则牙周病损能很快愈合，因为它只是一个排脓通道。但第 3 种情况因病情反复急性发作，牙周排脓处有牙龈上皮向根方增殖形成袋

— 159 —

上皮，并有菌斑长入龈下，则牙周炎病变成立，表现为深牙周袋、出血溢脓、牙槽骨吸收、牙松动，可有黏膜瘘管、叩诊不适等，典型病例的 X 线片表现为根尖区阴影与牙槽嵴的吸收相连，形成典型的"烧瓶形"或"日晕圈"状病变，即阴影围绕根尖区并向牙槽嵴顶处逐渐变窄。临床上见到有牙髓病变或不完善的牙髓治疗及修复体的牙，若有根尖区或根分叉区阴影及牙周袋，而其他部位无明显牙周病变者，也提示有牙髓源性的牙周—牙髓联合病变的可能性。

2. 牙髓治疗过程中或治疗后造成的牙周病变　如根管壁侧穿或髓室底穿通、髓腔或根管内封入烈性药（砷制剂、戊二醛、塑化液、干髓剂等），均可通过根分叉区或根管侧支伤及牙周组织。

3. 根管治疗后的牙　有的可发生牙根纵裂，文献报道平均发生在根管治疗后 3.25 年（3d 至 14 年）。其原因多由于过度扩大根管、修复体的桩核不当、过大的殆力、死髓牙的牙体发脆等。还有不少发生于活髓牙的牙根纵裂，也可伴发局限的深牙周袋和牙槽骨吸收。临床表现患牙有钝痛、咬合痛（尤其是局限于某一个牙尖的咬合痛）、窄而深的牙周袋。X 线片在早期可能仅见围绕牙根一侧或全长的牙周膜增宽，或窄的"日晕"状根尖阴影。活髓牙的根纵裂还可见到典型的根尖部根管影像变宽。根裂的患牙可反复发生牙周脓肿，出现窦道。本类型的共同特点是：①牙髓无活力，或活力异常。②牙周袋和根分叉区病变局限于个别牙或牙的局限部位，邻牙的牙周基本正常或病变轻微。③与根尖病变相连的牙周骨质破坏，呈烧瓶形。

（二）牙周病变对牙髓的影响

1. 逆行性牙髓炎（retrograde pulpitis）　是临床较常见的。由于深牙周袋内的细菌、毒素通过根尖孔或根尖 1/3 处的根管侧支进入牙髓，先引起根尖 1/3 处的牙髓充血和发炎，以后，局限的慢性牙髓炎可急性发作，表现为典型的急性牙髓炎。临床检查时可见患牙有深达根尖区的牙周袋或严重的牙龈退缩，牙一般松动达 Ⅱ 度以上。牙髓有明显的激发痛等，诊断并不困难。

2. 长期存在的牙周病变　袋内的毒素可通过牙本质小管或根管侧支对牙髓造成慢性、小量的刺激，轻者引起修复性牙本质形成，重者或持久后可引起牙髓的慢性炎症、变性、钙化甚至坏死。国内有学者报道因牙周炎拔除的无龋牙中，64.0% 有牙髓的炎症或坏死，牙髓病变程度及发生率与牙周袋的深度成正比，其中临床表现牙髓活力迟钝的牙，80.6% 已有牙髓的炎症或坏死，这些牙可能一时尚未表现出牙髓症状，但实际已发生病变。

3. 牙周治疗对牙髓也可产生一定影响　根面刮治和平整时，将牙根表面的牙骨质刮去，常使牙本质暴露，造成根面敏感和牙髓的反应性改变。牙周袋内或根面的用药，如复方碘液、碘酚、枸橼酸等均可通过根管侧支或牙本质小管刺激牙髓，但一般情况下，牙髓的反应常较局限且为慢性，临床无明显症状。

（三）牙周病变与牙髓病变并存

这是指发生于同一个牙上各自独立的牙髓和牙周病变。当病变发展到严重阶段时，例如牙髓病变扩延到一个原已存在的牙周袋，使两者互相融合和影响，可将这种情况称为"真正的联合病变（truecombined lesion）"。

二、治疗原则

有牙周－牙髓联合病变时，应尽量找出原发病变，积极地处理牙周、牙髓两方面的病灶，彻底消除感染源。牙髓根尖周的病损经彻底、正规的根管治疗后大多预后较好；而牙周病损疗效的预测性则不如牙髓病。因此，牙周－牙髓联合病变的预后在很大程度上取决于牙周病损的预后。只要牙周破坏不太严重，牙不是太松动，治疗并保留患牙的机会还是不错的。

（1）由牙髓根尖病变引起牙周病变的患牙，牙髓多已坏死或大部坏死，应尽早进行根管治疗。病程短者，单纯进行根管治疗后，牙周病变即可完全愈合。若病程长久，牙周袋已存在多时，则应在拔髓和根管内封药后，同时或尽快开始常规的牙周治疗，消除袋内的感染，促使牙周组织愈合。较合理的顺序是：清除作为感染源的牙髓→清除牙周袋内的感染→完善的根管充填。应强调对此种患牙的牙髓治疗务求彻底消除感染源，并严密封闭根管系统，做完善的根管充填。在上述双重治疗后，可观察3~6个月，以待根尖和牙周骨质修复。若数月后骨质仍无修复，或牙周袋仍深且炎症不能控制，可再行进一步的牙周治疗如翻瓣术等。本型的预后一般较好，根尖和牙周病变常能在数月内愈合。

（2）有的患牙在就诊时已有深牙周袋，而牙髓尚有较好的活力，则也可先行牙周治疗，消除袋内感染，必要时进行牙周翻瓣手术和调𬌗，以待牙周病变愈合。但对一些病程长且反复急性发作、袋很深、根分叉区受累的患牙，或虽经彻底的牙周治疗仍效果不佳者，应采用多种手段检测牙髓的活力，以确定是否进行牙髓治疗。然而，应指出的是，牙髓活力测验的结果仅能作为参考依据，因为"活力测验"的结果实际上只反映牙髓对温度、电流等刺激的反应能力，而不一定反映其生活力。尤其在多根牙，可能某一根髓已坏死，而其他根髓仍生活，此时该牙对活力测验可能仍有反应；有些牙髓存在慢性炎症或变性，甚至局部发生坏死，但仍可对温度或电流有反应性。因此对牙周袋较深而牙髓活力虽尚存但已迟钝的牙齿，不宜过于保守，应同时做牙髓治疗，这有利于牙周病变的愈合。然而，这方面的观点有分歧，有的学者认为在前牙有X线片显示垂直吸收达根尖周者，决定治疗方案的唯一依据是牙髓活力测验，若牙髓有活力，则只需做牙周治疗，包括翻瓣手术。

（3）逆行性牙髓炎的患牙能否保留，主要取决于该牙牙周病变的程度和牙周治疗的预后。如果牙周袋能消除或变浅，病变能得到控制，则可先做牙髓治疗，同时开始牙周炎的一系列治疗。如果多根牙只有1个牙根有深牙周袋引起的牙髓炎，且患牙不太松动，则可在根管治疗和牙周炎症控制后，将患根截除，保留患牙。如牙周病变已十分严重，不易彻底控制炎症，或患牙过于松动，则可直接拔牙止痛。

总之，应尽量查清病源，以确定治疗的主次。在不能确定的情况下，死髓牙先做根管治疗，配合牙周治疗；活髓牙则先做系统的牙周治疗和调𬌗，若疗效不佳，再视情况行牙髓治疗。

（县顺兰）

第九章

口腔黏膜疾病

第一节 总论

口腔黏膜病是指发生在口腔黏膜及口腔软组织的除肿瘤以外的疾病。

口腔黏膜病病损的临床表现是多种多样的。最常见的是溃疡及糜烂，其他如角化异常、疱疹、结节、坏死等亦可发生。而且在病程的不同阶段还可以发生病损类型的更迭，如疱疹破溃可形成溃疡、上皮剥脱后形成糜烂等。从病因来看也比较复杂。除极少数病种是单纯由局部原因引起外，大多数口腔黏膜病和全身状况有着密切的关系。有些口腔黏膜病损是全身性疾病早期或晚期的一部分病征。还有许多口腔黏膜病病因不明，其中最常见的是复发性阿弗他溃疡（recurrent aphthous ulcer）及一些口腔黏膜和皮肤先后或同时发生病损的疾病。但无论哪种情况，口腔黏膜病往往都在身体抵抗力降低时发生。所以，在诊治时要注意从口腔局部联系全身，从口腔黏膜病损的表现寻求疾病的本质，才不致因诊断不明而延误治疗。

一、口腔黏膜的组织结构及生理功能

（一）口腔黏膜的一般组织结构

口腔黏膜是由上皮及固有层组成，两者之间有基底膜相隔。黏膜层借疏松的黏膜下层与其深部组织相连接。

1. 上皮　上皮由内向外依次是基底层、棘层、颗粒层和角化层。因上皮全层为复层鳞状上皮，使病原微生物不易透过上皮而有保护机体的作用。

2. 固有层　固有层中的结缔组织为纤维结缔组织。在固有层中突向上皮部分的结缔组织称为结缔组织乳头，而上皮伸向结缔组织的部分则称为上皮钉突。血管不分布到上皮层，神经纤维可伸入到上皮内且有丰富的神经感受器。所以浅层溃疡或糜烂时非常疼痛。

3. 基底膜　基底膜是连接上皮和结缔组织的部分。位于上皮钉突及结缔组织乳头之间，是一种由上皮细胞分泌物和结缔组织胶原纤维共同产生的复合物，主要是糖蛋白。有连接固着上皮和结缔组织的作用。

4. 黏膜下层　黏膜下层是疏松的结缔组织，有丰富的血管、神经、淋巴管、腺体和脂肪组织等。黏膜下层的血管可分成细支分布到固有层的结缔组织乳头中形成毛细血管网。上皮的营养通过基底膜扩散而来，也可通过固有层的代谢提供。

（二）口腔各部位黏膜的结构差异

口腔黏膜按结构和功能不同可分为三种，即被覆黏膜、咀嚼黏膜和特殊黏膜。

1. 被覆黏膜　被覆黏膜仅起覆盖作用。如颊、唇、移行沟、口底、舌腹和软腭的黏膜都属于被覆黏膜，不附着于骨组织上而附着于肌肉上，主要是使活动部位能适应口腔和面部肌肉活动时的伸展。其上皮表层基本无角化或为不全角化。唇红部黏膜上皮细胞透明度较大，结缔组织乳头中毛细血管丰富，所以血色可透过薄而透明的上皮露出红色，贫血时可见口唇苍白。又因唇红部的黏膜下层中无腺体，所以在热性病、气候干燥等情况下易干裂、脱屑等。

2. 咀嚼黏膜　咀嚼黏膜主要覆盖在硬腭及大部分牙龈的表面，是不活动的部位。这些黏膜经常受到咀嚼时的压力和摩擦，所以上皮表层绝大多数正角化，有较厚而完整的角化层。咀嚼黏膜的上皮钉突较长，固有层的结缔组织纤维较粗大致密，故能耐受一定的压力和摩擦。

3. 特殊黏膜　特殊黏膜是覆盖在舌背的黏膜。表面粗糙有许多乳头突起。其结构能适应咀嚼时舌腭之间的相互作用及舌的伸展。同时受纳味觉。其表层主要为正角化，无黏膜下层，舌肌纤维可伸入固有层内。舌体上有4种乳头。①丝状乳头：数目最多，乳头尖端上皮为明显的正角化，所以临床表现发白。②菌状乳头：数目较少，散在丝状乳头之间，呈蕈状。上皮层较薄，表层无角化故色较红。有时乳头的上皮内可存在一些味蕾，故有味觉感受作用。③轮廓乳头：沿人字沟排列，共有 8～10 个，是舌乳头中体积最大者。在乳头侧壁的上皮中有味蕾，有味觉感受作用。④叶状乳头：位于舌两侧壁的后部的数条皱襞，颜色较周围黏膜稍红。舌的病变主要表现在乳头。如贫血、核黄素缺乏、念珠菌感染等，均可表现为舌乳头充血、肿胀、发炎。严重时乳头可以萎缩以至舌背光秃。舌背上皮细胞脱落停滞于舌背上成为舌苔，可以反映胃肠道的疾病。

（三）口腔黏膜的生理功能

1. 保护功能　口腔黏膜是口腔表面的一层上皮性膜。它与皮肤所处环境不同，皮肤表面干燥，而口腔黏膜是处在湿润环境中。健康的口腔黏膜可以起屏障作用，保护黏膜下器官免受外界侵袭。其屏障功能主要由上皮完成，因上皮为复层鳞状上皮，有多列细胞可以阻止微生物的侵袭。其次，黏膜固有膜的结缔组织中胶原纤维互相交织成为纤维束，可以抵抗加于黏膜表面的压力，如咀嚼压力等。上皮下的结缔组织中有许多淋巴细胞和巨噬细胞能吞噬和杀灭微生物，保护机体不受侵袭。用免疫荧光法显示，有的淋巴细胞能活跃地产生免疫球蛋白抗体，主要是IgA，有中和病毒和抗细菌侵入机体的作用。由于口腔黏膜的主要功能是屏障作用，故其通透性小，它只对较小的分子有通透作用，而且主要在舌腹及口底黏膜。故一般口腔内给药不易被吸收。口腔黏膜亦有黑色素细胞及皮脂腺，前者有轻度的保护功能，后者有润滑功能。

2. 感觉功能　口腔黏膜和皮肤一样可以接受和传递外来环境的刺激，如冷、热、疼痛、触动和压迫等，并可引起机体对这些刺激的反应。此外，因为舌根部轮廓乳头及菌状乳头存在味蕾，是身体特有的味觉感受器。所以，口腔黏膜也是消化道唯一有味觉的器官，能感受各种味道。

3. 润滑及助消化功能　口腔黏膜下结缔组织中有大小唾液腺，能分泌唾液以维持口腔内的湿润及黏膜表面光滑，有助于说话及咀嚼时舌的运动。此外，唾液中含有酶类，可对食物初步消化，并可使食物润滑便于吞咽。

二、口腔黏膜患病与口腔环境的关系

口腔是一个复杂的环境，经常处于湿润状态，又有合适的温度，故宜于多种细菌及真菌生存。还有一些长期存在的机械性刺激因素，如尖锐的牙尖及牙齿边缘、残根、残冠和不良修复体等，进食时的咀嚼摩擦，经常接受的冷热温度或酸辣等，均可成为刺激口腔黏膜的因素。上述原因使口腔黏膜直接受到威胁而可能引起疾病。但事实上多数人并未发病，这主要因为机体还有抵抗力。黏膜本身的结构、机体天然的防御屏障和唾液的作用均为抗病因素。

唾液是由三对大的唾液腺，即腮腺、下颌下腺、舌下腺及许多分布在唇、颊、舌、腭等处的小唾液腺的分泌液组成。唾液的成分比较复杂。主要成分是水，另有有机成分及无机成分，如多种酶及蛋白质、电解质、上皮细胞、白细胞等，它有机械清洗及抗菌能力，均有利于抗病。唾液量及流率与身体的生理及病理状况有关。健康成人的唾液流率平均每分钟为 0.1ml。但随着年龄的增长，腺体的分泌组织渐渐被脂肪及结缔组织代替，所以老年人唾液分泌量减少。临床上常见老年人以口干为主诉而就诊者，这是生理性变化。但是，当患舍格伦综合征（Sjogren Syndrome）或干燥综合征或腮腺炎时，因唾液腺泡萎缩、破坏，使唾液分泌量减少，流率降低，患者亦会感到口干，这种变化是病理性的。又如唾液免疫蛋白的多少、化学成分的变化等亦与口腔黏膜的发病有关。正常情况下唾液的 pH 为 6.0 ~ 7.9，介于弱酸至弱碱性。如果 pH 偏酸，念珠菌就易在口腔内繁殖而引起感染。

此外，注意除去口腔中的残根、残冠，修改不良修复体等机械刺激因素，保持口腔卫生减少菌斑的生成等，对减少口腔黏膜发病及促进病损的愈合是有益的。

三、口腔黏膜病的分类

疾病分类的目的是为了反映病变的本质，便于诊断，指导治疗。但口腔黏膜病病因复杂，病种繁多，临床表现多样化，往往与全身状况关系密切。目前在分类方面还存在一些问题。主要是对一些疾病的病因及发病机制尚不明确，且很多病的病损表现或发病部位都有交叉重叠，故无论按病因、病理或病损表现、发病部位进行分类，均存在交叉现象而不易分清。

为了突出治疗重点，可按疾病的发病原因、病损部位及临床表现的共同特点将口腔黏膜病加以归纳分组如下：

1. 病损单纯或主要发生在口腔黏膜的疾病 本组包括的常见病有复发性阿弗他溃疡、创伤性损害、口腔念珠菌病、细菌感染性口炎、唇及舌的固有疾病、口腔白斑及口腔红斑（或称赤斑）等。

2. 口腔黏膜和皮肤以及生殖器、眼、鼻腔等黏膜同时或先后发生病变的疾病 本组包括的常见病有多形性红斑、药物过敏、扁平苔藓、慢性盘状红斑狼疮、天疱疮、类天疱疮、贝赫切特综合征等。

3. 全身性疾病在口腔黏膜的表征 本组包括全身各系统病、营养缺乏、代谢障碍、内分泌紊乱以及结核、梅毒等特殊感染所表现的口腔黏膜病征。

以上三组疾病中，第一组的治疗重点应放在口腔局部，全身方面根据情况辅以抗感染及支持治疗。第二组的治疗应同时注意口腔和身体其他部位的病损，并根据情况给予全身调整免疫功能，抗感染及支持治疗。第三组的治疗重点是全身性疾病，口腔病损只作预防继发感染及对症治疗即可。

四、口腔黏膜基本病损及其临床病理

虽然发生在口腔黏膜的病损有多种表现，但各种口腔黏膜病均有自己的病损特点，所以根据病损表现可以初步提示对疾病的诊断范围。而要正确诊断口腔黏膜病，首先就要能正确辨认各种病损的临床表现及了解其组织变化，再结合病史、症状和其他进一步的辅助检查即可得出较明确的诊断，以便制订正确的治疗方案。口腔黏膜临床常见病损如下：

1. 斑 斑（macule）是黏膜或皮肤上的局限性颜色异常。斑不高于黏膜或皮肤表面，也不使黏膜变厚。其大小、形状、颜色各不相同。大小可由直径数毫米到数厘米。颜色可以是红、棕或黑褐色等。如因固有层血管扩张、增生、充血等所形成的斑为红色到红棕色，称为红斑，用玻片压时可见红色消退。如由于出血引起的瘀斑，则压时颜色不消退。在多形性红斑、慢性盘状红斑狼疮等疾病可见红斑病损。血小板减少性紫癜在黏膜及皮肤上可见瘀斑。色素斑的颜色由棕色到黑色，是由于上皮基底层有黑色素细胞，亦可因陈旧性出血有含铁血黄素存在于固有层内而引起。色素斑可以是生理性的，亦可能是病理性的。

2. 丘疹 丘疹（papule）是一种小的实质性突起，高于黏膜面。直径大小可由 1mm 至数毫米。表面形状可能是扁平、尖形或圆形。基底形状可能是圆形、椭圆形或多角形。颜色可以是红、紫红、白或黄等。丘疹消退后不留痕迹。在光学显微镜下见丘疹的组织变化是上皮变厚、浆液渗出及炎症细胞浸润等。因有实质内容，故触之较硬。扁平苔藓的病损是口腔黏膜上出现白色丘疹排列成线状或斑块状。皮肤上的丘疹初呈紫色，久之呈褐色，有明显瘙痒或烧灼感。

3. 结节 结节（nodule）病损是有组织增生，形成突起于黏膜表面的小结。一般慢性炎症以增殖性变化为主。结节就是肉芽肿本身在临床上的表现。又如纤维瘤时，结缔组织纤维的增生亦可形成结节，表现为高出黏膜或皮肤的实质性突起，触之较硬而坚实。如果肉芽组织的一部分坏死、液化则可形成脓肿。当肉芽肿的表面组织坏死脱落而没有正常的上皮覆盖时则形成溃疡。口腔结核、恶性肉芽肿的病损都表现有炎症性肉芽组织的增生，临床表现为结节。

4. 疱 疱（vesicle）是一种小的圆形突起，内有液体贮留。如贮有脓液为脓疱，贮有血液为血疱，贮有浆液为水疱。口腔黏膜病常见的疱为水疱，内容物为渗出的浆液。疱的数目及分布情况可以是单个存在，也可为多个分布成簇。疱膜可以很薄或较厚，这要根据疱所在的位置而定，分为三种情况。

（1）角化层下疱：是最浅的疱。疱在角化层下，使角化层与上皮剥离，如皮肤上的脓疱病有角化层下疱。口腔黏膜很少见这种疱。

（2）上皮内疱：这种疱因为疱在上皮层内，故疱壁很薄，极易破裂。临床上很难见到完整的上皮内疱，如天疱疮病损即为上皮内疱，且伴有棘细胞层松解。疱疹性口炎亦为上皮内疱，但没有棘细胞层松解。

（3）上皮下疱：这种疱在上皮基底层之下。基底细胞变性，使上皮全层与黏膜下组织剥离。疱壁为上皮全层，故较厚，与棘层内疱比较，不易破裂。在临床上可见到完整的疱，如多形性红斑、类天疱疮、扁平苔藓等，均为上皮下疱。

5. 大疱 大疱（bulla）的疱较大，直径由数毫米至数厘米。大疱可直接发生，或由数个邻近的小疱融合而成，如天疱疮、多形性红斑等疾病可出现大疱。天疱疮的疱四周无红晕，发生在看似"正常"的黏膜或皮肤上。如果摩擦天疱疮患者未发生疱疹的黏膜或皮肤也可形成疱，或使之与上皮剥离。此种现象即为尼氏征（Nikolsky sign）阳性，说明天疱疮患者黏膜和皮肤的易受损性。

6. 角化异常

（1）过度角化（hyperkeratosis）：过度角化可表现为两种情况即过度正角化（hyperorthokeratosis）和过度不全角化（hyperparakeratosis）。由于上皮角化层异常增厚或角化层没有随着代谢过程脱落，即形成过度角化。组织病理变化是角层增厚、粒层明显、棘层亦可增厚。过角化的临床表现是黏膜发白、增厚，表面粗糙发涩感。例如，白斑、扁平苔藓等疾病的白色角化斑块或条纹，均为过度角化或过度不全角化。

（2）不全角化（parakeratosis）：当黏膜上皮有炎症或棘层水肿时常出现不全角化。其组织变化是在角化层中有未完全消失的、固缩的上皮细胞核。临床表现为唇红部的脱屑或湿润的口腔黏膜的浅小凹陷。扁平苔藓、慢性盘状红斑狼疮病损的上皮表层可能出现不全角化。

（3）角化不良（dyskeratos's）或称角化异常增殖：上皮细胞异常发育，在棘层及基底层中发生角化，一般是在高度增生的上皮钉突中出现，这种情况易于癌变。临床上如白斑表面增生、不平整和有硬结时要怀疑是上皮异常增生。

7. 糜烂 糜烂（erosion）是指黏膜上皮浅层破溃而不完整，但未波及上皮全层，所以病损浅，愈合后不留瘢痕。糜烂可继发于疱疹破溃以后，上皮剥脱后，或由创伤引起。如糜烂型扁平苔藓、慢性唇炎、多形红斑等均可出现糜烂。

8. 溃疡 溃疡（ulcer）是由于上皮坏死脱落而使组织形成缺损。溃疡底部是结缔组织，所以溃疡面一般都有炎症细胞浸润和纤维蛋白的渗出。由于引起溃疡的原因不同，组织破坏的程度不同，所以溃疡的深浅和形状亦各异。如损害只波及上皮层则称为浅溃疡，愈合后不留瘢痕。如破坏达到黏膜下层则称为深溃疡，愈合后可留下瘢痕。溃疡是口腔黏膜病中最常见的病损。常见的轻型复发性阿弗他溃疡，细菌、病毒感染性口炎等均表现为浅溃疡。复发性坏死性黏膜腺周围炎及一些肉芽肿性溃疡则表现为深溃疡。

9. 萎缩 萎缩（atrophy）是上皮（也可伴有结缔组织）的细胞体积缩小和数目减少。临床可见组织变薄。如上皮变薄则结缔组织中的血管颜色明显透露致使黏膜发红，组织表面稍凹陷。舌乳头的萎缩可使舌面光滑发亮。

10. 皲裂 皲裂（rhagade）是黏膜或皮肤发生的线状裂口，系因组织失去弹性变脆所形成。当皲裂浅，只限于上皮层时易愈合，且不留瘢痕；如皲裂深达固有膜或黏膜下层时能引起出血和疼痛，愈合后有瘢痕形成。如慢性唇炎时唇红部有皲裂。维生素 B_2 缺乏及口腔念珠菌感染等，口角亦可出现皲裂。

11. 脱屑 脱屑（desquamation）是上皮表层脱落成鳞屑或大片状，往往是由炎症引起。表层多为不全角化。皮肤上的鳞屑能堆积在皮肤表面，但口腔内因有唾液的湿润故不能见到脱屑。口腔黏膜脱屑仅见于唇红部。

12. 痂　由于在黏膜或皮肤表面病损的渗出液变干而形成痂皮（crust）。口腔内因为唾液的湿润而不能形成痂，只有唇红部可以结痂。痂是由脓液、血液、浆液加上上皮残渣以及一些体外物质变干后所形成，颜色由黄至棕色或暗紫色，视其构成成分而定。唇红部的痂因暴露在空气中较干燥，常可形成裂口而出血，如口角炎、唇疱疹等。

13. 假膜　假膜（pseudomembrane）是由于上皮缺损形成溃疡后，由炎症渗出的纤维素形成网架，加上坏死脱落的上皮细胞和炎症渗出物集结在一起而形成。假膜不是组织本身，所以能被擦掉或撕脱。细菌感染性口炎的溃疡面或多形性红斑的溃疡面均有较厚的假膜。

14. 坏死及坏疽　局部组织发生病理性破坏、死亡，称为坏死（necrosis）。坏死组织受腐败细菌作用而发生坏疽（gangrene）形成腐肉而脱落，并遗留深的溃疡。临床表现为污秽的暗灰或灰黑色缺损，伴有恶臭。显微镜下表现为组织失去原来的结构，核固缩、破裂以至溶解成无结构物。坏死性龈口炎、白血病、粒细胞缺乏症、淋巴瘤等，均可形成坏死性溃疡。

五、口腔黏膜病的检查及诊断

（一）收集病史

口腔黏膜病病因复杂，发病往往与全身状况关系密切。有些是全身病在口腔黏膜上的表征，有些病目前病因尚不明确，仅少部分是单纯由局部原因引起。故问诊时要全面了解疾病的发生及发展过程。注意除口腔病损外是否伴有身体其他部位的病损及症状，以及治疗经过等。有些口腔黏膜病，如白斑与吸烟有关、复发性阿弗他溃疡与遗传有关、多形性红斑与过敏有关等，故病史内容应包括个人生活习惯、家族史及过敏性疾病史等。还需了解全身性疾病情况。

（二）体格检查

体检是进行诊断最重要的一步。通过体检可验证采取病史时所得到的初步印象。

1. 口腔检查　除检查主诉部位外，应检查全口黏膜有无色、形、质的变化，有无残冠、残根或不良修复体等机械刺激因素。

检查口腔黏膜的病损时应注意辨别病损的类型、分布、大小、形状、数目、深浅、软硬、是否有增生等。还应检查病损基底及周围黏膜的情况，有无炎症反应或浸润性变化，病损相应部位淋巴结情况及与骨组织的关系等。经检查可初步分辨是一般炎症或特殊感染，是良性或恶性病损。

2. 皮肤检查　某些口腔黏膜病伴有皮肤病损。故体检时亦应注意皮肤有无病损，病损的类型、分布及症状等，有助于诊断。

3. 其他部位检查　有些口腔黏膜病损是全身性疾病的口腔表征。有些病可伴发外阴、眼、鼻或其他孔腔黏膜的病损。根据病情，必要时应做全身及外阴、眼、鼻等部位的检查，并请五官科、皮肤科及内科等会诊。

（三）辅助检查

有些疾病单凭病史及体检还不足以作出诊断时，要做些辅助性的实验室检查以确定诊断。

1. 活体组织检查　活体组织检查是诊断口腔黏膜病的重要手段之一。当临床不能明确诊断时，可以根据组织病理学变化并结合临床表现综合分析，便可得出较明确的诊断。或根据组织病理表现可以提出符合某种疾病或否定某种疾病的意见以协助临床诊断和考虑治疗方案。

下列情况可以考虑取活检：①溃疡表面有颗粒样增生或基底有硬结浸润。②白斑表面形成溃疡或出现颗粒样增生。③扁平苔藓糜烂长期不愈或表面不平整。④黏膜上有肿块或其他组织增生表现。⑤原因不明的溃疡、红斑等虽经相应治疗后2～3周以上仍不愈合。⑥疑难病例根据病史、临床表现及化验均不能明确诊断时。⑦为判断疾病的预后及采取不同的治疗方法需要将临床表现相似的疾病进行鉴别时。

取活检时应注意要在基本控制病损的感染和炎症后才能进行，以免影响病理结果和活检伤口的愈合。要选择切取最可疑及有特征的病变组织。病损如为多种表现，则应在不同变化处取两种以上的标本。

2. 微生物检查

（1）细菌感染：口腔黏膜常见的细菌感染为革兰阳性、阴性球菌、梭状杆菌及文森螺旋体等。可于病损部位涂片用 Gram 染色法染色观察。特殊感染，如结核分枝杆菌，可涂片用抗酸染色找结核分枝杆菌，必要时作培养或送血培养证实。

（2）真菌感染：口腔常见的真菌感染为白色念珠菌感染。可于病损部位或义齿的组织面取材涂片，滴加 10% 氢氧化钠（钾）溶液，在微火焰上固定，即可在显微镜下见到念珠菌菌丝及孢子。亦可用 PAS 或 Gram 染色法染色见到菌丝及孢子。于病损处刮取标本或取患者非刺激性唾液进行培养，亦可得到证实。

3. 脱落细胞学检查　检查脱落细胞是一种简便易行且减轻患者痛苦的诊断方法，可作为下列口腔黏膜病的初步诊断或辅助诊断的一种手段。

（1）天疱疮：在表面麻醉下揭去疱皮，于疱疹底部刮取脱落的上皮细胞做涂片。用吉姆萨染色法染色，可见大量成堆或散在的呈圆形、细胞核增大、染色质增多和核四周有晕的天疱疮细胞（Tzanck cell），即可诊断为天疱疮。

（2）疱疹性口炎：在表面麻醉下，于疱疹破溃后的溃疡底部刮取脱落的上皮细胞做涂片。用吉姆萨染色法染色，可以见到：①毛玻璃样核，表现为细胞核增大，细胞核染色混浊、暗淡，但均匀一致。核膜亦浓染。胞质及细胞膜模糊不清。②可见多核合胞体，表现为细胞中核的数目增多，由几个到 20～30 个。细胞增大，形状奇异。③还可见细胞核内的包涵体。

（3）口腔白斑：用于追踪口腔白斑病损的变化。根据病损表层角化情况判断白斑的恶化倾向，如为不全角化则比正角化者更易恶变。作为一种辅助诊断方法，可监测白斑的潜在恶变倾向，利于早期发现和干预。

（4）早期癌变病损：对一切临床可疑癌变的病损可于病变底部刮取脱落细胞。如见到癌变细胞，可作为初步的辅助诊断，进一步取活检证实。

4. 免疫学检查　免疫荧光技术是把免疫组织化学方法与荧光染色法两者结合的一种技术，可以证明组织或细胞内的抗原或抗体成分。分为直接免疫荧光法和间接免疫荧光法两种。直接免疫荧光法是把荧光素标记在第一抗体上（又称Ⅰ抗），然后直接滴在组织或细胞上，可检测未知抗原的位置，此法特异性强。间接免疫荧光法是把荧光素标记在第二抗体上（又称Ⅱ抗），待特异性抗体（即Ⅰ抗）与组织或细胞发生反应后，再将Ⅱ抗与Ⅰ抗相结合，显示出抗原的位置。此法进一步提高了灵敏度。间接法也可用于检测循环自身抗体。免疫学检查可以诊断或协助诊断某些口腔黏膜病。如用直接免疫荧光法，可以诊断天疱疮，发现其上皮细胞间的荧光抗体；诊断类天疱疮，可见其上皮基底膜处有荧光抗体；部分慢性盘状红斑狼疮患者在上皮和结缔组织交界处有荧光抗体，亦可作为诊断的参考依据。

检查体液免疫和细胞免疫功能的变化，可协助诊断某些与免疫相关的口腔黏膜病。如口腔念珠菌病及 HIV 感染时，免疫功能可以降低。

5. 血液学检查　在口腔黏膜病的诊断和治疗用药的过程中，往往需要了解周围血的情况。常需进行的检查如下：

（1）感染性口炎或其他口腔黏膜病有继发感染时，为了解感染情况及程度，应查血常规及白细胞分类。当使用影响白细胞的药物时亦应如此。

（2）贝赫切特综合征活动期，要查血沉。特殊感染，如怀疑结核性溃疡时，亦应查血沉或特异性抗体。

（3）怀疑过敏性疾病时，应查白细胞分类及嗜酸细胞直接计数。

（4）舌痛、舌乳头萎缩等应查血常规，包括血红蛋白含量及红细胞数。还应查血清铁、维生素 B_{12} 及叶酸、同型半胱氨酸等以除外贫血。

（5）口腔黏膜有念珠菌感染时亦应检查血液中铁、叶酸及维生素 B_{12} 的含量。因某些敏感人体缺乏这些物质时，念珠菌菌丝易侵入上皮。

（6）怀疑出血性疾病或其他血液病时，应作血常规、分类、出凝血时间、血小板等检查。必要时应作全面的血液检查。

（7）对口腔黏膜病患者还可进行微循环和血流动力学的检查，以便在微循环方面予以改善和治疗。

（8）微量元素检查对诊断和治疗黏膜病有一定意义。如锌与上皮代谢角化有关，缺锌易发生口腔溃疡，适量补锌对治疗有益。其他如铁、钙、硒、铜等微量元素与口腔黏膜疾病及全身状态均有密切关系。检测物可以是唾液、头发及血液。

（9）其他检查：一些口腔黏膜疾病与某些内分泌及代谢紊乱、遗传因素等全身状况有密切联系，因此必要时要进行肝肾功能、内分泌因素及遗传学等方面相应检查以明确诊断。

（四）诊断

诊断是以客观事实作为依据，即在详细采取病史和体格检查后，将所得到的资料再参考辅助检查的结果，用科学的态度认真分析全部资料的意义和所反映的问题，最后做出正确的诊断。

六、口腔黏膜病的治疗原则

口腔黏膜病发病和病情变化往往和全身状况密切相关，所以除进行口腔局部的治疗外，还应进行全身治疗，特别是针对病因的治疗。必要时应与各个相关专科取得联系共同进行治疗。

（一）局部治疗

局部治疗的原则是保持口腔清洁，防止继发感染，除去口腔局部刺激因素，进行对症治疗，减少疼痛，并在局部予以抗炎、止痛、促进病损愈合的措施。

1. 消毒灭菌药物

（1）0.1%依沙吖啶溶液：有抑菌防腐作用，无刺激性。适用于各种口炎时含漱。特别用于唇部病变的湿敷有良好效果。

（2）0.05%氯己定（洗必泰）溶液：抗菌谱广，对多数革兰阳性、阴性细菌及真菌都有杀灭作用，在各种感染性口炎时用于含漱。

（3）1%~3%过氧化氢溶液：为强氧化剂，适用于坏死性龈口炎、冠周炎等厌氧菌感染时冲洗牙周袋及含漱。

（4）0.25%~0.50%金霉素溶液：有广谱抗菌及消炎作用。适用于并发有口腔细菌感染时做含漱剂。

（5）2%~4%碳酸氢钠溶液：为碱性溶液，适用于口腔念珠菌感染，可用作含漱剂使用，通过调节口腔内pH而抑制口腔念珠菌生长。义齿性口炎时亦可用以浸泡义齿，以抑制口腔念珠菌在义齿上繁殖。

2. 止痛药物

（1）0.5%~1.0%利多卡因：可作为含漱剂以止痛。特别在饭前含漱可使进食时减轻疼痛。

（2）0.5%达可罗宁：口腔溃疡或糜烂时可以含漱局部止痛。

（3）1%~2%丁卡因：表面麻醉止痛效果好。但因毒性较大，仅于临床做表面麻醉用。不适于患者自己用药。

3. 消炎及促进愈合药物

（1）1%甲紫：能防腐杀菌，有收敛作用，可保护创面，减轻疼痛，促进溃疡愈合。但不宜用于唇红部病损，以免引起干裂。目前该药在临床上已较少应用。

（2）中药散剂：养阴生肌散、锡类散等局部敷撒可以起到吸附剂的作用，吸附溃疡表面的渗出液。药物本身亦有清热止痛作用。可用于各种溃疡及糜烂面。

（3）药膜：用激素、抗生素、抗感染中草药或止痛药等加入明胶、羧甲基纤维素及聚乙烯醇基质，可配制成含各种不同药物的药膜。这些药膜有药物本身的消炎止痛功能，同时又能增加药物对病损局部的作用，并能保护溃疡面，有利于病损的愈合。

（4）药膏：抗生素或糖皮质激素、止痛类药膏，可用于溃疡或糜烂面，有消炎镇痛及促进病损愈合的作用。

（5）糖皮质激素：可用醋酸氢化可的松混悬液 12.5 ~ 25.0mg（0.5 ~ 1.0m）或地塞米松 1 ~ 2mg（0.5 ~ 1.0ml）加 2% 利多卡因 0.5 ~ 1.0ml 于黏膜病损基底部注射，有较好的抗炎及抗过敏作用。药物局部注射可发挥更大的作用而减少全身用药时所产生的不良反应。对糜烂型扁平苔藓、慢性盘状红斑狼疮、肉芽肿性唇炎等与重型阿弗他溃疡效果较好。

（6）超声波雾化治疗仪：将抗菌消炎药物、皮质激素等经振荡，以水为介质可将药物变成微细的雾粒，可高浓度均匀地使药物黏附于病变表面，并能透入黏膜内，可高效地减轻炎症并达到止痛及促进病变愈合的目的。

4. 除去局部刺激因素　如调磨尖锐的牙尖、牙缘，拔除残根、残冠等。不良修复体刺激黏膜时应予修改，以促进病损愈合。

5. 理疗

（1）紫外线：紫外线局部照射有消炎、止痛及灭菌作用。除光化性唇炎外，可用于其他原因引起的口腔溃疡及糜烂。

（2）激光：激光照射对口腔黏膜有消炎、止痛、调节神经血管功能、促进正常代谢的作用。氦氖激光砼二氧化碳激光对口腔黏膜溃疡、糜烂、慢性炎症等局部照射均有效。氩离子激光可用于除去白斑的病损。

（3）冷冻：利用制冷剂二氧化碳或液氮产生低温，使病损组织受到破坏而被除去。可用于白斑及其他可疑癌变的病损。

（二）全身治疗

全身治疗的原则是消除使口腔黏膜致病的全身因素，并采取全身支持治疗、抗过敏治疗及调整免疫治疗等措施，以利于疾病的恢复。

1. 支持疗法　绝大多数口腔黏膜病是在机体功能紊乱、身体虚弱的基础上发生的，所以支持治疗对每一例口腔黏膜病患者都是必需的。首先应给予高营养食物及维生素类药物，维生素有助于维持正常的代谢功能，提高机体的愈合能力。

2. 调整免疫功能　不少口腔黏膜病的发病与免疫功能异常有关，需要进行调整免疫功能的治疗。根据免疫异常的情况采用三类药物。

（1）免疫抑制剂：某些由于自身免疫功能亢进引起的自身免疫病，如天疱疮、类天疱疮、慢性盘状红斑狼疮等，需要用免疫抑制剂治疗。某些变态反应性疾病，如多形性红斑、药物过敏性口炎等，亦需用免疫抑制剂。糜烂型扁平苔藓、重型的复发性坏死性黏膜腺周围炎亦可局部应用。常用的药物为糖皮质激素，如泼尼松、地塞米松等，有抑制免疫功能、减少淋巴细胞、减少抗体形成的作用，同时亦具有抗炎及抗过敏的作用。但是应注意用药的禁忌证及不良反应，如有消化道溃疡、糖尿病、高血压、结核病等应禁忌使用。其他如抗代谢药物、细胞毒类药物，抗疟药物如环磷酰胺、硫唑嘌呤、羟氯喹，活血化瘀的中药如红花、桃仁、雷公藤等，亦有抑制细胞免疫和体液免疫的作用。但需注意其不良反应，特别是抑制骨髓形成白细胞、诱发感染等。

（2）免疫增强剂：某些反复发生细菌和病毒感染的患者，特别是发生口腔念珠菌病者往往免疫功能低下或缺乏，除体液免疫外主要是细胞免疫功能降低，所以需用免疫增强剂。常用的制剂有胸腺肽、干扰素、转移因子、免疫核糖核酸、厌氧棒状菌苗、丙种球蛋白、胎盘球蛋白等，均可不同程度地恢复或增强免疫功能。转移因子可增强细胞免疫功能，增加巨噬细胞的吞噬功能，可以抗细胞内感染。其他制剂亦可促进抗体产生或激活补体，增强吞噬功能，以提高机体的抵抗力。

（3）免疫调节剂：有些药物对不同免疫反应异常者有双向调节作用，使免疫反应低的升高，免疫反应高的降低，正常者则不发生变化。如左旋咪唑、聚肌胞等。此外，中药的人参、党参、甘草、茯苓等均有上述作用。如复发性阿弗他溃疡患者用左旋咪唑能延长溃疡复发的间歇期。

3. 抗过敏治疗　在口腔黏膜病中，如多形红斑等，是与变态反应有关的疾病。发生变态反应时，体内可释放出组胺从而使黏膜和皮肤发生血管扩张、渗透性增加等病理性变化。故治疗时除用免疫抑制剂外还需要用抗组胺药物。常用药物有氯苯那敏、氯雷他定、安其敏、苯海拉明、异丙嗪等。此外，钙制剂如葡萄糖酸钙、乳酸钙、氯化钙等，均有抗过敏、降低毛细血管渗透性和消炎、消肿的作用。

4. 抗感染治疗

（1）抗细菌感染：口腔黏膜的细菌感染病原菌主要是革兰阴性及阳性球菌、梭状杆菌等。青霉素对上述细菌有较好的抑菌或杀菌作用，且毒性较小，所以治疗细菌性感染性口炎时应首先选用青霉素。但要注意过敏问题。其他如四环素、红霉素、罗红霉素等，亦可应用。临床应用时应根据药敏试验结果选择最合适的抗生素。

磺胺药物亦有较好的抗菌作用。其抗菌谱较广，对革兰阴性菌及阳性菌均有抑菌作用。常用药有磺胺嘧啶（SD）、磺胺甲基异噻唑（SMZ）、磺胺间甲氧嘧啶（SMM）（又称长效磺胺C）等。

中草药如小檗碱、金银花、穿心莲及鱼腥草等亦有效。

（2）抗病毒感染：口腔黏膜的病毒感染可用中草药，如板蓝根、大青叶等。碘苷、利巴韦林、阿昔洛韦等均为抗病毒药物，可用于疱疹性口炎、带状疱疹、手 - 足 - 口病等病毒感染性疾病。干扰素亦可用于抗病毒感染，但它本身不是直接抗病毒物质，它与细胞结合后可合成具有抗病毒活性的蛋白质，使病毒的复制受到阻遏，但并不妨碍宿主细胞的生长。干扰素无毒性，是一种很好的抗病毒药物。

（3）抗真菌感染：口腔黏膜的真菌感染主要是白色念珠菌。常用的抗真菌药物是制霉菌素，其优点是在体内不易产生耐药性，可较长期使用。可以在口腔内含化后吞服，亦可配成混悬液局部涂擦。其他药物如克霉唑、5 - 氟胞嘧啶、伊曲康唑、氟康唑等抗真菌药物均可选用，但需注意各种药物的不良反应。

（吕顺兰）

第二节　复发性阿弗他溃疡

复发性阿弗他溃疡（recurrent aphthous ulceration，RAU）专指一类原因不明、反复发作但又有自限性的、孤立的、圆形或椭圆形溃疡。同义名有复发性口腔溃疡（recurrent oral ulcer，RAU）、复发性口疮（recurrent aphthae）、复发性阿弗他口炎（recurrent aphthous stomatitis，RAS）等。阿弗他一词最早由Hippocrates在公元前400年提出，本是希腊文"烧灼痛（aphthae）"的译音，但现在已普遍把它译为"小溃疡"或"口疮"。临床上根据溃疡大小、深浅及数目不同又可分为轻型阿弗他溃疡、疱疹样阿弗他溃疡及重型阿弗他溃疡。

一、流行病学

复发性阿弗他溃疡是口腔黏膜病中最常见的疾病。有调查显示，人群中RAU的患病率为10% ~ 25%，在特定人群中，该病的患病率甚至可以达到50%。1975年，Sircus调查1 587人中患病率为20%。1976年，Axell调查30 118人中患病率为17.7%。1981年，北京医科大学口腔医院调查9 463人中患病率为18.3%。性别方面多数报道女性患病稍高于男性。患病可为任何年龄，但以10 ~ 30岁龄组多见。一般发病没有季节差别，但夏季发病相对稍少于其他季节。

二、病因

复发性阿弗他溃疡病因复杂，至今仍不很明确。无论从发病到治疗，个体差异均较大。有些患者临床表现相似，但其发病诱因却迥然不同，临床施以同样的治疗，效果亦不尽相同。说明本病发病是多种因素综合作用的结果。国内外有关病因的研究及病因学说简述如下：

1. 病毒感染　临床上疱疹样阿弗他溃疡的表现与疱疹性龈口炎相似，所以有人认为前者可能是单纯疱疹病毒感染所致。但在患者血清中未查到特异性抗单纯疱疹病毒抗体。近年来，有研究发现RAU

患者的外周血单核细胞中人类疱疹病毒6（HHV-6）、人类疱疹病毒7（HHV-7）、巨细胞病毒、EB病毒 DNA 片段的阳性率高于正常人。但大部分研究均未从 RAU 病变组织中直接检测出病毒，而对疱疹性口炎患者作上述检查则能得出阳性结果。但一些学者仍认为不能排除病毒的致病作用，认为病毒寄生在细胞内，由细胞所产生的病毒抗原所致的免疫反应可引起宿主组织的病理变化而形成溃疡。

2. 细菌感染　有人提出 L 型菌在复发性阿弗他溃疡中有致病作用。L 型菌是溶血性链球菌在抗生素的作用下转变为无细胞壁的滤过性原生质体。在复发性阿弗他溃疡患者体内，L 型菌可在细胞内寄生而呈潜伏带菌状态。从病损部位取标本可以培养分离出 L 型菌。将这种培养液注入实验动物的口腔黏膜亦能形成类似复发性阿弗他溃疡的病损。因此有人认为 L 型菌与口腔黏膜有共同的抗原成分，可刺激机体产生自身抗体，使上皮损伤而形成溃疡。近年来，有学者采用分子生物学技术从 RAU 病损区检测出幽门螺杆菌，且经抗菌治疗后临床症状好转。因此，有关感染因素在 RAU 发病中的作用仍值得进一步探讨。

3. 消化系统疾病及功能紊乱　流行病学调查及临床实践发现复发性阿弗他溃疡与胃溃疡、十二指肠溃疡、溃疡性结肠炎、局限性肠炎、肝胆疾病以及寄生虫引起的各种消化道疾病或功能紊乱密切相关。约有10% RAU 患者有消化道疾病。消化道功能紊乱，如腹胀、腹泻或便秘，约占发病诱因的30%。

4. 内分泌变化　有些女性患者发病与月经周期有关。有研究发现，口腔黏膜上皮存在性激素受体，因此性激素紊乱可造成口腔黏膜上皮细胞的损伤。临床实践也发现 RAU 患者往往在月经期前发生口腔溃疡，而在妊娠期间及哺乳期病情好转。因为月经期前、黄体酮含量增高而雌激素下降，而妊娠时雌激素增加。这说明 RAU 的发生可能和内分泌变化有关。此外，有报道 RAU 患者服用黄体酮3个月后症状好转。

5. 环境因素　包括心理环境、生活工作环境和社会环境等。目前对 RAU 的研究已逐步向社会-心理，生物医学模式转化。RAU 患者往往在精神紧张、情绪波动、睡眠不佳等情况下发病。人格问卷结果表明，RAU 患者 A 型行为类型问卷得分高于正常人。临床上可见学生考试紧张或工作劳累时复发率明显上升。

6. 遗传因素　对 RAU 的单基因遗传、多基因遗传、遗传标志物和遗传物质的研究表明，RAU 发病有遗传倾向。如父母均有 RAU 时，子女发病率为80%~90%；双亲之一有 RAU 时，子女也有50%~60%发病。对 RAU 患者血液中 HLA 抗原的研究表明，患者 HLA-A2、B5、B12、AW29.DR4 抗原阳性率较对照组高。用单克隆抗体对 RAU 局部病损组织的上皮细胞中 HLA-Ⅰ、Ⅱ类抗原表达研究显示溃疡前期 HLA-Ⅰ、Ⅱ类抗原仅存在于基底细胞层，溃疡期大量出现于整个上皮层，愈合后 HLA 在上皮层的表达大大减少，其规律与 $CD8^+T$ 细胞的变化完全吻合。这些结果都说明 RAU 在发病上可能有遗传因素的作用。

7. 免疫因素　国内外许多研究均发现，RAU 的发病与机体免疫反应有密切的关系。

（1）体液免疫和自身免疫现象

1）5%~10% RAU 患者血清中的免疫球蛋白 IgG、IgA 及 IgM 含量在异常范围。

2）27%~40% 患者血液循环中免疫复合物（IC）高于正常人。IC 一般可被吞噬细胞清除。但当清除不够时则可沉积于血液循环中或血管壁的基底膜上，并可激活补体，吸引多形核白细胞集聚，释放溶酶体酶溶解组织，引起血管炎症及组织坏死而形成溃疡。

3）在 RAU 的活检标本中可见到血管周围有大量的淋巴细胞和单核细胞浸润。如用直接免疫荧光法检查，亦可见免疫球蛋白 IgG 和 IgM 抗体存在，说明其体液免疫功能的变化。

以上研究结果提示 RAU 患者存在一定程度的体液免疫异常和自身免疫反应现象。

（2）细胞免疫：近年来，大量研究证实免疫因素是 RAU 最重要的发病机制，尤其是细胞免疫应答，与 RAU 的发作有着非常密切的关系。

1）用胎儿口腔黏膜组织匀浆作为特异抗原，刺激 RAU 患者外周血淋巴细胞，发现多半患者呈明显的阳性反应。再进行淋巴细胞转化试验，半数以上亦为阳性结果。说明在特异性抗原的刺激下激活了致敏淋巴细胞释放淋巴因子，对口腔黏膜上皮产生细胞毒作用，由此引起病理变化使上皮发生损伤，形成溃疡。

2）不同学者检测了 RAU 患者发病不同阶段 T 细胞亚群的变化情况，结果显示溃疡前期以 CD4$^+$T 淋巴细胞占多数，溃疡期则为 CD8$^+$T 细胞为主，同时 CD4/CD8 比例明显下降甚至倒置，愈合期又恢复到以 CD4$^+$T 淋巴细胞为主。

3）细胞因子检测显示，活动期 RAU 患者外周血肿瘤坏死因子 α（TNF - α）增高，白细胞介素 2（IL - 2）降低，γ - IFN 分泌低下，IL - 4 分泌亢进，这很可能是 RAU 溃疡反复发作的重要原因之一。用左旋咪唑治疗 RAU，随着血清中 TNF - α 的减少，患者病情也相应减轻，间歇期延长，推测这些细胞因子的异常可能参与 RAU 病损处白细胞的聚集和激活而造成黏膜的损害。

4）RAU 患者的临床特点符合免疫功能异常的表现：①发病无明显诱因。②病程迁延反复发作，又可自行缓解。③有遗传倾向，家族中常有多数人患病。④应用糖皮质激素、左旋咪唑等调整免疫的药物进行治疗可收到一定的效果。

上述资料提示了免疫因素是 RAU 最重要的发病机制之一。

8. 食物过敏　近年来国内外研究发现，部分 RAU 的发生与食入性过敏原例如土豆、牛肉、芝麻、小麦面等和吸入性过敏原例如尘土、花粉、兽毛等有关。避免与过敏原接触，进行必要的脱敏治疗有助于 RAU 病情的恢复。另有研究显示，血清中高水平的抗牛乳蛋白 IgA、IgG、IgE 抗体与 RTAU 临床表现有很大的关系，但其免疫反应机制仍需进一步研究。

9. 其他因素　研究表明，食物中缺乏锌、铁、硒等元素，或维生素 B$_1$、B$_2$、B$_{12}$ 及叶酸等摄入不足，均与 RAU 发病有关。但临床患者补充上述药物后疗效报道尚不一致。

10. 微循环及血液流变学变化　对 RAU 患者的甲皱、舌尖、唇黏膜的微循环观察发现，患者毛细血管静脉端曲张、丛数减少、管袢形态异常、部分毛细血管闭塞、血流速度减慢、血流量减少。血流动力学研究显示血黏度增高、血细胞比容百分比增高等变化。

总之，RAU 致病因素复杂，近年来有关 RAU 的病因学研究虽取得一定进展，但其发病机制尚未完全明了。故无特效治疗。因此，RAU 的病因仍是一个需要继续探讨的问题。

三、临床表现

目前仍采用 Lehner 分类方法，将 RAU 分为轻型、重型和疱疹样（口炎型）溃疡。

（一）轻型阿弗他溃疡

轻型阿弗他溃疡（minor aphthous ulcer，MiAU）为复发性阿弗他溃疡中最轻的一型，RAU 初发时一般均为轻型。此型最常见，在复发性阿弗他溃疡患者中占 80% 以上。

溃疡可出现在口腔黏膜的任何部位，但以无角化或角化较差的黏膜更好发，如唇、舌、颊、软腭等部位的黏膜。而附着龈、硬腭等角化良好的咀嚼黏膜却很少发病。

溃疡数目通常只有 1 ~ 5 个，圆或椭圆形，散在分布。按病变的发展过程，可将溃疡分为三个阶段，但此三阶段并不能截然分开。病变初起时黏膜充血发红、水肿，出现针头大小的红色小点，有些患者称有"小疱"，局部有灼热不适感。接着病变很快发展成溃疡。溃疡表浅，直径约 5 ~ 10mm。溃疡表面微凹，被覆一层淡黄色假膜，溃疡周围有明显的红晕。溃疡基底柔软、无硬结。有比较剧烈的烧灼痛，冷、热、酸、甜等刺激都使疼痛加重。此种状况约维持 4 ~ 5d 即开始转向愈合期。愈合期时溃疡底逐渐平坦，因有肉芽组织修复，溃疡面亦逐渐缩小。黏膜充血减轻、炎症消退、疼痛亦渐轻。再过 2 ~ 3d 即可自行愈合，不留瘢痕。从发病最初到溃疡愈合，如果没有继发感染或局部创伤，溃疡约 7 ~ 14d 左右愈合。但溃疡愈合后往往在一定的间歇期后又复发。间歇期长短不定，可自数天至数月。但严重的病例，溃疡可此起彼伏，几乎没有间歇期。主要症状是口腔黏膜溃疡疼痛，一般并无明显的全身症状。

（二）疱疹样阿弗他溃疡

疱疹样阿弗他溃疡（herpetiform ulcer，HU）病情较复发性轻型阿弗他溃疡重，但较复发性坏死性黏膜腺周围炎轻。

溃疡表现、好发部位和病程等基本上都与轻型阿弗他溃疡相似，但溃疡面积可能稍小，而溃疡数目明显增多，常可达十几个或几十个，散在分布而成口炎或疱疹样形式。口腔黏膜有较广泛的充血发红及炎症反应。疼痛较轻型阿弗他溃疡明显，唾液增加，可伴有头痛、低热、全身不适等症状。如有继发感染则局部淋巴结可肿大。病损愈合后又可复发。

（三）重型阿弗他溃疡

重型阿弗他溃疡（major aphthous ulcer, MjAU）也称复发性坏死性黏膜腺周围炎（periadenitis mucosa necrotica recurrens），简称腺周口疮，是复发性阿弗他溃疡中最严重的一型。因溃疡面积深大，故又称复发性巨型口疮。溃疡愈合后可形成瘢痕，亦称复发性瘢痕性口疮（recurrent scarring aphthae）。在RAU中较少见，占RAU患者中的8%～10%。

溃疡开始时，其表现和轻型阿弗他溃疡相似。但溃疡很快扩大，损伤加深直达黏膜下层的腺体或黏膜腺周围组织，故溃疡基底微硬或呈结节状。溃疡边缘不齐、高低不平，四周有炎症反应，表面覆盖灰黄色纤维素性渗出物，有时表面有灰白色坏死组织。溃疡面积较大，一般直径大于1cm。病程较长，一般数周至1～2个月溃疡才能愈合。个别患者可达数月，预后可遗留瘢痕组织。

大溃疡的数目通常为1～2个。但在大溃疡未愈合以前往往在患者口腔内可以同时伴有数个小溃疡。

复发性坏死性黏膜腺周炎型患者往往有较长的口腔溃疡复发史，一般至少在6个月以上。早期溃疡多位于口腔前部，但在屡次复发以后，病损有向口腔后部移行的趋势。较常见的部位是颊黏膜、软腭、舌腭弓、悬雍垂等部位，但下唇内侧接触上颌尖牙的部位亦常见大溃疡，可能与局部创伤有关。溃疡发生在悬雍垂时，因组织破坏缺损而可变形，这在临床上并不罕见。自觉症状明显，有剧烈疼痛。因愈合的时间长，患者长期受病痛折磨，加上病损部位多在咽部，故可影响吞咽、进食、说话等功能。常伴全身不适。

溃疡愈合后经一段间歇期又可复发。临床可见各型溃疡在同一患者口腔中交替出现。

四、病理

组织病理变化为非特异性炎症。早期表现为上皮水肿，继之上皮破坏脱落形成溃疡。表面有纤维素性渗出物。固有层及黏膜下层有炎症细胞浸润，大多为淋巴细胞，还有浆细胞及中性多形核白细胞。胶原纤维分解断裂。毛细血管扩张充血。小血管管壁增生，管腔可闭塞坏死。其中疱疹样阿弗他溃疡急性炎症表现较明显。腺周口疮溃疡病变深达黏膜下层，黏膜腺泡可被炎症破坏，有许多淋巴细胞浸润。腺导管上皮增生变性，且周围有小范围坏死。

五、诊断

溃疡发作具有周期性复发史，且病程有自限性。表现为散在分布的孤立圆形或椭圆形溃疡。轻型阿弗他溃疡数目不多，一般为1个或数个，灼痛明显。疱疹样阿弗他溃疡数目多，可达十几个至几十个，散在分布，不成簇，疼痛明显。腺周口疮表现为深而大的溃疡，愈合时间长，部分患者预后可有瘢痕形成。无身体其他部位的病损。

六、鉴别诊断

疱疹样阿弗他溃疡应与疱疹性口炎相鉴别。疱疹性口炎原发病损为成簇的疱疹，疱破溃后形成溃疡。腺周口疮应与癌性溃疡、结核性溃疡、压疮性溃疡等相鉴别。此外，还应注意与白塞病、粒细胞减少症、急性发热性嗜中性皮病、PFAPA综合征（以周期性发热、阿弗他溃疡、咽炎和淋巴结炎为主要特征的一种综合征）和溃疡性结肠炎等系统病引起的溃疡相鉴别。

七、治疗

治疗原则是消除致病诱因，增进机体健康，减轻局部症状，促进溃疡愈合，延长溃疡的复发间歇期。目前治疗 RAU 的方法及所用药物虽然较多，但还没有特效药物。所以治疗时应针对每个病例的致病诱因和对药物的反应有侧重地选用治疗方法和药物。包括局部治疗和全身治疗。

（一）局部治疗

局部治疗的目的是保持口腔卫生，防止继发感染，消炎、止痛及促进溃疡愈合。作为被推荐为第一线的治疗方法，局部应用糖皮质激素是目前世界各国治疗 RAU 最常用的方法，可减轻 RAU 的症状，但在减少溃疡复发方面几乎无作用。

1. 消炎类药物　①含漱剂：用 0.05% 氯己定含漱液或复方氯己定液，或用 0.1% 依沙吖啶液、0.1% 西吡氯铵液或 1% 聚维酮碘液等。②药膜：可用抗生素、激素、止痛药、中药或其他有消炎抗菌作用的药膜贴于溃疡面，除有药物作用外并能保护溃疡面。③激素软膏：有较好的消炎、止痛作用。用于溃疡面可减轻疼痛，促进愈合，如曲安奈德、醋酸氟轻松或氯倍他索口腔软膏等。④中药散剂：常用养阴生肌散、锡类散、冰硼散等。除药物本身的清热生肌作用外，这些不溶解的细微粉末用于溃疡面还能吸附溃疡表面的渗出液，起到吸附剂的作用，可减少外界的刺激，减轻疼痛，促进愈合。⑤含片：西地碘片、地喹氯铵或西吡氯铵含片，具有广谱杀菌收敛作用。⑥碱性成纤维细胞生长因子局部喷雾剂：在缓解疼痛和促进愈合方面疗效确切。⑦超声雾化治疗：将庆大霉素、地塞米松注射液加入生理盐水 500ml 中制成雾化液，每次 15～20min，可起到消炎、促愈合作用。

2. 止痛类药物　在进食前或疼痛明显时，可选用 1%～2% 利多卡因或苯佐卡因液或凝胶，有良好的止痛作用。

3. 理疗　用激光、可见光或微波治疗仪照射溃疡，有减少渗出、促进愈合的作用。

4. 局部封闭　对长期不愈或疼痛明显的溃疡，如重型溃疡，可作黏膜下封闭注射。常用地塞米松 2mg（1ml）加等量 2% 利多卡因或曲安奈德，注射于溃疡基底下方的结缔组织内，有止痛促愈合作用。方法为每周注射 1～2 次。一般注射数次即可，不宜长期使用。

（二）全身治疗

1. 维生素类药物　维生素可以维持上皮正常的代谢功能，促进病损愈合。水溶性维生素，如维生素 B_1、维生素 B_2、维生素 B_6、维生素 B_{12} 及维生素 C 等多是辅酶的组成部分，在身体的代谢功能中发挥重要的作用，所以，给予适量的维生素可以提高机体的自愈能力，一般可给维生素 C，每次 0.1～0.2g，每天 3 次。复合维生素 B，每次 1 片，每天 3 次，当溃疡发作时服用。

2. 抗生素类药　当 RAU 患者有继发感染时可全身使用抗生素，如青霉素类、头孢菌素类、大环内酯类、磺胺类药等广谱抗生素。但不同种类的抗生素具有不同程度的抗菌作用，其抗菌作用的强弱因微生物种属的不同而异。同时在应用上也存在毒性反应、过敏反应、双重感染、细菌耐药性等问题。如四环素对正在发育中的儿童不宜使用，以免形成四环素牙；磺胺类药抗原性高，过敏者较多，使用时要详细询问用药过敏史。应根据药敏试验严格选用药物，不要滥用。用药过程中密切观察，避免种种不良反应。

3. 免疫制剂

（1）免疫抑制剂

1）糖皮质激素：该药具有抗炎、抗过敏、免疫抑制等多种作用，长期应用有不良反应。如有胃溃疡、糖尿病、活动期肺结核等的患者应禁用或局部慎用。糖皮质激素在 RAU 患者中使用能降低或抑制黏膜的炎症反应，因而减轻了溃疡急性期的组织破坏，从而使愈合期缩短。因此，对于溃疡数目多，特别是不断复发以致几乎没有间歇期的患者可以考虑全身或局部使用激素类药物。口服常用药物为泼尼松，局部使用的激素类药物有曲安奈德、氯倍他索、地塞米松等。一般用中小剂量，短疗程。根据病情考虑用药量，如泼尼松每天服 15～30mg，分 3 次服用。一般按此剂量用药后约 5d 左右病情可得到控制，即旧病损渐愈合，无新溃疡发生。此时可开始减量，每天减量 5～10mg。总疗程约 7～10d 即可完全停药。

2）沙利度胺（反应停）：沙利度胺（thalidomide）原为一种镇静剂或抗麻风药，后因可致海豹肢畸形儿而退出市场，近年来，由于发现其具有免疫抑制等多种作用而被重新启用。

沙利度胺具有免疫调节、抗增殖效应，因此用于镇静、抗炎、免疫抑制、抗血管生成等方面。国内外临床研究显示该药用于治疗口腔黏膜坏死性黏膜腺周围炎有较好效果。

用法及剂量：开始治疗时每天 50mg，一次口服。根据病情变化可增至每天 100mg。可连续用药 1 ~ 2 个月。

药物不良反应最严重的是可致畸胎，故孕妇及年轻人禁用。其他有口干、头昏、倦怠、恶心、腹痛、循环障碍及下肢水肿等不良反应。但每天剂量 100mg 时，患者一般无不良反应。

（2）免疫调节剂

1）左旋咪唑：原是一种驱虫药，现经研究证明，它对 T 淋巴细胞、吞噬细胞及抗体的形成均有调节作用。在治疗疾病时，主要是修复无反应性或低反应性患者的免疫功能，恢复外周血中低反应或无反应的 T 淋巴细胞和吞噬细胞的功能，并可启动淋巴母细胞成熟为功能性 T 细胞。所以能增强机体的抗感染能力和治疗反复发作性和炎症性疾病。据报道，左旋咪唑临床使用约半数以上患者有效，能延长复发间歇期。

剂量及用法：左旋咪唑每片剂量为 25mg，每次可服 50mg，每天 3 次，每周服药 3d。因左旋咪唑可使白细胞减少，故白细胞计数低者禁用。用药者每 1 ~ 2 周应复查白细胞计数，如低于 4 000 个/mm^3 时应停药。一疗程为 2 ~ 3 个月。如用药已一个月但效果仍不明显或无效时可停药。

左旋咪唑的不良反应为在部分患者中有轻度肠胃道反应及神经系统不良反应，如有头痛、头晕、鼻出血、皮疹、白细胞减少等，极个别患者可出现心律失常。临床应用时应重点关注。

2）聚肌胞：为干扰素诱导剂，是一种糖蛋白。具有免疫佐剂作用，能刺激单核 - 吞噬细胞系统，增强巨噬细胞的吞噬功能，从而提高抵抗力。剂量为每次 1 ~2mg 肌内注射，2 ~3d 一次。2 ~3 个月为一疗程。

（3）免疫增强剂

1）胸腺肽：为一种细胞免疫增强剂，能促进和调节淋巴细胞（主要是 T 淋巴细胞）的发育，使之分化为成熟的淋巴细胞，从而起到调节机体细胞免疫功能的作用。

剂量及用法：每次 20 ~50mg 作肌内注射。隔天一次，可连续用药 1 ~6 个月。

2）胎盘球蛋白或丙种球蛋白：此两种球蛋白含有多种抗体，可增加机体对多种细菌和病毒的抵抗力，预防继发感染及促进愈合。

剂量及用法：用量为 3ml 作肌内注射。溃疡急性期时注射 1 次。必要时 1 周后可重复注射 3ml。不宜长期使用，因使用过多可造成对人体免疫反应的抑制，称为反馈抑制。同时还需注意此两种药物均为异体蛋白，故可能产生过敏反应。有些人注射后可能很快发生面部发红、意识障碍等过敏现象。故对胎盘球蛋白和丙种球蛋白不宜盲目滥用。

3）转移因子：转移因子是从人的白细胞、淋巴组织或脾脏中提出的因子。过去认为有种属特异性，人类只能用人的提取物。但现在普遍用动物（牛或猪）的脾脏提取转移因子应用于临床，亦收到提高免疫功能的效果。其作用是能转移细胞的免疫功能，使没有致敏的淋巴细胞致敏，增加巨噬细胞的吞噬功能，可以抗细胞内感染。

剂量及用法：1ml 中有 5×10^8 的细胞透析液称为转移因子 1 单位。每次注射 1ml 于淋巴回流较丰富的腋下或腹股沟处，作皮下注射，每周 1 ~ 2 次。10 次为一疗程。一般用一疗程即可。

4）厌氧棒菌菌苗：厌氧棒菌是健康人及动物皮肤、阴道及口腔尤其在牙周袋内等处的常驻菌。因血清中常有自然抗体，一般不致病。可从拔牙后的血液标本中培养分离出此种菌属，再制备成灭活菌苗应用于临床。它对免疫系统有激活功能，作用于单核细胞、巨噬细胞，增加吞噬功能。对于严重的腺周炎型口疮效果较好。

剂量及用法：开始每次用 0.5 ~1mg（0.5 ~1ml）作皮下注射，每周 1 次。证明患者能耐受后用量可递增到每次 1mg，最多不能超过 15mg。超过 1mg 时，可多点注射以减轻对局部皮肤的刺激。用药时间可 1 ~3 个月。

不良反应为少数人有低热，个别人有高热，持续 1～2d，不需特殊处理可自行消退。局部注射处肿痛或形成硬结，一周左右可渐消退。

4. 女性激素　妇女发病与月经周期有关者可考虑试用雌激素。如用己烯雌酚 0.1mg，每晚服 1 次，自月经后第 5d 起连服 20。其作用可促进肌层蛋白质及核酸的合成。不良反应可使上皮增生、角化，血清三酰甘油及磷脂升高，引起水钠潴留及血栓形成等，故慎用。

5. 微量元素　有人发现有些患者血清锌含量降低，补锌后病情好转。用 1% 硫酸锌糖浆，每次服 10ml，每天 3 次。硫酸锌片剂每片 0.1g，每次服 1 片，每天 3 次。也可应用葡萄糖醛锌、甘草锌等制剂以补充缺锌。

维酶素为核黄素的衍生物，含有人体所必需的多种维生素、氨基酸、微量元素和一些辅酶，对患有复发性阿弗他溃疡且有胃肠道症状者有一定效果，可促进溃疡愈合。用法为每次服 1g，每天 3 次。本药无不良反应，可长期服用。

6. 中医辨证　本病属口疮范畴，与口糜、口破等也有类似之处。发病主要与"火"因素有关。有"人之口破皆由于火，疮疡多由火毒生"之说。心、脾、肝、肾脏腑功能紊乱，皆可化火，上蒸于口，而致口疮。火有虚实之分。实火口疮可由心火上炎、脾胃伏火、心脾积热、肝郁化热和外感风热等引起。虚火口疮可由阴虚火旺、脾虚湿困、心肾不交、脾肾阳虚等引起。此外，如饮食不节、过食辛辣、肥腻厚味致内伤脾胃、湿浊停滞、蕴热化火、上蒸于口，也可引起口疮。

治疗应根据脏腑虚实辨证，全身与口腔综合分析辨证，内外兼治，标本结合，加以调理。另外也可采取针刺治疗、穴位封闭配合。

脾胃伏火型宜清热泻火、凉血通便，方用凉膈散、清胃散、玉女煎等。心火上炎型宜清心降火、凉血利尿，方用导赤散、泻心汤、小蓟饮子等加减。肝郁蕴热型宜清肝泻火、理气凉血，方用龙胆泻肝汤、小柴胡汤等。阴虚火旺型宜滋阴清热，方用六味地黄汤、杞菊地黄汤、甘露饮等。脾虚湿困型宜健脾化湿，方用健脾胜湿汤、五苓散、平胃散等。气血两虚型宜气血双补，方用补中益气汤、参苓白术散等。

此外，中成药可用昆明山海棠片，有良好的抗炎和抑制增生作用，可抑制毛细血管通透性，减少炎性渗出。但长期使用应注意血常规改变和类似糖皮质激素的不良反应。

外用药如养阴生肌散、锡类散、冰硼散、双料喉风散等。

轻型阿弗他溃疡数目少，病损浅，全身症状轻或无全身症状，故治疗偏重于局部用药。一般除支持治疗外，不用其他药物。以上局部用药可酌情选用 1～2 种，全身配合服用维生素 C 及复合维生素 B。一般数天即可愈合，相比自然愈合病期缩短。如间歇期短、溃疡发作频繁的病例，要全身用调整免疫药物或中药。

疱疹样阿弗他溃疡局部治疗与轻型基本相同，但因其溃疡散在多发、波及多个部位，因之可采用超声雾化方法治疗，使药物能够直接黏附于多数溃疡表面而发挥药效。可随疾病严重程度及治疗反映选择相应药物。炎症反应重局部含漱剂可采用 0.25%～0.50% 金霉素溶液或复方氯己定含漱。也可短期使用抗生素以达到控制炎症防止继发感染的目的。全身可酌情给予支持疗法，以提高抗病能力，有利于溃疡愈合。

重型阿弗他溃疡局部治疗的药物与轻型也基本相同。但因溃疡面积大，病期较长，易有继发感染。特别是溃疡发作间歇期短又经久不愈时，局部用药可酌情局部使用糖皮质激素，如局部封闭治疗，有较好的抗炎作用，并可抑制淋巴细胞的浸润，促进溃疡愈合。局部作紫外线照射亦可促进溃疡愈合。氦氖激光、氧化碳激光亦可用于局部照射，促进正常代谢使溃疡易于愈合。此外，对此类患者进行全身治疗是非常必要的。故近年来，国外有学者根据溃疡发作的严重程度及间歇期将 RAU 分为简单型、复杂型或 A 型、B 型和 C 型而采取不同的治疗方案加以治疗。

A 型溃疡是指一年仅复发几次，每次复发仅持续数天，疼痛可耐受。治疗以寻找相关诱因并加以控制为主要内容。帮助患者总结安全有效的治疗方式并在临床上连续使用。B 型 RAU 患者表现为溃疡每月发作，每次持续 3～10d，疼痛明显，影响进食和日常口腔清洁。治疗此类患者应对发病的诱因加以控制，同时选用口腔含漱液或局部使用高效的糖皮质激素。严重患者可采用短期内全身应用糖皮质激素，剂量每天小于 50mg。C 型溃疡指溃疡疼痛明显，发作此起彼伏的患者，此类患者在治疗时可采用局部与全身治疗相结合的方法，局部选用强效的糖皮质激素涂抹或行皮质激素黏膜下注射的方法。全身用药包括口服糖皮质激素或加用硫唑嘌呤、氨苯砜、反应停等。此外，对口腔卫生差的患者进行口腔卫生指导，对溃疡的愈合及缓解症状有积极作用。

八、白塞病

白塞病（Behcet's disease，BD）又称白塞综合征（Behcet syndrome）、贝赫切特综合征或眼－口－生殖器综合征（oculo－oral－genital syndrome）。1937 年，由土耳其皮肤科医师 Behcet 首先报告。该病是一种慢性、全身性血管炎症性疾病，主要症状有反复发作的口腔和生殖器阿弗他溃疡、虹膜睫状体炎及皮肤结节性红斑等，并且可使全身多个器官受累。目前普遍认为白塞病的病理基础是非特异性血管炎，可累及全身各大中小动静脉。

由于各系统及器官病损发生的时间先后不同。有些患者先出现 1～2 种器官的病损，之后才有其他器官的病损，由此给诊断带来一定困难。目前本病的治疗尚缺乏有效的根治性药物，但药物治疗可减轻症状、控制病情及预防多系统受累，特别是减低死亡率。

（一）病因

白塞病的病因和发病机制尚未完全阐明，而从 BD 的发病过程及病理生理学改变分析，其与机体免疫有密切关系，最基本的病理表现为血管炎。推测可能的发病机制为一个或多个抗原（如细菌、病毒、热休克蛋白、S 抗原或其他自身抗原等）刺激巨噬细胞活化，活化的巨噬细胞激活 T 淋巴细胞和中性粒细胞，引起大量炎性因子、黏附因子的产生和释放，或直接造成组织器官损伤，引发该病。但其反复发作且迁延不愈的原因迄今不明。可能与免疫细胞凋亡，或 BD 患者本身具有遗传易感性有关。

1. 感染因素　最初认为与病毒感染有关，也有认为与链球菌和其他细菌感染有关。有研究者通过原位杂交技术在 BD 患者的外周血淋巴细胞中发现有单纯疱疹病毒基因。在患者的血清中可以检测到抗单纯疱疹病毒抗体以及针对该病毒的循环免疫复合物。皮内注射链球菌抗原可以诱导 BD 患者口腔溃疡中有较高的链球菌检出率。但至今未有说服力的证据。

2. 免疫学异常　白塞病患者的细胞免疫和体液免疫均存有异常。体液免疫研究发现 BD 患者体内抗内皮细胞抗体（AECA）、抗磷脂抗体、抗淋巴细胞抗体增加，尤其是 IgA 表型 B 细胞增加，但产生自身抗体的 $CD5^+$、$CD19^+$ 细胞水平较低。细胞免疫研究方面，BD 患者的外周血及组织标本中均可见 T 细胞活性增加，伴有 Th1/Th2 细胞的失衡，$CD4^+$ 和 $CD8^+$T 细胞的改变。此外，在活动期的 BD 患者体内促炎症因子有明显的增加，并且与疾病的活动性有关，BD 患者体内的多种细胞因子水平如 IL－2、IL－4、IL－6、1L－10、IL－12、IFN－γ 均较健康对照组升高，IFN－γ/IL－4、IL－12/IL－4 的比例在活动期较缓解期增加，可作为活动期及伴有组织损伤的标志物。

3. 纤维蛋白溶解系统功能低下　有人认为本病发病可能与纤维蛋白溶解系统功能低下，造成微循环障碍而导致血流缓慢，红细胞聚集，血栓形成，致组织缺血坏死而形成病损。国内有学者曾观察白塞病患者手指甲皱、舌菌状乳头及眼球结膜的微循环变化，发现 2/3 的患者均有微循环障碍的表现。

4. 遗传因素　白塞病患者的发病具有明显的地区性分布，临床也发现家族发病的倾向。BD 与 HLA－B5 及其亚型 HLA－B51 有相关性，国外一些研究发现白塞病患者 HLA－B5 及 HLA－B51 抗原阳性率增高，携带 HLA－B51 基因的人群更容易患 BD。1987 年，北医大第一医院及口腔医院曾检测 40 例白塞病患者 HLA 频率。结果发现患者中 HLA－B5 阳性率占 57.5%，而对照组仅为 10.1%。说明白塞病发病存在遗传因素。

（二）流行病学

世界各地均有白塞病的发病报道，但白塞病的发病主要集中于地中海、中东及东亚地区，具有较明显的地区性分布。由于该病分布与古丝绸之路非常巧合，故也称之为"丝绸之路病"（Silk Road Disease)。该病发病率可达（13.5~380）：100 000，而北欧和美国的发病率则低于1：100 000，男性多于女性，发病年龄以20~40岁青壮年多见。

（三）临床表现

本病的基本特征为非特异性血管炎性病变。病损反复发作，有自限性。可同时或先后侵犯多个器官。其临床表现复杂多样。

1. 基本症状

（1）口腔溃疡：90%~100%的患者在病程中均可发生复发性阿弗他溃疡，且常为疾病的初发症状。口腔的病损多数表现为反复发作的小溃疡，与复发性阿弗他溃疡基本相同，仅少数为深溃疡。溃疡可发生于唇、舌、颊、腭及龈等部位，一般10d左右可以愈合。

（2）眼部病损：发生率为50%~85%。一般眼部损害发生较晚，大多发生于起病1~5年之内，男性受累较女性多见，且症状及预后也较重。损害可发生于眼球各部组织，眼球前段病损可表现为结膜炎、角膜炎，较严重的有虹膜睫状体炎和前房积脓；眼球后段病变包括脉络膜炎及视网膜炎，视神经炎和视神经萎缩等可导致视力减退，甚至失明。眼部损害为白塞病严重的并发症之一，因而对临床怀疑为本病的患者应及早进行眼科检查，并定期随访。

（3）生殖器溃疡：发生率约为75%。男性多见于阴囊、阴茎和龟头，少数发生于尿道，亦可引起附睾炎。女性多在大小阴唇常见，阴道及宫颈亦可发生。此外，两性均可在肛门或直肠发生溃疡。与口腔溃疡相比，生殖器溃疡一般发生较晚，溃疡大小与口腔溃疡相似或较深，疼痛明显。复发率一般低于口腔溃疡，发作间隔期较长，为数月或1年至数年。

（4）皮肤病损：为白塞病的常见症状之一。发生率仅次于口腔溃疡，为56%~97%。皮肤病损多种多样，以结节性红斑、毛囊炎、疖肿等较为常见。皮肤针刺反应（skin pathergy reaction）阳性是临床诊断白塞病的指标之一，该反应是患者的皮肤对损伤的反应性增高而在皮肤损伤部位出现丘疹、脓疱或毛囊炎样损害。针刺反应阳性率在不同国家患者中有所不同，可从10%~75%不等。上述四种基本症状中，以口腔溃疡发作最多且其中半数以上为初发症状。口腔溃疡可与其他症状同时出现或交替出现，亦有口腔溃疡反复发作数年或十余年后再出现其他症状者，亦有其他症状早于口腔溃疡出现者。如皮肤病损约有1/3为本病首发症状。

2. 特殊症状

（1）关节：以非侵蚀性、不对称性关节受累为特征，以大关节病变为主，多侵犯膝、腕、肘、踝等大关节，膝关节发生率最高。主要表现为关节疼痛，少数有红肿，但不形成化脓性关节炎，易复发。在BD患者中较为常见。

（2）心血管系统：白塞病的基本病变是动静脉血管炎，动、静脉血管均可发生病变，引起身体各部位如肺、肾等相应的症状，如咯血、肾性高血压等；导致血管梗死或动脉瘤等。心血管损害亦可发生于心脏，引起心脏扩大、心肌炎和心包炎等。

（3）消化系统：可发生非特异性消化道溃疡及消化道出血，有腹痛、腹泻、腹胀等症状。

（4）呼吸系统：由于血管的病变可引起咳嗽、胸痛、肺间质纤维化，严重者可出现大量咯血而危及生命。肺部X线检查出现阴影等为肺梗死的表现。

（5）神经系统：发病率约为5%~50%。中枢神经系统症状较周围神经多见，男性多于女性，预后较严重，临床应引起高度重视。中枢神经系统的大脑、脑干、小脑、脑神经和脊髓均可受累。其中脑干和脊髓病损是本病致残及死亡的主要原因之一。主要表现为脑膜脑炎综合征、脑干综合征或器质性精神错乱综合征。其症状早期有头痛、头晕、记忆力减退，以后有语言障碍、共济失调、颈强直、偏瘫等发生，严重时引起呼吸麻痹而死亡。周围神经系统病变较少且症状较轻，表现为局部麻木不适等。

（6）发热：部分患者有反复发热病史，呈高热或低热。此类患者伴有结节性红斑或关节、肺部症状时，易被误诊为风湿病或结核等。

白塞病病程长，有的可达数十年，各种症状可能反复发作，又可自行缓解。口腔及皮肤病损预后无明显后遗症。眼部病损严重者有失明的危险。除少数因严重内脏或神经损害而死亡外，多数患者在屡次复发后可自然痊愈。

（四）实验室检查

白塞病的实验室检查多为非特异性的。患者可出现白细胞总数升高、血沉加快、C反应蛋白阳性、球蛋白增高、细胞免疫功能低下等。少数患者血清中可查到抗口腔黏膜抗体。部分患者因血液呈高凝状态，血流动力学和甲皱、舌尖微循环测定显示血液黏滞性增加。

（五）组织病理

白塞病的基本病理改变为血管炎，以小血管病变为主。

（六）诊断

由于组织病理及实验室检查缺乏特异性，诊断主要依据临床表现进行综合分析。临床主要根据口、眼、生殖器及皮肤表现，如有2个以上的基本症状即可成立诊断。但如基本症状不全，特殊症状又先发时，则诊断比较困难。应仔细询问病史，是否曾经有各器官的患病史。并追踪随访。皮肤针刺反应阳性。白塞病患者可作为诊断的参考。此外，半数以上Behcet病患者血清中HLA-B5阳性。故检查患者血清中HLAB5或亚型B51可作为诊断的参考资料。目前临床上以国际白塞病研究组于1989年制定的诊断标准及2006年白塞病国际诊断标准（The International Criteria for Behcet's Disease，ICBD）较为常用。

国际白塞病研究组诊断标准：

（1）复发性阿弗他溃疡：由医师观察到或患者自己确认的多个阿弗他溃疡，包括轻型、疱疹型、重型溃疡，一年内至少发作3次。

（2）医师确诊：医师确认的外阴阿弗他溃疡或瘢痕。

（3）眼病变：包括前葡萄膜炎、后葡萄膜炎、裂隙灯检查时发现玻璃体内有细胞或由眼科医师确诊的视网膜血管炎。

（4）由医师确诊或患者自己确认的结节样红斑、假性毛囊炎或丘疹性脓疱疹，或是未用过糖皮质激素的青春期后患者出现痤疮样结节。

（5）针刺反应阳性：以无菌针头斜行刺入前臂皮内，试验后24~48h由医师看结果。

诊断白塞病：必须具备复发性阿弗他溃疡，并且至少合并其余4项中的2项。根据上述指标诊断时需除外其他临床疾病。该诊断标准的敏感性是91%，特异性是96%。

白塞病国际诊断标准（ICBD 2006）：

（1）反复发作的口腔溃疡（1分）。

（2）生殖器溃疡（2分）。

（3）眼损害（2分）。

（4）皮肤针刺反应（1分）。

（5）血管炎表现（1分）。

具备第1条，其余4条出现2条即可诊断。如没有口腔溃疡，需具备2~5条中的3条方可诊断，即评分≥3分可诊断BD。

ICBD标准的敏感性为87.0%~96.5%，特异度为73.7%~94.1%。

（七）治疗

目前尚无有效的根治方法，但是只要接受正规治疗，是能够缓解症状，控制病情发展的。本病除局部对症治疗外，全身系统治疗及调理是非常必要的。

对于口腔病损除对少数病情较重的患者应用糖皮质激素外，采用中西医结合治疗仍是目前比较有效而不良反应较少的方法。局部治疗与复发性阿弗他溃疡基本相同。在病情缓解期，口腔内无病损时无需用药。溃疡发作时，局部用消炎、对症及促进溃疡愈合的药物。全身应予支持治疗及调整免疫治疗。又因本病具有血管炎及微循环障碍的特点，故采用活血化瘀的中成药，如复方丹参等，对改善病情是有利的。对有各系统症状的患者应与各有关科配合治疗。本病的全身治疗药物主要包括以下几种：糖皮质激素是本病的主要治疗药物，可以减轻各种症状，尤其能够改善黏膜溃疡和关节疼痛，对有眼部受损和中枢神经受损者宜及时应用较大剂量。可静脉应用大剂量甲泼尼龙冲击，1 000mg/d，3~5d 为一疗程。

对于仅有口腔和外生殖器溃疡的 BD 患者，局部激素类药物可以作为一线治疗药物；眼角、结膜炎可应用激素眼膏或滴眼液，眼色素膜炎须用散瞳剂以防止炎症后粘连，重症眼炎者可在球结膜下注射糖皮质激素。

1. 免疫抑制剂　　是治疗本病的另一类重要药物，可以阻止疾病进展，与糖皮质激素有协同作用，并能减少糖皮质激素的用量。常用的有环磷酰胺、甲氨蝶呤、硫唑嘌呤等。此外还有环孢素 A，对眼病变有效，但停药后易复发。

2. 非甾体类抗炎药　　如阿司匹林，有抗血小板聚集作用，可用于有血栓形成者；其他如布洛芬、吲哚美辛、萘普生、奇诺力、双氯芬酸亦可选用，它们对关节痛、关节炎有效。

3. 其他药物　　如秋水仙碱，可抑制白细胞趋化，减少刺激与炎症反应，对关节病变、结节红斑、口腔和生殖器溃疡、眼色素膜炎均有一定的治疗作用，常用剂量为 0.5mg，2~3 次/d。应注意肝肾损害、粒细胞减少等不良反应。

沙利度胺用于治疗严重的口腔、生殖器溃疡。宜从小剂量开始，逐渐增加至 50mg，3 次/d。妊娠妇女禁用，以免引起胎儿畸形。

白塞病多数情况下不会危及生命。少数患者可能发生严重或致命的并发症，如脑膜脑炎等中枢神经系统病变。也可有胃肠道穿孔引起急性腹膜炎，大血管病变引起主动脉瘤，破裂后可立即致命等。

患者在日常生活中应当注意：生活应有规律，劳逸适度，症状显著时宜适当休息。少吃辛辣食物，保护口腔黏膜。不要戴隐形眼镜，防止角膜溃疡。

（张　宏）

第三节　理化性损害

口腔黏膜的理化性损害是指由于机械性、化学性及物理性刺激等明确的原因而引起的口腔黏膜病损。

一、创伤性血疱及溃疡

（一）病因

机械性刺激等因素对口腔黏膜的损伤可形成创伤性血疱（traumatic mucosal hematoma）或创伤性溃疡（traumatic ulcer），按刺激时间不同又可分为持久性及非持久性刺激因素。持久性机械刺激如口腔内龋齿破坏后的残冠、残根、尖锐的牙尖、经磨耗后的牙齿锐缘、不良修复体的卡环、义齿的牙托等均是长期存留在口腔内可以引起创伤性损害的因素。非持久性机械刺激如脆、硬食物的刺激，咀嚼不慎时的咬伤，刷牙时用力不当，口腔科医师使用器械操作不当等均可对黏膜造成损伤，而成为非持久性的刺激因素。

（二）临床表现

由于机械性刺激因素的力量大小和受刺激的时间长短不同，机体对刺激的反应亦不完全相同，故形成各有特点的病损。

1. 压疮性溃疡（decubital ulcer）　　由持久性机械刺激引起的一种口腔黏膜深溃疡。多见于成年人，尤其是老年人。病损多发生在刺激物的邻近或与刺激物接触的部位。早期受刺激处黏膜发红，有轻度的肿胀和疼痛，如及时除去刺激，黏膜可恢复正常，否则可形成溃疡，溃疡外形与刺激物形状一致。因为黏膜长期受刺激，故溃疡可波及黏膜下层形成深溃疡。溃疡边缘轻微隆起，中央凹陷，如有继发感染则溃疡表面有淡黄或灰白色假膜。局部淋巴结可触及。

儿童乳牙的慢性根尖炎，当牙槽骨已遭受破坏，再加以恒牙萌出时的压力，有时可使乳牙根尖部由牙槽骨的破坏部位穿破牙龈表面黏膜而暴露在口腔内，形成对黏膜的刺激，引起压疮性溃疡。牙根尖部往往直插入溃疡当中，此种情况以上唇及颊黏膜多见。

因为形成压疮性溃疡的刺激是缓和而长期的，故溃疡表面多为炎性肉芽组织而缺少神经纤维，所以疼痛不很明显，但有继发感染时疼痛可加重。

2. 里加病或称 Riga Fede 溃疡　是专指婴儿舌系带由于创伤而产生的增殖性溃疡，多见于舌系带短的婴儿。因为舌系带较短，初萌出的下切牙切缘又较锐，所以当吸吮或伸舌时，舌系带易受下切牙切缘刺激，而长时间的摩擦就可形成溃疡。开始时在舌系带处充血、发红、肿胀，久之，上皮破溃即形成溃疡。由于持续不断的摩擦，溃疡面渐扩大，长久得不到治疗即可转变为增殖性、炎症性、肉芽肿性溃疡。触之较坚韧，因此影响舌的运动，患儿啼哭不安。

3. 增殖性病损（hyper‑plastic lesion）　病损多见于老年人。由于义齿的基托边缘不合适引起的长期而缓和的慢性刺激使组织产生增殖性炎症病变，常见于腭部及龈颊移行部。黏膜呈坚韧的肉芽肿性增生，有时伴有小面积溃疡。有时仅有炎症性增生而无溃疡面。患者一般无明显的疼痛症状。

4. 创作性口疮（Bednar ulcer）　专指婴儿硬腭后部由于创伤引起的擦伤。如婴儿吮吸拇指或较硬的人工奶头，或大人给婴儿清洗口腔时力量太大，均可造成对上腭的擦伤，形成浅溃疡。病损多为双侧对称分布。婴儿常哭闹不安。

5. 自伤性溃疡（factitial ulcer）　好发于青少年。青少年性情好动，常用铅笔尖捅刺黏膜。发生于右利手者，溃疡好发于左颊脂垫尖或磨牙后垫处；左利手者，反之。咬唇颊者，溃疡好发于下唇、双颊或口角处。溃疡深在，基底略硬或有肉芽组织，疼痛不明显。

6. 黏膜血疱（mucosal hematoma）　常因咀嚼时不慎咬伤黏膜或脆硬食物对黏膜摩擦而引起。咬伤者多见于颊、口角和舌黏膜，形成的血疱较小；而食物摩擦引起者多见于软腭或咽部黏膜，形成的血疱较大，且易破裂。血疱破裂后可形成溃疡，比较疼痛。小血疱不易破。如将疱中血液吸出且无继发感染，1~2d 即可愈合。

（三）病理

创伤性溃疡的组织病理变化为非特异性溃疡。可见上皮破坏，溃疡区凹陷。结缔组织中有多形核白细胞、淋巴细胞及浆细胞浸润。增殖性病损可见慢性炎性肉芽组织增生。

（四）诊断

（1）在病损附近或对颌可发现机械性刺激因素。如为溃疡，则溃疡外形往往同刺激物的形态一致。且在上、下颌静止或运动状态时，溃疡与刺激物的摩擦部位有相对应关系。

（2）如未发现刺激物，可仔细询问患者。其往往有受创伤的病史，而无溃疡反复发作史。

（3）除去刺激因素并局部用药后，溃疡在 1~2 周内即可愈合。如果仍不愈合，溃疡又较深大，或基底有硬结等要考虑做活检，以便进一步明确诊断，除外特殊性病损。

（五）鉴别诊断

需与一些不易愈合的特异性深溃疡相鉴别。

1. 复发性坏死性黏膜腺周围炎

（1）口腔内无机械刺激因素，亦无创伤史，但有较长期的口腔溃疡反复发作史。

（2）溃疡深大，但常为多发性，多时为 1 个或 2 个深大溃疡，同时可伴有数个小溃疡。

（3）疼痛明显，溃疡持续数周以上不易愈合。往往在口腔内能见到愈合后遗留的瘢痕。

2. 鳞状细胞癌　临床以溃疡形式多见，所以应注意其特征，做到早诊断早治疗。其特点如下：

（1）口腔内虽然有深溃疡但无刺激因素，无创伤史，亦无口腔溃疡反复发作史。

（2）溃疡深大，呈弹坑样，溃疡底有细颗粒状突起，似菜花样。溃疡边缘翻卷高起，触周围组织及基底有较广泛的硬结。溃疡持久不愈。如无继发感染，则疼痛不明显。

（3）病变进展迅速，病程无自限性，无组织修复现象。

（4）病变初起时淋巴结无明显改变，但很快病变相应部位淋巴结肿大，触之较硬，早期能推动，晚期则和周围组织粘连不能推动。

（5）用甲苯胺蓝染色法作筛选试验为阳性的部位取活检，易见到癌的组织病理变化。甲苯胺蓝染色法：先用清水漱口，再用棉签涂1%醋酸于病损处以溶解病损处黏液。再用1%甲苯胺蓝液涂于病损处及周围黏膜，至少停留1min，然后再漱口，以除去过多的染料。再用1%醋酸擦洗已涂染料处，如染料未被洗掉呈深蓝色则为阳性。

（六）治疗

1. 首先除去刺激因素　如拔除残冠、残根，调磨尖锐牙尖，修改不合适的义齿等。轻度的创伤只要除去刺激因素，甚至不需药物治疗，几天内即可愈合。

2. 局部治疗　以预防继发感染，促进溃疡愈合为原则。用0.1%依沙吖啶液含漱。局部用养阴生肌散或抗菌、消炎、止痛的药膏均可。

3. 如有继发感染　局部淋巴结肿大、疼痛等，要根据情况给予抗生素。

4. 对里加病首先消除刺激　如改变吮奶方式，暂时用勺喂奶，以免吸吮时牙齿切缘刺激舌系带。对增生性溃疡者，有人主张局部用5%~10%硝酸银烧灼，如溃疡表面有坏死时可考虑使用，以除去表面的坏死组织。用药时应隔离好唾液。用药次数不宜太多，1~2次即可。此方法现较少应用。

二、化学性灼伤

（二）病因

某些苛性化学物质，如强酸、强碱等，误入口腔，或口腔治疗用药不慎，将酚、硝酸银、三氧化二砷等药物接触了正常口腔黏膜，可使黏膜发生灼伤。

（二）临床表现

化学物质引起损伤的特点是使组织坏死，在病损表面形成一层易碎的白色坏死的薄膜。如拭去此坏死层即露出出血的红色糜烂面。病损不深，但非常疼痛。

（三）治疗

首先要用大量清水冲洗病损处，尽量稀释和洗净致伤的化学物质。因病损往往为大面积的浅溃疡或糜烂，故非常疼痛，局部可使用表面麻醉药，如1%~2%利多卡因液等含漱止痛。病损处涂抗菌消炎的药物或收敛性药物。如无继发感染，一周左右可痊愈。

三、热损伤

（一）病因

口腔黏膜的热损伤（thermal damage）并不多见。偶因饮料、茶水或食物过烫时引起黏膜的烫伤。

（二）临床表现

轻度烫伤仅见黏膜发红，有轻微疼痛或麻木感，并不形成糜烂或溃疡。但热损伤严重时可形成疱疹。疱破溃后变为糜烂或浅溃疡，疼痛明显。

（三）治疗

病损仅发红未糜烂时，一般局部不需用药，数小时内症状可渐缓解。如有水疱或已糜烂则局部应用抗菌消炎药物。最初1~2d疼痛较重时，局部可用1%~2%利多卡因液含漱止痛。如无继发感染一般在一周左右可痊愈。

四、放射性口炎

放射性口炎（radiation stomatitis）又称放射性黏膜炎（radiation mucositis），是因放射线电离辐射引起的口腔黏膜损伤，多为头颈部恶性肿瘤行放射线治疗的患者。根据X线照射剂量、患者年龄和健康状况等不同，可发生不同程度的口腔黏膜损伤。一般可分为急性损害和慢性损害。急性放射性口腔黏膜炎是头颈部肿瘤放射治疗过程中常见的并发症之一，90%~97%的患者出现不同程度的黏膜炎。一般当靶区照射剂量达 20～30Gy 时，患者开始出现相关症状，轻者疼痛，影响吞咽、进食及语言等，严重者可因损伤严重被迫暂停或终止治疗。慢性放射性口炎往往在放射线照射 2 年后出现，以唾液腺破坏、口腔干燥、味觉异常为主要症状。

（一）病因

各种电离辐射（X 线、α、p、γ 射线及电子、核子和质子）作用于人体，细胞核的 DNA 吸收辐射能，导致可逆或不可逆 DNA 合成和细胞分化方面的变化，破坏了细胞正常代谢，引起细胞基因突变，导致细胞组织和器官发生一系列反应和损伤。放射线在杀死癌细胞同时，也不同程度地损伤了正常组织。放射性口腔炎是头颈部放疗最常见的并发症。

（二）临床表现

放射性口炎损害的程度和过程取决于电离辐射的性质、照射剂量及其面积和总疗程、个体差异等。放射线照射后短时间内的黏膜变化称为"急性损害"，照射后 2 年以上出现的症状及变化称为"慢性损害"。

一般在照射后第 2 周，当剂量达到 10Gy 左右时可出现黏膜反应。急性放射性口炎主要表现为口腔黏膜发红、水肿、糜烂、溃疡，糜烂面表面覆盖白色假膜，易出血，触痛明显，伴口臭、进食困难等；严重者口腔黏膜出现大面积溃疡，可伴发出血、继发感染等，甚至影响到放射治疗的正常进行及治疗效果。

目前常用的有关急性放射性口炎的分级方法有两种：

WHO 推荐的 4 级评价法：Ⅰ度：口腔黏膜出现红斑、疼痛；Ⅱ度：口腔黏膜出现红肿、溃疡，但患者能进食；Ⅲ度：口腔黏膜出现溃疡，患者能进流质饮食；Ⅳ度：口腔黏膜出现溃疡，患者不能进食。

美国肿瘤放射治疗协作组织（RTOG）急性放射损伤分级标准（5 级）：0 级：口腔黏膜无红肿、疼痛及吞咽困难，与健康黏膜相同；1 级：黏膜有轻度充血症状，稍有痛感，不需要止痛药物治疗；2 级：发生斑点状黏膜炎，疼痛为中度，需要止痛药物治疗；3 级：有片状黏膜炎，炎性反应区域占照射区域的 50%，疼痛感为重度，极为明显，需要接受麻醉药物治疗；4 级：炎性区域占放射区域比例大于 50%，反应严重，有出血、溃疡及坏死病变，需停止治疗，或者改变营养供给路径。

慢性放射性口炎往往在放射线照射 2 年后出现。以唾液腺破坏、口腔干燥、味觉异常为主要症状。主要体征是口腔黏膜广泛萎缩、变薄、充血，舌体出现萎缩性舌炎。口干症状能长时期存在，并伴有烧灼痛。口腔念珠菌感染是常见的并发症。同时可见猖獗龋、牙龈出血、张口受限等其他口腔并发症。全身症状包括厌食、疲倦、头痛、记忆力下降、失眠等。

（三）病理

急性放射线损害可见组织水肿、毛细血管扩张、黏膜上皮细胞坏死、纤维素渗出等。慢性放射线损害可见上皮连续性破坏、炎细胞浸润、毛细血管扩张、黏膜下小唾液腺萎缩等。

（四）诊断

头颈部肿瘤接受放射治疗的患者接触射线后出现口腔黏膜损伤。

（五）预防

（1）应嘱患者使用氟制牙膏，保持口腔卫生，养成餐后刷牙漱口的习惯，使用波浪形软毛牙刷，有效清洁牙齿和牙间隙，保持口腔清洁。

（2）多喝水：患者开始放疗的当天起，每天要饮水大于 2 500ml，也可用金银花、麦冬泡水喝，以保持口腔湿润。应多嚼口香糖，多做咀嚼运动，以减轻张口困难。

（3）放疗前先去口腔科作详细检查，积极治疗龋齿及其他牙齿疾病。若拔牙，应等伤口愈合后方可开始放疗。如有不合适的义齿，应先矫正，尽量避免对口腔黏膜的不良刺激。

（4）放疗期间，加强营养，给予高蛋白、高维生素、高热量的饮食，勿食过冷、过热、过硬食物，忌辛辣刺激性的食物。遵医嘱用淡盐水或其他消炎防腐类漱口液漱口预防口腔感染。淡盐水的配制方法是：在500ml温开水中加盐3~4g（约小半匙）即可；如发生真菌感染，则选用2%~4%碳酸氢钠漱口，并含化制霉菌素。

（5）中药漱口液有清热解毒之功效，作用缓和且口感好，不但可以预防口腔感染，而且对上呼吸道感染也有一定的预防作用。

（六）治疗

以对症治疗为主。

1. 急性放射性损害的治疗　可根据口腔内 pH 选择正确的漱口液，给予超声雾化吸入，每天2次。可减轻黏膜水肿，稀释分泌物，促进溃疡愈合，减少疼痛。溃疡处可用锡类散或口腔溃疡膜等贴敷，或采用糖皮质激素类软膏或贴片，如醋酸地塞米松贴片。该药具有抑制局部血管渗透性，抑制炎细胞、吞噬细胞和白细胞在炎症部位聚集及溶酶体释放等抗炎、抗免疫和抗过敏作用。疼痛剧烈可用局麻药1%利多卡因饭前含漱，可起到镇痛、消炎、消肿的作用。或采用低温疗法即放疗前将冰袋置于照射野皮肤黏膜30min，然后立即放疗。冰敷使颊黏膜温度下降，使口腔黏膜血管收缩，黏膜组织氧含量降低，对放射反应减弱，从而保护或减轻了放射对口腔黏膜的损伤。此外，生物制剂如 GM – CSF 或碱性成纤维细胞生长因子（b2FGF）等可用于急性放射性口炎的治疗，上述药物具有减轻炎症、促进伤口愈合修复等功能。

2. 慢性放射性损害的治疗　有真菌感染者，可用制霉菌素或氟康唑片。但长期使用抗真菌药应注意肝肾功能。口干症状明显者可用人工唾液或促进唾液分泌的药物，如胆碱受体激动剂等。

3. 中医中药　中医认为放射性口腔反应是火毒蕴结或兼血络被瘀或兼热盛伤阴所致，治疗首选清热解毒、降火滋阴等中药加以治疗。可选用养阴清热方，或选用中药活血生津冲剂、参麦饮等治疗。

4. 全身支持治疗　加强营养，给予高蛋白、高维生素、高热量的饮食。不能进食者应给予营养支持，必要时可给鼻饲饮食。

五、化学治疗诱发的口腔黏膜炎

恶性肿瘤是严重威胁人类健康的常见疾病，化疗是肿瘤综合治疗中最主要的手段之一。由于化疗药物的选择性非常差，通常在杀伤或抑制肿瘤细胞的同时，对机体正常细胞尤其是处于增殖期的正常细胞也可造成损伤，因此常引起各种不良反应。化疗药物引起的不良反应有500多种，包括骨髓抑制、消化系统反应、心脏毒性、口腔炎或严重组织坏死等。轻者可无临床表现，严重者可发生败血症等全身并发症。

化学治疗诱发的口腔黏膜炎（chemotherapy – induced oral mucositis）又称化疗性口腔黏膜炎，是肿瘤化学治疗常见的并发症之一。常规的化学治疗以及高剂量的骨髓造血干细胞移植均可导致口腔黏膜充血、水肿、糜烂或溃疡形成。常见的引起口腔黏膜炎的抗肿瘤药物有烷化剂、抗代谢药和生物碱类药物等。接受骨髓移植患者所出现的口腔损害是目前临床治疗中一棘手问题，可导致患者住院天数延长及治疗费用增加。

（一）临床流行病学

目前有关实体瘤或血液系统肿瘤患者接受化疗后口腔黏膜炎的发病率尚无确切的统计资料。据统计，造血干细胞移植的患者有75%~100%可发生化疗后口腔黏膜炎，而实体瘤接受化疗的患者有5%~40%可发生黏膜炎。Keefe 等回顾性研究显示，不管哪种类型的肿瘤，其化学治疗后严重黏膜炎（WHO 标准的3~4级）的发生率不到10%。近期1项有关结肠癌化学治疗的干预性研究显示，化疗性口腔黏膜炎在安慰剂组的发生率高达50%。

（二）临床表现

正常情况下，口腔黏膜细胞的更新周期为7~14d。放化疗干扰细胞的有丝分裂，降低其再生能力。化疗后口腔炎一般在治疗后5~10d即可出现，通常持续7~14d。最易受损的部位是非角质化的黏膜如唇、颊、软腭、舌底及舌腹。化疗性口腔炎的典型临床表现为颊、软腭及舌等口腔黏膜散在红斑、水肿，进而形成溃疡或继发感染。患者可有明显的口腔疼痛，进食、说话困难或出现张口受限等。

（三）诊断及诊断标准

1. 诊断　主要基于病史及临床表现，如果口腔黏膜广泛充血发红，可考虑做细菌或真菌培养。

2. 化疗性口腔黏膜炎的分级标准　目前常用的有：世界卫生组织（WHO）口腔毒性评分体系及美国国立癌症研究院通用毒性评估标准（National Cancer Institute Common Toxicity Criteria，NCI – CTC）；前者包括对患者症状及功能状态的整体评估，后者侧重于对化疗后总体功能状态的评价。2009 年，美国国立卫生研究院（National Institute of Health，NIH）和美国 NCI – 生物医学信息学和信息技术中心（Center for Biomedical Informatics and Information Technology，CBIIT）对之前的 NCI – CTC 标准进行了修订，发布了通用不良事件术语标准 4.0 版（Common Terminology Criteria Adverse Events Version 4.0，CTCAE V 4.0）。

（1）世界卫生组织（WHO）抗肿瘤药毒性反应分级标准：0 度：无反应；Ⅰ度：黏膜红斑、疼痛；Ⅱ度：黏膜溃疡、能进食；Ⅲ度：黏膜溃疡、只能进流食；Ⅳ度：黏膜溃疡、不能进食。

（2）美国国立癌症研究院通用毒性评估标准（NCI – CTC 4.0 版标准）：1 级不良反应是指较轻微的不良反应：通常无症状，且不需要对机体进行干预治疗，也不需要进行介入或药物治疗；2 级不良反应是指中等程度的不良反应：通常有临床症状，且需要在本地进行药物或其他方面的干预治疗，这类反应可能影响机体的功能，但是不损害日常生活与活动；3 级不良反应是指较为严重的不良反应：可能造成不良后果，通常症状复杂，需要进行外科手术或住院治疗等积极的干预治疗；4 级不良反应是指可能对生命构成潜在威胁的不良反应：这类反应往往可致残，甚至导致器官损害或器官功能的丧失；5 级不良反应是指死亡。

（四）治疗

1. 支持治疗　要指导患者在用药之前，保持口腔的清洁，饭前饭后可用生理盐水漱口，选择软毛牙刷，有牙龈炎或龋齿要及时治疗。化疗期间还要注意患者的营养状况，为其提供高热量、高蛋白、高维生素且易消化的流食或半流饮食。对 3 级和 4 级口腔黏膜炎如严重影响进食者，可给予静脉补液或肠外营养或经肠营养支持。

2. 对症治疗　可采用消炎、防腐、止痛的措施，以缓解症状，促进溃疡愈合。可根据情况，局部选用如 0.2% 氯己定漱口液，或 2% ~4% 碳酸氢钠漱口液。疼痛明显者，可采用 2% 利多卡因凝胶或含漱液饭前含漱。或采用糖皮质激素类软膏或贴片，已达到抗炎、抗免疫和抗过敏作用。其他药物有：冰硼散、锡类散、西瓜霜片等也有一定的缓解疼痛、促进溃疡愈合的作用。

3. 促细胞生成制剂的应用　如应用单核细胞集落刺激因子（GM – CSF）或角质形成细胞生长因子以减轻疼痛及促进黏膜病损的恢复。

4. 口腔降温处理　根据所用药物血浆浓度半衰期的长短，在药物浓度达到最高峰之前实施口腔内降温，如病损处可用冰块含服，使黏膜细胞接触的抗癌物质浓度降低，从而减轻口腔炎的症状。

5. 并发感染时　根据感染情况可选用相应的抗生素。

6. 中医中药　临床上根据化疗性口腔炎的特点，可分为实证和虚证两类。实证多为心脾积热所致，治疗可采用清热解毒、消肿止痛的治法，如用凉膈散加减治疗。虚症则为阴虚火旺所致，治法宜滋养阴血、清降虚火。可采用地黄汤或四物汤加减治疗。

（佘小伟）

第四节　细菌感染性疾病

一、球菌性口炎

球菌性口炎（coccus stomatitis）是急性感染性口炎的一种，主要是以各种球菌感染为主。由于细菌种类不同，引起的病损特征也有差别。临床表现虽常以某种细菌感染为主，但常为混合性感染。本病损害以假膜为特征，所以又称为膜性口炎或假膜性口炎。多见于婴幼儿，偶见于成人。

（一）病因

正常人口腔内存在一定数量的各种细菌，为人群共有常驻菌，一般情况下并不致病。但当内外环境改变，身体防御能力下降时，如感冒发热、传染病、急性创伤、感染，以及滥用激素、化疗和放疗后等，口内细菌增殖活跃、毒力增强、菌群失调，即可发病。以金黄色葡萄球菌、溶血性链球菌或肺炎链球菌致病为多。

（二）临床表现

发病急骤，多伴有头痛、发热、白细胞增高、咽痛和全身不适等症状。口腔黏膜和牙龈充血发红、水肿糜烂，或有表浅溃疡，散在或聚集融合成片。由于疼痛影响进食，唾液增多，有较厚纤维素性渗出物，形成灰白或黄色假膜。多伴有轻度口臭和尖锐疼痛。局部淋巴结肿大压痛。经过数天体温恢复正常，口腔病损需持续一周左右愈合。

1. 葡萄球菌性口炎　葡萄球菌性口炎（staphylococcal stomatitis）为金黄色葡萄球菌引起的口炎，多见于儿童，以牙龈为主要发病区。牙龈充血肿胀，有灰白色薄假膜，由纤维素性渗出物组成，易被拭去，牙龈乳头及龈缘无破溃糜烂。在舌缘、颊咬合线处可有充血水肿，灼痛明显。涂片可见大量葡萄球菌，进行细菌培养可明确诊断。

2. 链球菌性口炎　链球菌性口炎（streptococcal stomatitis）在儿童发病率较高，常伴有上呼吸道感染、发热、咽痛、头痛、全身不适。呈弥散性急性龈口炎，受累组织呈鲜红色。唇、颊、软腭、口底、牙槽黏膜可见大小不等的表浅上皮剥脱和糜烂，有略微高起的假膜，剥去假膜则留有出血糜烂面，不久重新被假膜覆盖。有轻度口臭和疼痛。涂片可见大量革兰阳性链球菌，培养可见大量链球菌，即可明确诊断。

3. 肺炎球菌性口炎　肺炎球菌性口炎（pneumococcal stomatitis）好发于硬腭、口底、舌下及颊黏膜。在充血水肿黏膜上出现银灰色假膜，呈散在斑块状。涂片可见大量肺炎链球菌。有时并发肺炎，但也可在口内单独发生。本病不常见，好发于冬末春初，老人及儿童易罹患，体弱成人也可发生。

4. 卡他性口炎　卡他性口炎的发病因素有多种，如上呼吸道感染、肠道紊乱、服用某些抗胆碱能药物或抗生素、局部刺激、过度劳累及全身抵抗力下降等。口腔表现为黏膜绒毛状充血，表面针尖大小出血点，有时上覆小斑片薄的白色假膜。上下唇内侧黏膜、双颊黏膜、软腭及咽部为好发部位。主诉有口腔发热、灼痛感或苦涩感。

（三）病理

口腔黏膜充血水肿，上皮坏死糜烂，上覆大量纤维素性渗出物和坏死组织，以及细菌、白细胞等组成的假膜，固有层有大量白细胞浸润。

（四）治疗

主要是消炎控制感染。可给予抗生素类药物，可根据细菌药物敏感试验加以选择。止痛是对症处理的重要措施，局部涂擦1%丁卡因外膏，或用1%～2%利多卡因溶液饭前或痛时含漱。口腔病损的局部含漱或湿敷治疗不可缺少，保持口腔卫生，控制和预防继发感染，可选用0.1%利凡诺或0.01%醋酸氯己啶等溶液含漱。病损局部外用养阴生肌散、西瓜霜等喷撒，或用含抗生素、激素、止疼药物等制成的软膏和药膜，以达到消炎止痛促进愈合作用。

二、坏死性溃疡性龈口炎

坏死性溃疡性龈口炎（necrotic ulcerative gingivo stomatitis）又名奋森口炎（Vincent stomatitis）、战壕口炎。本病在经济发达的国家和地区已很少见，但由于 20 世纪 80 年代后艾滋病的全球流行，坏死性溃疡性龈口炎已成为艾滋病的重要口腔表现之一。

（一）病因

本病病原体为梭形杆菌、奋森螺旋体，大量存在于病变部位。患者服用甲硝唑等抗厌氧菌药物可明显降低螺旋体、梭形杆菌的数量，同时临床症状得以消失。目前认为，本病是多种微生物引起的机会性感染，营养不良、精神紧张、过度疲劳、吸烟等导致局部和全身免疫功能降低的因素是本病的易感因素。

（二）临床表现

本病为急性感染性炎症，发病急骤，症状显著，多见于儿童及青壮年。早期好发于牙龈，前牙多见，主要特征为牙龈乳头"火山口"样坏死溃疡，表面被覆灰白色假膜。病损可波及牙龈边缘。如急性期未得到及时治疗或者患者抵抗力较低时，病损可波及对应的唇、颊黏膜，形成坏死性龈口炎。当免疫功能极度降低，患者可能并发感染产气荚膜杆菌，导致面部组织迅速变黑、坏死、脱落，并向肌层蔓延，形成走马疳（noma）。此时，由于组织分解毒性产物和细菌毒素，患者可发生全身中毒症状。

患者口腔有特异性腐败恶臭，病损疼痛，触之易出血。常伴有唾液黏稠、低热、全身乏力、颏下或下颌下淋巴结肿大压痛等症状。病情恶化可致死亡

（三）组织病理

为非特异性炎症改变。上皮破坏，有大量纤维素性渗出，坏死上皮细胞、多形核白细胞及多种细菌和纤维素形成假膜。固有层有大量炎症细胞浸润。基层水肿变性，结缔组织毛细血管扩张。

（四）诊断与鉴别诊断

根据临床表现可以作出诊断。患者突然发病，牙龈坏死溃疡，牙尖乳头消失，有特殊腐败臭味，牙龈自动出血、触痛，唾液黏稠混有血液。对应唇、颊等处黏膜，可有形状不规则的坏死性溃疡。涂片有大量病原微生物。白细胞数增加，淋巴结肿大。

本病需要与以下疾病鉴别诊断：

1. 急性疱疹性龈口炎　病原体为单纯疱疹病毒，口腔黏膜表现有散在或成簇小疱疹，疱破裂呈表浅、平坦、边缘整齐的小圆形溃疡。可侵犯牙龈，主要为附着龈，不侵犯龈乳头。病程约一周，有自限性。患者多为 6 岁以下婴幼儿。

2. 球菌性口炎　口腔黏膜广泛充血，牙龈也可充血，并易出血，但龈缘无坏死，颊、舌、唇等部位多见。可见表浅平坦的糜烂面，上覆黄色假膜。也可见于附着龈，但无恶臭及腐败气味。涂片镜检为大量各种球菌，如链球菌、金黄葡萄球菌及肺炎双球菌等。

（五）治疗

应及早给予抗感染治疗，同时配合支持疗法，以控制感染、消除炎症、防止病损蔓延和促进组织恢复。

1. 牙周治疗　去除大块牙石，保持口腔清洁。
2. 局部治疗　3% 过氧化氢反复清洗患处，0.05% 氯己定溶液含漱，去除坏死组织。
3. 全身治疗　给予青霉素、头孢拉啶等广谱抗生素或者甲硝唑、替硝唑等抗厌氧菌活性较强的药物。
4. 支持疗法　全身应给予 B 族维生素、维生素 C、高蛋白饮食，加强营养。必要时给予输液，补充液体和电解质。

（六）预后

预后一般良好。若全身状况极度衰弱、营养不良、口腔卫生不佳，如并发产气荚膜杆菌与化脓性细

菌、腐败细菌等感染，病变可迅速坏死崩解，甚至造成组织破溃穿孔，形成走马疳。

（七）预防

保持口腔卫生，除去一切刺激因素，注意合理营养，增强抗病能力。

三、口腔结核

结核病是常见的慢性传染病之一。人体抵抗力降低时因感染结核分枝杆菌而发病。结核病为全身性疾病，各个器官均可受累，以肺结核最为多见。口腔结核（oral tuberculosis）虽有原发病例，但极少见，大多继发于肺结核或肠结核等。在口腔黏膜多表现为结核性溃疡、结核性肉芽肿。少数口周皮肤的结核性寻常狼疮可向口腔黏膜蔓延。

（一）病因

病原菌为结核分枝杆菌，是一种革兰阴性杆菌。往往在身体免疫功能低下、抵抗力降低时易被感染而发病。口腔病损多因痰中或消化道的结核菌而引起。

（二）临床表现

1. 结核初疮　临床上少见。可发生于牙龈、拔牙窝、咽、舌、移行皱襞、颊、唇等处。多见于免疫功能低下或体质较差的儿童，口腔黏膜可能是结核分枝杆菌首先侵入的部位。一般经 2～3 周的潜伏期后，在入侵处出现小结节，并可发生顽固性溃疡，周围有硬结。患者无明显疼痛感。

2. 结核性溃疡　结核性溃疡多为继发性感染，可发生于口腔黏膜任何部位，病程迁延，多持续数月以上。病变由浅至深逐渐发展，直径可达 1cm 以上，成为发生于口腔黏膜的深溃疡。溃疡外形不规则，以溃疡底和壁多发性粟粒状小结节为典型临床特征。溃疡边缘不齐，微隆起呈倒凹状，表面多有污秽的假膜覆盖，溃疡基底及四周无明显硬结。患者疼痛程度不等。

3. 结核性寻常狼疮　寻常狼疮是原发于皮肤的结核病灶，可由口周皮肤向口腔黏膜发展，表现为黏膜上一个或数个发红的小结节。结节逐渐扩大，融合，破溃形成溃疡。一般病程缓慢，疼痛不明显。

因口腔黏膜结核多为继发感染，所以患者常有口腔以外的结核病灶，主要是肺结核或肠结核等，或有结核接触史。

（三）病理

病变组织中可见结核结节，为一种增殖性病变。结节的中心为干酪样坏死，其外环绕着多层上皮样细胞和朗格汉斯细胞。最外层有密集的淋巴细胞浸润，并伴有成纤维细胞增生。

（四）诊断

口腔结核的诊断需要结合病史和临床表现，并进一步通过病原学和组织病理学检查明确诊断。

1. 仔细询问病史　对于无复发史且长期不愈的溃疡需要详细询问病史，明确有无与结核患者接触史，是否为易感人群，是否存在呼吸系统症状、午后低热等与结核病相关的全身表现。

2. 临床特征　出现典型结核性溃疡的临床特征。

3. 影像检查　对于可疑病例拍胸部 X 线片，必要时进行肺部 CT 检查。

4. 病原学检查　对可疑患者给予病原学检查。

（1）病损组织涂片齐-尼抗酸染色法：该方法简单、快速，但敏感性不高，要求标本中结核菌量多，需连续检查 3 次以上以提高检出率。涂片染色阳性说明病变组织中有抗酸杆菌存在，但不能区分结核菌和非结核分枝杆菌。由于我国非结核分枝杆菌病发病率较少，故检出抗酸杆菌对诊断结核病有重要意义。有时因取材关系未能找到结核菌时，不能轻易排除结核感染的可能，需进一步进行结核菌分离培养。

（2）结核菌分离培养：结核菌改良罗氏培养基分离培养是诊断结核病的金标准。该方法灵敏度高于涂片镜检法，可直接获得菌落，并易与非结核分枝杆菌鉴别。缺点是培养时间长，需 4～8 周，培养阳性率只有 30%～40%。

（3）聚合酶链反应：该方法快速、灵敏，可作为结核病病原学诊断的重要参考指标。

（4）血清抗结核抗体检查：血清学检查可作为诊断结核病的辅助手段，但该方法特异性和敏感性较低。

（5）结核菌素试验：当结核菌感染过的个体再次接触结核菌蛋白时，机体发生迟发型变态反应。结核菌素试验是采用抗原纯化蛋白衍生物（purified protein derivative，PPD）皮下注射的方法激发机体的超敏反应，从而辅助诊断结核病，因此又称为 PPD 试验。由于我国是结核病高流行国家，儿童普遍接种卡介苗，因此 PPD 试验常出现假阳性结果，对诊断结核病意义不大，但对于未接种过卡介苗的儿童则提示患儿结核菌感染或体内有活动性结核病。只有当出现 PPD 试验呈强阳性时，表示机体处于超敏反应状态，才对临床诊断具有参考价值。另外，PPD 试验对 HIV 感染、器官移植等免疫抑制的患者缺乏足够的灵敏度。因此该试验目前正被 γ - 干扰素释放试验逐渐取代。

（6）γ - 干扰素释放试验（interferon gamma release assays，IGRAs）：是利用结核分枝杆菌特异的早期分泌蛋白作为抗原以刺激待检者外周血 T 细胞，采用酶联免疫吸附法或酶联免疫斑点法定量检测 T 细胞释放 γ - 干扰素的浓度或分泌 γ - 干扰素的细胞数量，从而判断是否感染结核分枝杆菌的免疫学诊断技术。该方法具有较高的灵敏度和特异度，是目前用于诊断和筛查潜伏性结核感染的最有效方法。

5. 组织病理学检查　对病变组织活检后进行组织病理学检查，根据结核结节等特殊的病理学改变即可作出诊断。

（五）治疗

1. 全身治疗　结核病治疗以早期、规律、全程、适量、联合为原则，多采用化疗方案。整个治疗过程分为强化和巩固两个阶段。根据患者对抗结核药物的耐受性、肝肾功能情况、是否存在多耐药结核等情况推荐个体化治疗。根据 2004 年美国疾病控制预防中心公布的结核病治疗指南，常用一线抗结核药物有：异烟肼、利福平、利福布丁、利福喷丁、吡嗪酰胺、乙胺丁醇。二线治疗药物包括：链霉素、卷曲霉素、卡那霉素、阿米卡星、环丝氨酸、乙硫异烟胺、环丙沙星、氧氟沙星、左氧氟沙星、加替沙星、莫西沙星、对氨基水杨酸等。通常联合使用几种抗结核药物以提高疗效、缩短疗程，或者使用固定剂量的复方药物。

分离到结核菌株后均应进行药敏试验。大多数活动性结核病患者的初始治疗至少应包括异烟肼、某种利福霉素、吡嗪酰胺和乙胺丁醇。用药时间至少持续 6 个月以上。

2. 局部治疗　口腔局部除注意控制继发感染及对症治疗外，还可于病损处给予抗结核药物，如病损局部注射链霉素 0.5g，隔天 1 次。

四、口腔梅毒

梅毒（syphilis）是由苍白螺旋体（又称梅毒螺旋体）感染引起的一种慢性传染病。初起时即是全身性感染，在疾病发展过程中可侵犯身体任何组织和器官，产生各种症状。在感染梅毒后的长期过程中，由于机体的抵抗力和反应性的改变，症状可时而出现时而消退。根据传染的经过、临床特点、传染性等各不相同，梅毒可分为先天梅毒和后天梅毒，后者又可分为一期梅毒、二期梅毒和三期梅毒。也有学者将初发感染两年以内者称为早期梅毒感染，包括一期、二期和早期潜伏梅毒；感染两年以上者称为晚期梅毒感染，主要为三期梅毒和晚期潜伏梅毒。晚期常有心脏、中枢神经系统、骨骼及眼部等处的病变。各期梅毒和先天梅毒都可出现口腔病损。20 世纪 90 年代后，梅毒在我国发病有大幅度上升，梅毒的口腔表现日益多见，极易被误诊。

（一）病因

病原微生物是梅毒螺旋体，主要通过性接触或感染了梅毒的血液接种传染。16 周以后的胎儿可经胎盘传染，发生先天梅毒。

（二）临床表现

先天梅毒在口腔中出现畸形牙。切牙呈半月形，切缘较牙冠中部窄；磨牙呈桑葚状或蕾状，牙尖向中央凑拢；釉质发育不全。先天梅毒还可有马鞍鼻等特殊面容。

一期梅毒：梅毒螺旋体进入人体后经历 3 周左右的潜伏期，此时患者无任何症状。随后可在螺旋体侵入部位发生梅毒初疮，又称硬下疳。外生殖器是硬下疳的好发部位，但由于口交等性交方式的存在，非生殖器部位也可发生。在口腔，舌、唇、软腭、扁桃体及牙龈等部位多见。初起为一高起的圆形结节状病损，直径可达 1～2cm，中心有溃疡或形成痂皮，边缘整齐、略隆起、界限清楚，溃疡基底平坦，触诊有软骨样硬结，故称硬下疳。相应部位淋巴结肿大，但无疼痛。病损表面或渗出液中可分离出梅毒螺旋体，有高度传染性。硬下疳经 3～8 周后可以不治自愈。此后经过 4～6 周的休止期后，梅毒发展为二期。

二期梅毒：硬下疳发生后 6～8 周梅毒螺旋体由局部淋巴结进入血液，皮肤及黏膜可出现病损及全身症状，此为二期梅毒的早发病损。这些病损可自然消退或经不完善治疗消退后，在 1～2 年内又出现病变，称为二期复发梅毒。二期梅毒以皮肤、黏膜损害为主，可伴有不同程度的全身症状如头痛、咽痛、发热等。常见的皮肤损害有皮肤梅毒疹和口腔黏膜斑，有些患者可伴眼部虹膜炎和脉络膜炎等。皮肤梅毒疹表现为广泛的丘疹、斑疹。口腔黏膜斑是二期梅毒的主要口腔表现，临床上较一期硬下疳常见。黏膜斑好发于咽、软腭、扁桃体、舌尖舌缘、唇内侧黏膜，表现为浅在圆形、椭圆形或匐行形（蜗牛迹样）病损，表面有灰白色疏松渗出膜，高起于黏膜表面，周围有环形充血发红带。黏膜斑可在口腔多发，直径 1.5～5.0cm，多无疼痛，发生在口角部位时由于张力的作用可发生裂隙。渗出物中有大量梅毒螺旋体，传染性很强。

三期梅毒：为晚期病变，一般接触传染性不强。在口腔表现为橡胶肿，很快可发生坏死。橡胶肿常发生于上腭、舌背等处。上腭病变可使骨质破坏而引起腭穿孔。舌背病变可表现为舌乳头萎缩，伴过度角化而发生梅毒性白斑。

（三）病理

梅毒无特异性组织病理学变化。硬下疳表现为非特异性炎症。二期梅毒黏膜斑表现为广泛的糜烂溃疡，表面覆盖密集的多形核白细胞、淋巴细胞、浆细胞浸润及组织细胞密集浸润形成的假膜，血管内皮炎症及毛细血管管壁增厚。橡胶肿则为肉芽组织增生性炎症。

（四）诊断

口腔梅毒的诊断主要根据病史、皮肤黏膜的临床表现以及血清学检查。

1. 暗视野显微镜检查　该方法主要用于检查病损内是否存在梅毒螺旋体，适用于早期梅毒特别是血清尚未转阳时的疑似硬下疳患者。但该方法特异性差，仍需血清学试验证实。

2. 血清学试验　当人体感染梅毒螺旋体 4～10 周后，血清中可产生抗类脂抗原的非特异性抗体和抗梅毒螺旋体抗原的特异性抗体，因此可通过检测机体是否存在这些抗体来诊断梅毒。血清试验对各期梅毒均具有重要的辅助诊断意义，但是血清学试验通常于硬下疳发生 6～8 周后才开始转阳。早期梅毒进行血清学检查可能出现假阴性，此时需要再次复查。梅毒血清学实验主要分为如下两大类：

（1）非梅毒螺旋体抗原血清学实验：包括性病研究实验室实验、血浆反应素环状卡片实验。该类方法采用心磷脂作为检测抗原，操作简单、敏感性高但特异性低，可出现假阳性。可见于多种与梅毒无关的临床情况，如自身免疫性疾病状态、高龄以及注射毒品者，因此主要用于抗梅毒治疗的疗效评价。

（2）梅毒螺旋体抗原血清学实验：包括梅毒螺旋体血球凝集实验、梅毒螺旋体明胶颗粒凝集实验、荧光梅毒螺旋体抗体吸收实验。该类方法特异性强、敏感性高，主要应用于梅毒的确定诊断。

（五）治疗

梅毒治疗应遵循如下原则：及早治疗、剂量充足、疗程规则、治疗后追踪随访时间足够、对所有传染源及配偶和性伴进行检查和治疗。

1. 早期梅毒的治疗　包括一期、二期及早期潜伏梅毒。

（1）推荐方案：普鲁卡因青霉素 G80 万 IU/d，肌内注射，每天 1 次，连续 15d；或苄星青霉素 240 万 IU 肌内注射，每周 1 次，共 2～3 次。

（2）替代方案：头孢曲松 1g，每天 1 次，肌内注射，连续 10d。

（3）青霉素过敏者选用以下方案

1）多西环素 100mg，每天 2 次，连服 15d。

2）盐酸四环素 500mg，每天 4 次，连服 15d（肝、肾功能不全者禁用）。

3）红霉素 500mg，每天 4 次，连服 15d。

2. 晚期梅毒的治疗　包括三期皮肤、黏膜、骨骼梅毒、晚期潜伏梅毒或不能确定病期的潜伏梅毒和二期复发梅毒。

（1）推荐方案：普鲁卡因青霉素 G80 万 U/d，肌内注射，每天 1 次，连续 20d 为 1 个疗程，也可考虑给予第二疗程，疗程间停药 2 周；或苄星青霉素 240 万 U，肌内注射，每周 1 次，共 3 次。

（2）青霉素过敏者选用以下方案

1）多西环素 100mg，每天 2 次，连服 30d。

2）盐酸四环素 500mg，每天 4 次，连服 30d（肝、肾功能不全者禁用）。

3）红霉素 500mg，每天 4 次，连服 30d。

（六）随访

梅毒经足量、规则治疗后，应定期随访观察，包括全身体检和复查血清中非梅毒螺旋体抗体滴度，以明确是否已经治愈或复发。不同临床时期对随访的要求亦不相同。

1. 早期梅毒　早期梅毒患者经治后需要随访 3 年，第一年每 3 个月复查 1 次，第二年每 6 个月复查 1 次，第三年年末复查 1 次。如果非梅毒螺旋体抗原血清学试验由阴性转为阳性或滴度升高 2 个稀释度（4 倍）以上，则可判断为血清复发。当出现血清复发或者临床症状复发时，需要延长治疗时间。第一个疗程结束间隔 2 周后开始第二个疗程，同时需要行脑脊液检查，排除中枢神经系统感染。通常一期梅毒在 1 年内，一期梅毒在 2 年内血清可以转阴。

少数患者经抗梅治疗后，非梅毒螺旋体抗体滴度长期维持在低水平状态（一般不大于 1∶8），称为血清固定现象。对于因药物剂量不足或治疗不规则者应追加一个疗程，同时进行全面体检，以早期发现无症状神经梅毒和心血管梅毒。患者需定期随访。

2. 晚期梅毒　需随访 3 年。第一年每 3 个月复查 1 次，以后每 6 个月复查 1 次。对血清固定者，如临床上无复发表现，并除外神经、心血管及其他内脏梅毒者，可终止治疗，但需定期复查。

3. 心血管梅毒及神经梅毒　需随访 3 年以上。受累器官的状况由专科医师终生随访，根据临床症状予以相应治疗。

（七）愈合判断

梅毒的愈合判断标准分为临床治愈和血清治愈。

1. 临床治愈　一期梅毒、二期梅毒及三期梅毒、（包括皮肤、黏膜、骨骼、眼、鼻等）病损愈合或消退、临床症状消失即可判断为临床治愈。当出现以下情况时不影响临床愈合判断：①继发或遗留功能障碍（如视力减退等）。②遗留瘢痕或组织缺损（马鞍鼻、牙齿发育不良等）。③梅毒损害愈合或消退，梅毒血清学反应仍阳性。

2. 血清治愈　抗梅毒治疗后 2 年以内梅毒血清反应（非梅毒螺旋体抗原试验）由阳性转变为阴性，脑脊液检查阴性。

（八）性伴的处理

对梅毒患者的所有性伴进行相应检查和治疗，包括：

（1）一期梅毒患者近 3 个月内的性伴。

（2）二期梅毒患者近 6 个月的性伴。

（3）早期潜伏梅毒患者近 1 年的性伴。

（4）晚期潜伏梅毒患者配偶或过去数年的所有性伴。

（5）胎传梅毒患者的生母及生母的性伴。

对于梅毒血清学检查阳性者立即开始抗梅治疗。对于阴性者，推荐分别于 6 周后和 3 个月后复查。如果不能保证其后的随访检查，建议进行预防性治疗。同样，如果性伴无法立即做血清学检查，也应进行预防性治疗。

早期梅毒传染性强，因此 3 个月内与其有过性接触者，无论血清学检查结果如何，均应予以预防性治疗。

（唐 璟）

第五节 病毒感染性疾病

本章主要介绍病毒、细菌和真菌引起的口腔黏膜常见的感染性疾病。这些感染性疾病病源可为外源性病原微生物感染，也可为内源性的常驻微生物或潜伏感染。

一、单纯疱疹

单纯疱疹（herpes simplex）是由单纯疱疹病毒引起的口腔黏膜及口周皮肤的以疱疹为主要症状的感染性疾病。单纯疱疹病毒（herpes simplex virus, HSV）的天然宿主是人，侵入人体可引起全身性损害及多种皮肤黏膜疾病。口腔、皮肤、眼、会阴、中枢神经等都是该病毒易于侵犯的部位。儿童及成人均可罹患，有自限性，但也可复发。

（一）病因

单纯疱疹病毒属于脱氧核糖核酸（DNA）病毒中的小疱疹病毒，含有病毒的遗传信息，具有复杂特征。血液学遗传上分为Ⅰ型和Ⅱ型单纯疱疹病毒。Ⅰ型主要引起口腔、口周的皮肤和黏膜及面部、腰部以上皮肤和脑部的感染；Ⅱ型主要引起腰以下皮肤和生殖器感染。口腔单纯疱疹病毒感染 90% 以上为Ⅰ型，也有少数为Ⅱ型。人感染单纯疱疹病毒后，大多数无临床症状，约 10% 有轻度不适。当疱疹病毒接触宿主易感细胞，病毒微粒通过胞饮作用或病毒包膜与宿主细胞膜融合而进入细胞，在胞内脱去其衣壳蛋白质进入胞核，其核心的核酸在细胞核内合成蛋白质与氨基酸，并利用宿主细胞氨基酸和酶，重新复制病毒微粒，完成后通过胞质、细胞膜向周围扩散，引起急性发作，称为原发感染。人接触单纯疱疹病毒后体内逐渐产生抗体，由于抗体生成不足，再有如上呼吸道感染、消化功能紊乱、过度劳累、外界创伤等刺激因素存在，全身免疫功能可发生改变，引起潜伏细胞内的病毒活跃繁殖，从而引起的复发称为复发感染。

原发感染单纯疱疹病毒存在于完整疱疹液内，口腔黏膜感染病毒沿着感觉神经髓鞘向上蔓延到神经节细胞并潜伏于此，如三叉神经节等。少数病毒可进入中枢神经系统而引起脑炎、脑膜炎。病毒还可潜伏于泪腺、唾液腺，在适当刺激下及机体抵抗力下降时，潜伏病毒在上皮细胞内复制和扩散，而引起复发。

据研究，单纯疱疹病毒可能与鳞癌发生有关，如何引起细胞癌变尚不清楚。实验表明，如外界条件改变，单纯疱疹病毒可使细胞发生转化并分裂繁殖，可能发生突变。现多认为Ⅰ型单纯疱疹病毒可能与唇癌发生有关。

本病传染途径为唾液飞沫和接触传染。有报道医师接触患者而被感染，患者之间也可发生交叉感染。表明对此病应注意预防和消毒隔离，防止传播扩散。

（二）病理

上皮内疱，是由上皮退行性变引起，即气球样变性和网状变性。气球样变性为上皮细胞显著肿大呈圆形，胞质嗜酸性染色均匀，胞核为 1 个或多个，或无胞核，细胞间桥可消失，细胞彼此分离形成水疱，气球变性的上皮细胞多在水疱底部。网状液化为上皮细胞内水肿，细胞壁膨胀破裂，相互融合成多房水疱，细胞核内有嗜伊红病毒小体（包涵体），上皮下方结缔组织伴有水肿和炎症细胞浸润。

（三）临床表现

1. 原发性疱疹性龈口炎 多见于 6 个月 ~5 岁儿童，以 6 个月 ~2 岁最易发生。6 个月前由于新生儿体内有来自母体的抗单纯疱疹病毒抗体，因此很少发病。单纯疱疹病毒进入人体后，潜伏期约10d左右，患儿有躁动不安、发热寒战、头痛、咽痛、啼哭拒食等症状。2~3d后，口腔出现病损，可发生于任何部位，如唇、颊、舌以及角化良好的硬腭、牙龈和舌背。开始时口腔黏膜发红、充血水肿，并出现针头大小、壁薄透明的小水疱，散在或成簇发生于红斑基础上，约1~2mm大小，呈圆形或椭圆形。疱易破溃，留有表浅溃疡并可相互重叠融合成较大溃疡，覆盖黄白色假膜，周围充血发红。发病期间唾液显著增加，口臭不明显，有剧烈自发性疼痛，局部淋巴结肿大压痛。2~3d后体温逐渐下降，整个病程约在7~10d内痊愈。部分患者在口周皮肤、鼻翼、颏下等处并发疱疹。本病多为初发，亦称原发型疱疹性口炎，成人较少见。

2. 复发性疱疹性口炎 原发型疱疹感染愈合后，约30%~50%的患者可复发，可发生于成年人。为成簇小溃疡，多在上呼吸道感染、发热、全身不适、抵抗力下降情况下发生。由于机体有一定免疫力，全身症状较轻。病损多发生于硬腭、软腭、牙龈、牙槽黏膜等部位。根据临床表现分为唇疱疹和口内疱疹两种，以唇疱疹为多见。

唇疱疹（herpes labialis）表现为以口唇为主的疱疹性损害，多在唇红部和邻近皮肤发生，也见于颊、鼻翼、颏部。局部发红略高起，以发疱开始，常为多个成簇小疱，单个疱少见。病损经常复发，并多在原发的位置发生。局部感觉灼热疼痛、肿胀发痒，继之红斑发疱，呈粟粒样大，疱液透明稍黄，水疱逐渐高起扩大，相互融合，疱液变为混浊，后破裂或干涸结黄痂。并发感染则呈灰褐色，疼痛加重，痂皮脱落后不留瘢痕，但可有暂时性色素沉着。肿大淋巴结持续7~10d后消退。本病有自限性，可自行愈合。

口内疱疹（intraoral recurrent herpes simplex）是较少见的临床类型，好发于表面角化并与下方骨膜紧密固定的黏膜上，如硬腭、牙龈及牙槽嵴黏膜。表现似唇疱疹，为成簇的小水疱或小溃疡位于牙龈或硬腭。局部疼痛不适，具有自限性，一般愈合缓慢。免疫缺陷者及接受化疗、免疫抑制剂治疗患者的口内疱疹常常为慢性且病损分布广泛，愈合迟缓。

（四）诊断与鉴别诊断

1. 诊断 根据临床病史及症状表现，婴幼儿多发，急性黏膜疱疹口炎特征，全身伴有发热、咽痛、淋巴结肿大压痛。病程有自限性和自行愈合的特点，不难做出诊断。发病期可取疱疹液或唾液做病毒接种证实诊断，或取疱疹基底涂片，可见气球变性细胞、多核巨细胞及核内包涵体，但特异性不高。血液抗单纯疱疹病毒抗体效价明显升高，如成人血液中有这种抗体，说明有过原发感染。病毒分离培养对诊断有重要意义，但需在实验室进行。

2. 鉴别诊断 本病应与疱疹性咽峡炎、疱疹样口疮、手-足-口病、多形性红斑、坏死性龈口炎等区别。疱疹性咽峡炎是柯萨奇病毒A引起的急性疱疹性炎症，有类似急性疱疹性口炎的前驱症状，但发作较轻，全身症状多不明显，病损分布限于口腔局部，如软腭、腭垂、扁桃体等处，丛集成簇小水疱，疱破溃后形成溃疡，无牙龈损害，病程7d左右。口炎型口疮有反复的口腔溃疡史，成人多见，全身反应轻或无，损害无疱疹期，散在分布无成簇性，角化差的黏膜多见，无口周皮肤损害、牙龈的广泛充血或疱疹。手足口病口腔疱疹及溃疡多在舌、颊及硬腭，很少侵犯牙龈。多形红斑口腔损害以急性渗出为主，皮肤病损在面部、手背、手掌多见，为特征性的靶形红斑。

（五）预防

因患者唾液、粪便中有病毒存在，所以对患儿应予休息隔离，避免与其他儿童接触。对体内潜伏的单纯疱疹病毒尚缺少预防其复发的方法。

（六）治疗

治疗原则为抗病毒对因治疗、全身支持疗法、对症处理和防止继发感染。主要目的是缩短疗程、减轻痛苦、促进愈合。

抗病毒治疗：目前尚缺乏十分有效的抗病毒药物或疫苗。无环鸟苷对于严重病例可酌情应用，全身治疗应在发病早期（发病72小时内），且小儿慎用。口服一次两片（每片100mg），每天5次，连续服

7～10d。

支持疗法：应充分休息，给予高能量、易消化、富于营养的流食或软食，口服大量多种维生素。损害重、疼痛显著影响进食者，酌情给予静脉点滴葡萄糖溶液及维生素。

对症治疗：体温升高、炎症明显及痛重者，给予解热、镇痛、消炎药物以控制病情、缓解症状、消除感染、促进恢复。

局部治疗：可用1%～2%普鲁卡因溶液含漱，或0.5%～1.0%达克罗宁、2%利多卡因凝胶局部涂擦，均可达到减轻疼痛的作用。0.1%利凡诺溶液局部湿敷，有助于消除继发感染。也可辅以含漱液和油膏类制剂含漱或外用。唇疱疹可用氦氖激光照射以止痒镇痛、促进疱疹液体吸收结痂并缩短疗程。

对复发频繁患者可酌情选用聚肌胞、丙种球蛋白、转移因子等，以调节或增强免疫功能。有关HSV的疫苗尚在研制中。

二、带状疱疹

带状疱疹（herpes zoster）是由水痘-带状疱疹病毒（herpes varicella-zoster virus，VZV）所致的病毒感染性疾病。特点是沿神经走向发生的疱疹，呈单侧性分布，疼痛剧烈。疱疹单独或成簇地排列并呈带状，故而得名。本病痊愈后很少复发，小儿感染VZV（初发感染）临床表现为水痘，成人表现为带状疱疹。

带状疱疹病毒可侵犯面、颈、胸、腰部神经，1/2以上患者胸神经受侵，15%～20%侵犯三叉神经，以眼支受侵较多。三叉神经带状疱疹可侵及口腔黏膜。带状疱疹病毒主要侵犯感觉神经，只有少数侵犯运动神经，如面神经。

（一）病因

本病病原体为水痘-带状疱疹病毒，属DNA病毒，与HSV同属疱疹病毒。一般认为第一次接触带状疱疹病毒可发生全身原发性感染——水痘。病毒可通过唾液飞沫或皮肤接触而进入人体，可经皮肤黏膜进入血管，或侵犯神经末梢，以后潜伏于脊髓神经的后结节或脑神经髓外节、三叉神经节，病毒被激活则引起带状疱疹。激活因素如上呼吸道感染、传染病、外伤、药物、恶性肿瘤、免疫缺陷病等。有人认为儿童感染本病毒，可发生水痘，也可不发生症状成为隐性感染。

（二）临床表现

本病多发于春秋季节，发生前可有发热、倦怠、全身不适、食欲减退等前驱症状。患侧皮肤有烧灼感及神经性疼痛，疼痛程度不一。亦可无前驱症状，直接出现疱疹。疱疹与疼痛可沿神经分布发生，开始发病时皮肤可见不规则红斑，继而出现密集成簇的疱疹，呈粟粒大小的透明小水疱，疱壁紧张，周围有红晕。几天之内陆续出现水疱，继而疱疹变混浊，逐渐吸收干涸结痂。小水疱亦有破裂成糜烂面，最后结痂脱落。皮肤可留有暂时性色素沉着或淡红斑，一般不留瘢痕。如只发生皮疹而不成为水疱者，则为顿挫型带状疱疹。

口腔颌面部带状疱疹与三叉神经被侵有关，损害可见于口外如额、眼、面颊、唇口、颏部，口内如腭、舌、颊、龈等部位。可侵犯1支或2支以上，但多为单侧且不超过中线。若侵犯面神经膝状神经节，可发生面瘫（Bell palsy）、外耳道耳翼疼痛及耳部带状疱疹、口咽部疱疹、耳鸣、味觉下降等，称为膝状神经节综合征（Ramsay Hunt syndrome或称Hunt综合征）。

胸、腰、腹、背部及四肢也可发生，多局限于一侧，少数可超过中线。全身可有发热不适等症状。重者可并发肺炎、脑炎等，甚至导致死亡。病毒侵犯眼部，可发生结膜炎、角膜炎。病毒侵犯运动神经、睫状神经节，随部位不同，可有面瘫、外耳道疼痛、耳聋、唾液腺分泌障碍等症状。

病随着年龄增长，症状也多加重，病程亦随之延长。有的患者痊愈后神经症状可迁延数月或更长时间。

（三）诊断与鉴别诊断

根据临床病史和症状表现，疱疹成簇沿神经呈带状排列，单侧发生，疼痛剧烈等特点，易于作出诊断。

应与单纯疱疹、手－足－口病、疱疹性咽峡炎等区别。

带状疱疹症状比单纯疱疹病情要重，起疱疼痛明显，病损为单侧，溃疡比单纯疱疹的溃疡大，病程也比单纯疱疹要长，单纯疱疹一般 1 周左右，带状疱疹一般在 2 周以上。带状疱疹很少复发，而单纯疱疹则易复发。

（四）治疗

减少疼痛、缩短疗程、促进愈合为其治疗目的。带状疱疹的治疗原则同单纯疱疹。严重 VZV 感染及波及眼的带状疱疹应使用口服抗病毒药物，可以选阿昔洛韦、伐昔洛韦或泛昔洛韦；用抗病毒治疗可选用阿昔洛韦，宜早期使用。也可用干扰素每天 100～300 万 IU 肌内注射。免疫增强治疗可选用转移因子、胸腺肽治疗。皮质激素虽可抑制炎症、减少神经疼痛后遗症发生率，但因可抑制免疫功能，而有使带状疱疹扩散的可能，因此应慎用。

针对疼痛可用抗抑郁、抗惊厥类药物，如卡马西平每天 600～800mg，分 3 次服用。每天或隔天肌内注射维生素 B_1 100mg，维生素 B_{12} 500μg，隔天肌内注射 1 次。局部激光照射，有止痛和缩短疗程作用。

（五）中医辨证

本病中医称为缠腰火丹，俗称缠腰龙，因其走形如蛇，亦称蛇丹，亦称蜘蛛疮。为心火妄动，三焦风热乘之，发于肌肤。亦可因情志内伤、肝胆火盛，或脾湿内蕴、外受毒邪而诱发。肝火湿热搏结，阻于经络，气血失畅，不通则痛。毒火稽留血分，发为红斑、湿热困结，发为水疱。肝火、脾湿、血瘀所致多实。治宜清泻肝胆之火、健脾祛湿、活血化瘀。方药如龙胆泻肝汤、除湿胃苓汤、血府逐瘀汤、桃红四物汤等。心脾气虚者则应以扶正补虚为主。方药如十全大补汤、补中益气汤、炙甘草汤等。亦可采用针刺和穴位封闭疗法。

三、手－足－口病

手－足－口病（hand－foot－mouth disease）是由柯萨基 A16 型（Cox A16）、肠道病毒 71 型（EV71）引起的流行性皮肤黏膜病。为侵犯手、足、口部的疱疹性疾病，主要发于儿童。自 1957 年在新西兰流行以来，各国也先后多有报道，我国报道也在增多。

（一）病因

本病主要是由柯萨基 A16 型病毒和肠道病毒 71 型引起的感染，亦可由柯萨基 A5、A100、B5、B2等所致。本病传染性很强，患者和隐性感染者均为传染源，飞沫经空气由呼吸道直接传播，亦可由消化道间接传播。

（二）临床表现

本病多发于儿童，男女无明显差异，发病多无季节性，春季发病稍多。婴幼儿易患，潜伏期 2～5d。全身症状轻微，可有低热、头痛、咳嗽、流涕、食欲不佳等症状。口腔颊、龈、硬腭、舌部、唇和咽部黏膜出现疼痛性小水疱，周围绕以红晕。水疱可相互融合，疱很快破裂，形成灰白色糜烂或表浅溃疡。因疼痛影响进食、吮乳，并有流涎。皮损和口腔损害可同时或稍后出现，呈散在或密集分布于手、足，包括手背、手掌、足底及指、趾，以外侧、伸侧多见。皮损为红斑、丘疹、水疱，丘疹呈黄白色椭圆形，水疱米粒至豌豆大，孤立而不融合，疱壁厚而紧张，周围有红晕。有时可在足背、肘、膝、臂、下肢出现斑丘疹。本病一般在 2 周内痊愈，严重型病例病情进展较快，除口腔黏膜和手足的病损外，全身症状重，可发生脑膜炎、脑炎、脑脊髓炎、肺水肿、循环障碍等。

（三）诊断与鉴别诊断

本病发生具有特征性的部位及病损形态，根据发病季节、流行性及患儿易发等特点，即可确定诊断，必要时可进行病毒分离检查。本病应与口腔疱性疾病区别，如疱疹性咽峡炎、疱疹性口炎、多形性红斑、口蹄疫等。口蹄疫（foot and mouth disease）为牲畜病，发病极少，成人多见，往往有动物及乳制品接触及应用史。

（四）治疗

一般可用抗病毒药物，如可选用板蓝根等中药抗病毒治疗。严重者可酌情用阿昔洛韦、左旋咪唑、聚肌胞等药物。

局部主要防止继发感染，可局部湿敷和外涂抗炎软膏。保持口腔卫生。对患者进行隔离，以免发生流行。

对于严重型病例应及时住院全面检查、监测并行中西医结合治疗。如控制颅内高压、酌情应用糖皮质激素治疗、保持呼吸道通畅、吸氧以及对于呼吸循环衰竭治疗等。

（五）中医辨证

中医认为脾胃湿热或心经火旺所致。治宜健脾清热利湿，或清心降火。方药如泻黄散、清脾除湿饮、导赤散等加减。

（段艳军）

第十章

牙拔除术

牙拔除术（exodontia），是临床上口腔疾病的重要治疗手段之一。对经过治疗而不能保留，对局部或全身健康状况产生不良影响的病灶牙，应尽早拔除。

第一节 拔牙器械及其使用

一、牙钳

牙钳（forceps）由钳喙（beak）、关节（hinge）和钳柄（handle）三部分组成。钳喙是夹持牙的工作部分，外凸内凹，内凹侧作为夹住牙冠或牙根之用。根据牙冠和牙根的不同形态，设计的形状多种多样，大多数钳喙为对称型的，上颌磨牙钳为非对称型，左右各一。关节是连接钳喙和钳柄的可活动部分。钳柄是术者握持的部分。牙钳的钳喙与钳柄各呈不同的角度以利于拔牙时的操作。前牙与后牙不同，上颌牙与下颌牙不同。夹持牙根的牙钳又称为根钳（图 10 - 1）。

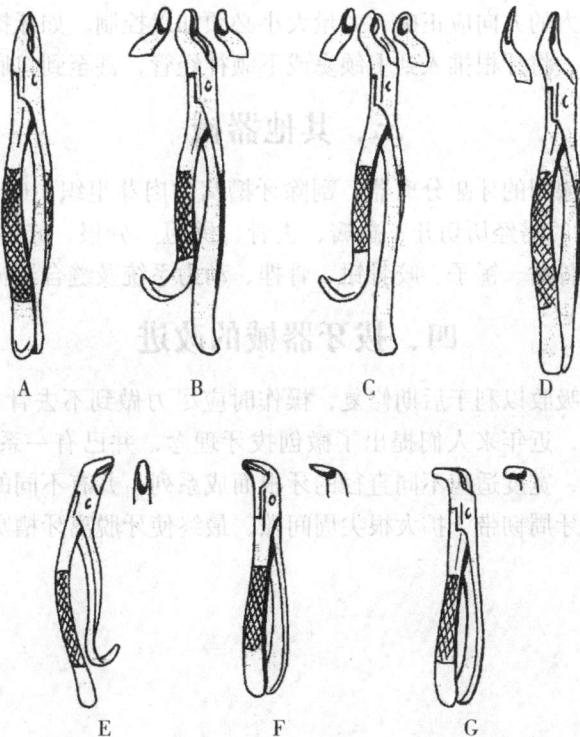

图 10 - 1 各类牙钳

A. 上颌前牙钳；B. 右上磨牙钳；C. 左上磨牙钳；D. 上颌根钳；E. 下颌前磨牙钳；

F. 下颌前牙钳；G. 下颌磨牙钳

使用牙钳时，钳喙的内侧凹面应与牙冠唇（颊）、舌（腭）侧面，牙颈部的牙骨质，以及牙根面成面与面的广泛接触。

二、牙挺

牙挺（elevator）由刃（blade）、杆（shank）、柄（handle）三部分组成。按照功能可分为牙挺、根挺和根尖挺；按照形状可分为直挺、弯挺和三角挺等（图 10 - 2）。牙挺的刃宽，根挺的刃较窄，根尖挺的刃尖而薄。

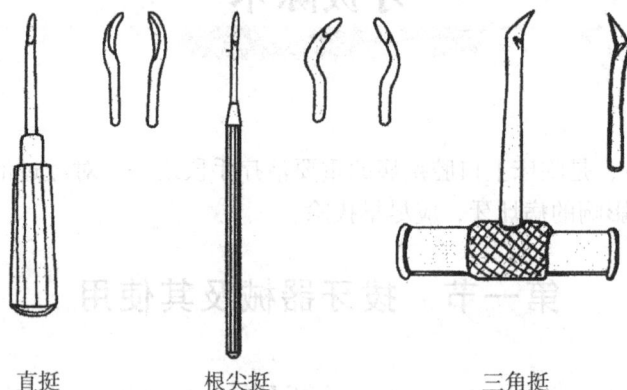

| 直挺 | 根尖挺 | 三角挺 |

图 10 - 2 各类牙挺

牙挺常用于拔除阻生牙、埋伏牙、错位牙、残根、残冠、断根或较牢固的患牙。其工作原理包括杠杆、楔和轮轴三种，三者既可单独使用，亦可相互结合，其目的是将牙或牙根从牙槽窝中松动、脱位，便于拔除。

使用牙挺时要注意：①不能以邻牙为支点。②龈缘水平处的颊、舌侧骨板一般不应作为支点。③必须用手指保护周围组织，用力的方向应正确，力量大小必须加以控制。如牙挺使用不当，常常导致邻牙松动，牙挺刺伤周围软组织，将牙根推入到上颌窦或下颌神经管，甚至到口底、咽旁间隙。

三、其他器械

拔牙器械还包括分离牙龈用的牙龈分离器，刮除牙槽窝内肉芽组织、碎骨片、碎牙片的刮匙（curette），阻生牙或复杂牙拔除时需经历切开、翻瓣、去骨、劈冠、分根、修整骨创等步骤，手术涉及手术刀、剪刀、骨膜剥离器、骨凿、锤子、咬骨钳、骨挫、动力系统及缝合器械等。

四、拔牙器械的改进

为减少拔牙后牙槽骨的吸收以利于后期修复，操作时应尽力做到不去骨、减少微小骨折、不翻瓣、不使骨膜与骨面分离。为此，近年来人们提出了微创拔牙理念，并已有一系列微创拔牙器械应用于临床。此类器械刃端薄而锋利，宽度适应不同直径的牙根而成系列，并有不同的弯角。使用时渐次将挺刃楔入根面和牙槽骨间，离断牙周韧带，扩大根尖周间隙，最终使牙脱离牙槽窝。目前微创拔牙器械主要用于单根牙的拔除。

（王 丹）

第二节　拔牙的适应证和禁忌证

一、适应证

拔牙的适应证是相对的，过去很多属于拔牙适应证的病牙，现在也可以保留。因此，要认真对待拔牙。

1. 严重龋病　因龋坏不能保留的牙，牙冠严重破坏已不能修复，而且牙根或牙周情况不适合做桩冠或覆盖义齿等。

2. 严重牙周病　晚期牙周病，牙周骨质丧失过多，牙松动已达Ⅲ度，经常牙周溢脓，影响咀嚼功能。

3. 牙髓坏死　牙髓坏死或不可逆性牙髓炎，不愿做根管治疗或根管治疗失败的患者，严重的根尖周病变，已不能用根管治疗、根尖手术或牙再植术等方法进行保留。

4. 组织创伤　多生牙、错位牙、埋伏牙等导致邻近软组织创伤，影响美观，或导致牙列拥挤。如上颌第三磨牙颊向错位导致口腔溃疡，无对颌牙伸长，影响对颌义齿修复。

5. 阻生牙　反复引起冠周炎，或引起邻牙牙根吸收和破坏，位置不正，不能完全萌出的阻生牙，一般指第三磨牙。

6. 牙外伤　导致牙冠折断达牙根，无法进行根管及修复治疗并出现疼痛的牙，如仅限于牙冠折断。牙根折断不与口腔相通，通过治疗后仍可保留。牙隐裂、牙纵折、创伤导致的牙根横折，以往均需拔除，现在也可考虑保留。

7. 乳牙　乳牙滞留，影响恒牙正常萌出，或根尖外露造成口腔黏膜溃疡。如恒牙先天缺失或埋伏，乳牙功能良好，可不拔除。

8. 治疗需要的牙　因正畸需要进行减数的牙，因义齿修复需拔除的牙，颌骨良性肿瘤累及的牙，恶性肿瘤进行放射治疗前为预防严重并发症而需拔除的牙。

9. 病灶牙　引起上颌窦炎、颌骨骨髓炎、颌面部间隙感染的病灶牙，可能与某些全身性疾病，如风湿病、肾病、眼病有关的病灶牙，在相关科室医师的要求下需拔除的牙。

10. 其他　患者因美观或经济条件要求拔牙，如患者因四环素牙、氟牙症、上前牙明显前突治疗效果不佳，牙体治疗经费高，花费时间过长，要求拔牙者。

二、禁忌证

禁忌证也是相对的。以上相对适应证可行牙拔除术，还需考虑患者的全身和局部情况。有些禁忌证经过治疗可以成为适应证，当严重的疾病得不到控制，则不能拔牙。

1. 血液系统疾病　对患有贫血、白血病、出血性疾病的患者，拔牙术后均可能发生创口出血不止以及严重感染。急性白血病和再生障碍性贫血患者抵抗力很差，拔牙后可引起严重的并发症，甚至危及生命，应避免拔牙。轻度贫血，血红蛋白在 8g/L 以上可以拔牙，白血病和再生障碍性贫血的慢性期，血小板减少性紫癜以及血友病的患者，如果必须拔牙，要慎重对待。在进行相应治疗后可以拔牙，但在拔牙术后应继续治疗，严格预防术后出血和感染。

2. 心血管系统疾病　拔牙前了解患者属于哪一类高血压病和心脏病。重症高血压病，近期心肌梗死，心绞痛频繁发作，心功能Ⅲ～Ⅳ级，心脏病并发高血压等应禁忌或暂缓拔牙。

一般高血压患者可以拔牙，但血压高于 180/100mmHg，应先行治疗后，再拔牙。高血压患者术前 1h 给予镇静、降压药，麻醉药物中不加血管收缩药物，临床上常用利多卡因。

心功能Ⅰ或Ⅱ级，可以拔牙，但必须镇痛完全。对于风湿性和先天性心脏病患者，为预防术后菌血症导致的细菌性心内膜炎，术前、术后要使用抗生素。冠心病患者拔牙可诱发急性心肌梗死、房颤、室颤等严重并发症，术前服用扩张冠状动脉的药物，术中备急救药品，请心内医师协助，在心电监护下拔牙，以防意外发生。

3. 糖尿病　糖尿病患者抗感染能力差，需经系统治疗，血糖控制在160mg/dl以内，无酸中毒症状时，方可拔牙。术前、后常规使用抗生素控制感染。

4. 甲状腺功能亢进　此类患者拔牙可导致甲状腺危象，有危及生命的可能。应将基础代谢率控制在＋20以下，脉搏不超过100次/min，方可拔牙。

5. 肾脏疾病　各种急性肾病均应暂缓拔牙。慢性肾病，处于肾功能代偿期，临床无明显症状，术前后使用大量的抗生素，方可拔牙。

6. 肝脏疾病　急性肝炎不能拔牙。慢性肝炎需拔牙，术前后给予足量维生素K、维生素C以及其他保肝药物，术中还应加止血药物。术者应注意严格消毒，防止交叉感染。

7. 月经及妊娠期　月经期可能发生代偿性出血，应暂缓拔牙。妊娠期的前3个月和后3个月不能拔牙，因易导致流产和早产。妊娠第4、5、6个月期间进行拔牙较为安全。

8. 急性炎症期　急性炎症期是否拔牙应根据具体情况。如急性颌骨骨髓炎患牙已松动，拔除患牙有助于建立引流，减少并发症，缩短疗程。如果是急性蜂窝织炎，患牙为复杂牙，手术难度大，创伤较大，则可能促使炎症扩散，加重病情。所以，要根据患牙部位，炎症的程度，手术的难易，以及患者的全身情况综合考虑，对于下颌第三磨牙急性冠周炎，腐败坏死性龈炎，急性染性口炎，年老体弱的患者应暂缓拔牙。

9. 恶性肿瘤　位于恶性肿瘤范围内的牙，因单纯拔牙可使肿瘤扩散或转移，应与肿瘤一同切除。位于放射治疗照射部位的患牙，在放射治疗前7~10d拔牙。放射治疗时以及放射治疗后3~5年内不能拔牙，以免发生放射性颌骨骨髓炎。

10. 长期抗凝药物治疗　常用者为肝素与阿司匹林，其主要不良反应为出血。如停药待凝血因子时间恢复至接近正常时可拔牙。如停药需冒着导致严重后果的栓塞意外之险，则不主张停药，可进行局部处理，如缝合、填塞加压、局部冷敷等手段控制出血。

11. 长期肾上腺皮质激素治疗　此类患者机体应激反应能力和抵抗力较弱，遇感染、创伤等应激情况时可导致危象发生，需要及时抢救。术后20h左右是发生危象最危险的时期。此类患者在拔牙前应与专科医师合作，术前迅速加大皮质激素用量，减少手术创伤、消除患者恐惧、保证无痛、预防感染。

12. 神经精神疾患　如帕金森病，不能合作，需全身麻醉下拔牙。癫痫者术前给予抗癫痫药，操作时置开口器，如遇大发作应去除口内一切器械、异物，放平手术椅，头低10°角，保持呼吸道通畅，给氧，注射抗痉剂。发作缓解后，如情况许可，可继续完成治疗。

（刘　娟）

第三节　拔牙前的准备

一、术前准备

术前详细询问病史，包括既往麻醉、拔牙或有其他手术史，是否有药物过敏，术中及术后的出血情况。患者的全身情况，是否有拔牙的禁忌证，必要时应进行化验以及药物过敏试验等检查。

根据患者的主诉，检查要拔除的患牙是否符合拔牙的适应证，同时还进一步做口腔全面检查，注意牙位、牙周情况以及牙破坏的程度，并拍摄牙片或全景X线片检查。向患者介绍病情，拔牙的必要性，拔牙术的难易程度，术中和术后可能出现的情况，以及牙拔除后的修复问题等，在征求患者的意见后，使其积极主动地配合手术后，方可做出治疗计划。

一般每次只拔除一个象限内的牙，如一次要拔除多个牙，要根据患者的全身情况，手术的难易程度，以及麻醉的方法等而定。通常先拔下颌牙再拔上颌牙，先拔后面的牙再拔前面的牙。

二、患者体位

合适的体位应使患者舒适、放松，同时便于术者操作。拔牙时，大多采用坐位。拔上颌牙时，患者头后仰，张口时上颌牙的平面与地面成45°~60°角。拔下颌牙时，患者端坐，椅位放低，张口时下颌牙的平面与地平面平行，下颌与术者的肘部平齐。不能坐起的患者可采取半卧位，但需注意防止拔除的牙和碎片掉入患者的气管内。拔除下前牙时，术者应位于患者的右后方；拔除上颌牙和下颌后牙时，术者应位于患者的右前方。

三、手术区准备

口腔内有很多种细菌存在，不可能完全达到无菌要求，但不能因此而忽视无菌操作。手术前嘱患者反复漱口，如牙石多，应先进行洁牙。口腔卫生不好的患者，应先用3%过氧化氢溶液棉球擦洗牙，然后用生理盐水洗漱干净或高锰酸钾液冲洗术区。

口内手术区和麻醉进针点用1%或2%碘酊消毒，因碘酊对口腔黏膜有刺激性，不宜大面积涂抹，消毒直径在1~2cm范围内即可。复杂牙需切开缝合者，要用75%乙醇消毒口周及面部下1/3，在颈前和胸前铺无菌巾或孔巾。

四、器械准备

除常规口腔科检查器械，如口镜、镊子以及探针外，根据需拔除牙选择相应的牙钳和牙挺，同时准备牙龈分离器和刮匙。如需行翻瓣、劈冠、分根、去骨或进行牙槽突修整的病例，则应准备手术刀、剪、骨膜分离器、带长钻头的涡轮机、骨凿、锤、骨钳、骨锉、持针器、血管钳、组织钳以及缝针、缝线等。

（县顺兰）

第四节　拔牙的基本步骤

在完成上述拔牙前的准备并且进行局部麻醉后，拔牙前先肯定局部麻醉的效果，然后再次核对需拔除的牙，让患者有足够思想准备，且能配合手术的前提下，进行以下操作：

一、分离牙龈

牙龈紧密地附着于牙颈部，将牙龈分离器插入龈沟内，紧贴牙面伸入到沟底，沿牙颈部推动，先唇侧后舌侧，使牙龈从牙颈部剥离开（图10-3）。如没有牙龈分离器用探针也可分离牙龈。不仔细分离牙龈，在安放牙钳或拔牙时会使牙龈撕裂，导致术后牙龈出血。

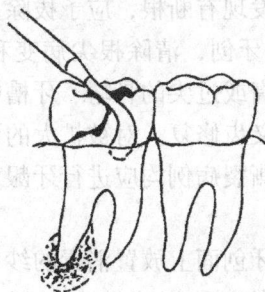

图10-3　牙龈分离　　　图10-4　使用牙挺

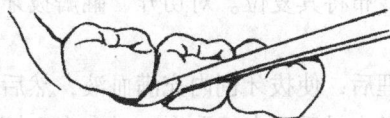

二、挺松患牙

对于阻生牙、坚固不易拔除的牙、残冠、残根、错位牙等不能用牙钳夹住的牙，应先用牙挺将牙挺松后，再拔除。使用牙挺的方法是手握挺柄，挺刃由准备拔除患牙的近中颊侧插入到牙根与牙槽之间，挺刃内侧凹面紧贴牙根面，以牙槽嵴为支点做楔入、撬动和转动等动作，使患牙松动、脱出（图10 - 4）。

三、安放牙钳

正确选用牙钳，将钳喙分别安放于患牙的唇（颊）、舌（腭）侧，钳喙的纵轴与牙长轴平行。安放时钳喙内侧凹面紧贴牙面，先放舌腭侧，再放唇颊侧，以免夹住牙龈，喙尖应伸入到龈下，达牙根部的牙骨质面与牙槽嵴之间。手握钳柄，近末端处，将患牙夹牢（图10 - 5）。再次核对牙位，并确定钳喙在拔除患牙时不会损伤邻牙。

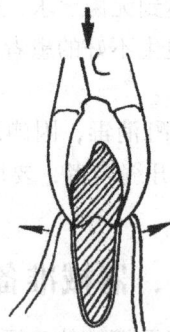

图10 - 5 安放牙钳

四、拔除患牙

安放好牙钳，夹紧患牙后，拔除患牙运用三种力：摇动、扭转和牵引。摇动主要用于扁根的下颌前牙，上下颌前磨牙和多根的磨牙，将牙做唇（颊）和舌（腭）侧缓慢摇动，并且逐渐加大幅度，使牙槽窝向两侧扩大，牙完全松动。摇动时动作不能过急、过猛。应向阻力较小的骨板方向多用力，防止发生断根或牙槽骨折裂。

扭转只适用于圆锥形根的上颌前牙，沿牙长轴向左右反复旋转，以撕裂牙周韧带，扩大牙槽窝，使牙松动。如此方法误用于扁根牙或多根牙则会造成断根。

牵引是在进行上述动作，牙已松动后，将牙拔除的最后一个步骤。牵引时应从阻力小的方向进行。一般前牙向唇侧，后牙向颊侧，而不是垂直牵引。牵引时用力要适度，动作缓慢，注意稳定患者的头部，掌握支点，防止用力过大、过猛导致的意外损伤。

五、拔牙创的处理

牙拔除术后，检查拔除的患牙是否完整，有无断根，如发现有断根，应予拔除。检查拔牙创口内有无牙碎片、骨碎片、牙石以及炎性肉芽组织。用刮匙清理拔牙创，清除根尖病变和进入牙槽窝内的异物，防止术后出血、疼痛或感染而影响拔牙创的愈合。对过高或过尖的骨嵴、牙槽中隔或牙槽骨板，可用骨凿、咬骨钳、骨锉等进行修整，以利于创口愈合和后期义齿修复。对被扩大的牙槽窝或裂开的牙槽骨板，可用手指垫纱布将其复位。对切开、翻瓣拔牙或牙龈撕裂病例均应进行牙龈对位缝合。一般拔牙创不需进行缝合。

在进行上述处理后，使拔牙创内充满血液，然后在拔除牙创面上放置消毒的纱布棉卷。令患者稍用力咬住压迫止血，半小时后可自行取出。对有出血倾向的患者应观察30min，对不合作的儿童、无牙的老人、残障患者或不能自行咬纱布棉卷患者，可由医护人员或陪同家属用手指压迫纱布棉卷，观察30min后无异常可离开。

六、拔牙后注意事项

拔牙后当天不能漱口刷牙，次日可刷牙，不要用舌尖舔或吸吮伤口，以免拔牙创口内的血凝块脱落。拔牙当天进半流质或软食，食物不宜过热，避免用拔牙侧咀嚼。

拔牙当天口内有少量血液渗出，唾液内带有血丝，属正常现象。嘱患者不要惊慌，不能用手触摸伤口。如拔牙后有大量鲜血流出，应及时就诊。麻醉作用消失后伤口可感到疼痛，必要时可服用止痛药物。如术后 2~3d 再次出现疼痛并逐级加重，可能发生了继发感染，应就诊检查，做出相应的处理。

拔牙后一般可以不给予抗生素药物治疗。如果是急性炎症期拔牙或复杂牙以及阻生牙拔除，可在术前、后给予抗生素控制感染。

（张　宏）

第五节　各类牙拔除术

一、上颌前牙

上颌前牙均为单根，根似圆锥形，唇侧骨板较薄。拔除时先向唇侧和腭侧摇动，向唇侧的力量要大一些，然后向左右两侧旋转，使牙韧带撕裂。牙脱位后，顺扭转方向向前下方牵引拔出。上颌尖牙牙根粗大，对保持牙列完整、咀嚼、修复以及美观均有重要意义，应尽量保留。上颌尖牙唇侧骨板薄，拔牙时易将骨板折断与牙一同拔除。所以要先用摇动力量，向唇侧再向腭侧，反复摇动后再加用旋转力量并向前下方牵拉拔出。

二、上颌前磨牙

上颌前磨牙均为扁根，近牙颈部 2/3 横断面似哑铃形，在近根尖 1/3 或 1/2 处分为颊、腭 2 个根。拔牙时先向颊侧，后向腭侧摇动，开始摇动的力量和幅度均不能过大，反复摇动，逐渐加力，摇松后，顺牙长轴从颊侧方向牵引拔出。上颌前磨牙牙根细，易折断，要避免用旋转力。

三、上颌第一、第二磨牙

上颌第一、第二磨牙均为 3 个根，颊侧分为近中和远中 2 个根，较细；腭侧的 1 个根，粗大。上颌第一磨牙 3 个根分叉大，上颌第二磨牙牙根较短，分叉也小，颊侧近远中根常融合。拔牙时主要使用摇动的力量，向颊侧的力量应比腭侧大，反复而缓慢地摇动后，牙松动可沿阻力较小的颊侧牵引拔出。上颌第一、第二磨牙的拔除不能用旋转力，避免牙根折断。

四、上颌第三磨牙

上颌第三磨牙牙根变异很大，大多数为锥形融合根，根尖向远中弯曲。颊侧骨板较薄，牙根后方为骨质疏松的上颌结节，而且后方无牙阻挡，较易拔除。一般用牙挺向远中方向挺出，可不用牙钳。如用牙钳应先向颊侧，然后向腭侧摇动，摇松后向颊侧𬌗面牵引拔除。在拔除上颌第三磨牙之前应拍 X 线片，了解牙根变异情况。如发生断根，因位置靠口腔后上，不易直视下操作，取根困难，所以应尽量避免断根。

五、下颌前牙

下颌前牙均为单根，切牙牙根扁平，较短而细。尖牙牙根较粗大，呈圆锥形。切牙拔除时，充分地向唇及舌侧摇动，使牙松动后向外上方牵引拔出。尖牙拔除时，如摇动的力量不够，可稍加旋转力，然后向外上方牵引拔出。

六、下颌前磨牙

下颌前磨牙均为圆锥形单根，牙根较长而细，有时略向远中弯曲。颊侧骨板较薄。主要摇动方向是颊舌侧，颊侧用力可较大，然后向颊侧上外方向牵引拔出。有时可稍加旋转力，但弧度应很小。

七、下颌第一、第二磨牙

下颌第一磨牙多为近远中 2 个扁平宽根，少数有 3 个根，即远中有 2 个根，下颌第二磨牙多为 2 个根，形状与下颌第一磨牙相似，但牙根较小，分叉也小，有时 2 个根融合。下颌第一、第二磨牙颊侧骨板厚而坚实，拔牙时摇动需较大的力量，并且要反复多次。有时可借助牙挺，挺松患牙后，再将患牙从颊侧上外方牵引拔出。

八、下颌第三磨牙

下颌第三磨牙的生长位置、方向、牙根形态变异较大。正位和颊向错位的下颌第三磨牙较易拔除。舌侧的骨板薄，摇动时向舌侧多用力，再拔除。也可以用牙挺向远中舌侧方向将下颌第三磨牙挺出。

九、乳牙

乳牙拔除的方法与恒牙相同，因儿童颌骨骨质疏松，乳牙形态小，阻力也较小，一般采用钳拔法，少数情况下使用牙挺。由于乳牙牙根大多已逐级吸收，拔出时，可见牙根变短，呈锯齿状，有时甚至完全吸收而没有牙根，不要误认为牙根折断，乳牙拔除后不要搔刮牙槽窝，以免损伤下方的恒牙胚。

（佘小伟）

第六节　阻生牙拔除术

阻生牙（impacted teeth）是由于邻牙、骨或软组织的阻碍，只能部分萌出或完全不能萌出。常见的阻生牙有下颌第三磨牙、上颌第三磨牙、上颌尖牙以及某些多生牙。

下颌第三磨牙又称智牙，是最易发生阻生的牙。由于此牙多引起冠周炎反复发作，常需拔除。本节主要描述下颌阻生第三磨牙拔除方法。

一、应用解剖

下颌阻生第三磨牙常被包埋于厚的颊侧牙槽骨和较薄的舌侧牙槽骨之间，并在牙根的下方与下颌骨体形成突起。厚的颊侧骨板因有外斜线的加强，去骨以及拔牙视野的暴露均较困难。舌侧骨板较薄，根尖处的骨质更薄，甚至可穿透骨板。所以在拔牙时，特别是在取断根时，有可能将牙或断根推出舌侧骨板之外，进入骨膜下或穿透骨膜，进入舌下间隙或下颌下间隙。

下颌阻生第三磨牙的内侧有舌神经，常位于黏膜下，其位置有的较高，必须避免对其损伤。下颌阻生第三磨牙的下方为下颌管。牙根与下颌管的关系较复杂：牙根可以在管的上方或侧方，根尖可紧贴下颌管或甚至进入管内等。拔除时，特别是在取断根时，必须避免盲目操作，以免将根尖推入下颌管，损伤血管神经束。下颌阻生第三磨牙位于下颌体后部与下颌支交界处，此处骨质由厚变薄，抗外力的强度较弱。拔牙时，如用力劈牙冠、分根或用牙挺不当，有发生骨折的可能性。磨牙后区的疏松结缔组织较多，分离时易出血。

下颌阻生第三磨牙解剖形态变异很大。牙冠常略小于邻牙，牙尖及发育沟也不如邻牙明显。颊面的发育沟常有 2 个，舌面的发育沟为 1 个。牙根比邻牙短，有 2 根、3 根、合并根、锥形根、融合根等，根的情况与拔牙时阻力关系很大，拔牙前应参考 X 线片检查做出判断。

二、下颌阻生第三磨牙拔除的适应证和禁忌证

下颌阻生第三磨牙拔除的适应证除与一般牙拔除的适应证相同外，主要起预防作用，包括预防第二磨牙牙体、牙周破坏，防止邻牙牙根吸收，冠周炎的发生，预防牙列拥挤引起的关系紊乱，防止发生牙源性囊肿、肿瘤以及成为颞下颌关节紊乱病的病因，预防完全骨阻生引起的某些原因不明性疼痛。另外，还有正畸、正颌、修复重建以及牙移植的需要。

下颌阻生第三磨牙拔除的禁忌证与拔牙禁忌证相同。另有下列情况，可考虑保留：下颌阻生第三磨牙与升支前缘之间有足够的间隙，可正常萌出。有正常对𬌗牙，牙已正位萌出，表面有软组织覆盖，但切除后冠面能全部露出。第二磨牙不能保留时，如下颌阻生第三磨牙牙根尚未完全形成，拔除第二磨牙后，下颌阻生第三磨牙能前移代替第二磨牙。完全埋伏于骨内，与邻牙牙周不相通又不压迫神经引起疼痛，可暂保留，但应定期检查。

三、下颌阻生第三磨牙的临床分类

根据牙与下颌升支及第二磨牙的关系，分为三类：第Ⅰ类：在下颌升支前缘和第二磨牙远中面之间，有足够的间隙可以容纳阻生第三磨牙牙冠的近远中径；第Ⅱ类：升支前缘与第二磨牙远中面之间的间隙不大，不能容纳阻生第三磨牙牙冠的近远中径；第Ⅲ类：阻生第三磨牙的全部或大部位于下颌升支内。

根据牙在骨内的深度，分为高位、中位及低位3种位置。高位：牙的最高部位平行或高于平面；中位：牙的最高部位低于平面，但高于第二磨牙的牙颈部；低位：牙的最高部位低于第二磨牙的牙颈部。骨埋伏阻生（即牙全部被包埋于骨内）也属于此类。

根据阻生智牙的长轴与第二磨牙长轴的关系，分为垂直阻生、水平阻生、近中阻生、远中阻生、颊向阻生、舌向阻生及倒置阻生。

根据在牙列中的位置，分为颊侧移位、舌侧移位、正中位。

四、术前检查

应按常规询问病史并做详细检查。口外检查，注意颊部有无红肿，下颌下及颈部有无淋巴结肿大。下唇有无麻木或感觉异常。口内检查，包括有无张口困难，第三磨牙的阻生情况，第三磨牙周围有无炎症，第一及第二磨牙情况，注意第二磨牙有无龋坏、是否应在拔除第三磨牙前予以治疗。对全口牙及口腔黏膜等做相应检查。

常规拍摄第三磨牙根尖片，最好投照定位片，以避免失真。但根尖片投照范围有限，有时不能包括根尖及下牙槽神经管的影像，应当拍摄全景片。注意观察阻生牙的位置、牙囊间隙、下颌管情况以及与下颌阻生第三磨牙牙根的关系、外斜线等。随着锥形束CT（cone beam computer tomography，CBCT）在口腔科学中逐渐得到广泛应用，对于相对复杂的阻生牙可常规拍摄CT片，从三维角度观察阻生牙，这对分析阻生牙的邻牙关系、牙根数量、是否弯曲、牙根与下牙槽神经管的关系、牙周围是否存在骨质异常等有很大帮助。

五、阻力分析

第三磨牙的情况复杂，拔除前必须对拔牙时可能遇到的阻力仔细分析，设计用何种方法解除。故阻力分析是必要步骤，应与上述各种检查一并进行。

牙冠部有软组织及骨组织阻力，软组织阻力来自𬌗面覆盖的软组织，多在垂直阻生时出现。如软组织覆盖不超过𬌗面的1/2，则多无阻力，牙可直接拔出或挺出。如覆盖超过𬌗面的1/2，需将其切开、分离，才能解除阻力。骨阻力是牙冠周围骨组织对拔除该牙的阻力。高位阻生者，此种骨阻力不大。低位者冠部骨阻力大，需去除较多骨质才能解除骨阻力。

牙根部阻力是阻生牙牙根本身解剖形态所产生的阻力，所以在术前必须充分了解牙根的情况。根部

的骨阻力应结合其他阻力情况分析，应用骨凿或涡轮机进行分根或去骨。

邻牙阻力是第二磨牙所产生的阻力，这种阻力需根据第二磨牙是否与阻生牙紧密接触和阻生的位置而定。邻牙阻力解除的原则与解除牙根骨阻力的原则相同。

六、拔除方法

下颌阻生第三磨牙拔除术是一项复杂的手术，手术大多需要切开软组织、翻瓣、去骨、劈开牙冠或用涡轮机磨开牙冠，用牙挺挺出、缝合等步骤。

1. 麻醉　除常规的下牙槽、舌、颊神经一次阻滞麻醉外，应在下颌阻生第三磨牙颊侧近中、颊侧近中角及远中三点注射含肾上腺素的局麻药，这可在翻瓣时减少出血，保证视野清晰。

2. 切开及翻瓣　拔牙前应彻底冲洗盲袋，切开翻瓣后还应进一步冲洗。高位阻生一般不需翻瓣，或仅切开及分离覆盖在表面的软组织以解除阻力。在去骨范围较少的病例，可用此种切口。

如牙未完全萌出，需作远中切口及颊侧切口，远中切口是在下颌升支外斜线的舌侧，距离第二磨牙远中面约 1.5cm 处开始向前切开，直到抵达第二磨牙远中面的中央，注意切口不要过于偏向舌侧，以防明显的出血。然后转向颊侧，沿第二磨牙颈部切开，直到第一、第二磨牙的牙间间隙处。颊侧切口是从远中切口的末端向下，并与远中切口成 45° 角，切至颊侧前庭沟上缘处，注意勿超过前庭沟。翻瓣时，由远中切口之前端开始，向下掀起颊侧黏骨膜瓣。用薄的骨膜分离器，直抵骨面，紧贴骨面将瓣掀起。再从远中切口前端，向后向颊侧将瓣掀开。有时遇颊肌肌腱附着于磨牙后垫后部，翻瓣困难，可以用刀片进行锐性分离。

3. 去骨　翻瓣后决定去骨的量和部位。去骨量决定于阻生牙在骨内的深度、倾斜情况及根的形态等。最好采用高速涡轮机或其他动力系统去骨，可以灵活掌握去骨量。骨凿去骨时，骨凿的斜面应向后。平行于牙槽嵴顶部或呈弧线向后凿，深度达阻生牙表面。先将整块颊侧骨板去除，暴露牙冠部后，再去除覆盖牙冠远中部的骨质。此时，根据情况可选择劈开法，或再去除阻生牙的舌侧板，这种去骨法创伤较大，现已少用。

4. 分牙　过去常用劈开法，劈开方向为正中劈开，将骨凿置于正中发育沟处，骨凿的长轴与牙的长轴一致，在两根之间。用锤子迅速敲击骨凿的末端，即可将牙从中一分为二。注意握持骨凿必须有支点。有时可将近中牙冠劈开，解除邻牙阻力。近中冠劈开后，邻牙阻力解除，再用薄挺，先挺出远中冠及根，再挺出近中冠。目前广泛应用高速涡轮机或其他动力系统进行分牙，对于近中阻生和水平阻生者在牙颈部将冠根分开，先去除近中的牙冠阻力，再挺出牙根，有时根据实际情况还需进一步分割牙冠和牙根，原则是"多分牙、少去骨"。

（唐　璟）

参考文献

［1］左金华，韩其庆，郑海英，等．实用口腔科疾病临床诊治学．广州：世界图书出版广东有限公司，2013．

［2］陈扬熙．口腔正畸学——基础、技术与临床．北京：人民卫生出版社，2012．

［3］凌均棨．口腔内科学高级教程．北京：人民军医出版社，2015．

［4］傅民魁．口腔正畸学．北京：人民卫生出版社，2012．

［5］张志愿，俞光岩．口腔科学．北京：人民卫生出版社，2013．

［6］白丁，赵志河．口腔正畸策略、控制与技巧．北京：人民卫生出版社，2015．

［7］刘峰．口腔美学修复实用教程：美学修复牙体预备．北京：人民卫生出版社，2013．

［8］傅民魁．口腔正畸专科教程．北京：人民卫生出版社，2018．

［9］宿玉成．口腔种植学．2版．北京：人民卫生出版社，2016．

［10］樊明文．2015口腔医学新进展．北京：人民卫生出版社，2015．

［11］全国卫生专业技术资格考试用书编写专家委员会．口腔医学（专科）．北京：人民卫生出版社，2018．

［12］张栋梁．口腔正畸舌侧矫治技术．沈阳：辽宁科学技术出版社，2018．

［13］章锦才，王仁飞．实用口腔临床病例精粹（第1卷）．沈阳：辽宁科学技术出版社，2017．

［14］中华口腔医学会．临床技术操作规范·口腔医学分册．北京：人民卫生出版社，2017．

［15］簗瀬武史，江黑彻，竹岛明道，等．口腔种植临床问题解决方案．沈阳：辽宁科学技术出版社，2015．

［16］龚怡主．牙外伤．2版．北京：人民卫生出版社，2017．

［17］胡开进．口腔临床操作技术丛书·标准拔牙手术图谱．2版．北京：人民卫生出版社，2017．

［18］唐瞻贵，谢晓莉．口腔黏膜下纤维化基础与临床．北京：科学技术文献出版社，2017．

［19］克雷格．牙周病的全身影响：临床指南．北京：世界图书出版公司，2017．

［20］周学东，白玉兴．口腔科医生手册．北京：人民卫生出版社，2017．

［21］李巧影．口腔科疾病临床诊疗技术．北京：中国医药科技出版社，2017．

［22］李巧影，陈晶，刘攀．口腔科疾病临床诊疗技术．北京：中国医药科技出版社，2017．

［23］赵云凤，陆支越，章非敏．口腔医学精粹丛书：口腔修复技术学．北京：中国出版集团公司，世界图书出版公司，2013．

［24］王林，沈刚．口腔医学（口腔正畸科分册）．北京：人民卫生出版社，2017．